5月

日	月	火	水	木	金	土
			1	2	3 憲法記念日	4 みどりの日
5 こどもの日	6 振替休日	7 黒崎 65 ♀ 直腸癌	8	9	10 渡辺 50 ♂ 内痔核 通川 60 ♀ 内痔核	11
12	13	14	15	16	17	18
19	20	21	22	23	24	25
26	27	28	29	30	31	

Aチームの1週間

	月	火	水	木	金
AM	古木先生 (外来)	手術日	検査日	池内先生 (GIF)	手 術 (全員)
				手術日	手術日
PM			古木先生 (CF)		池内先生ほか (注腸) 古木先生 (CF)
17:00〜	−	−	カンファレンス	内科合同 カンファレンス	−

研修医はじめの一歩

- ドキドキの生たまご編 -

巻末特集 末梢点滴ライン確保の心得

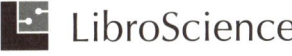

序

　この本は、研修医の方々ばかりでなく、医療に関わるすべての人に読んでいただけるよう、臨床研修の場で実際に直面して困るようなことをおもしろく、楽しく解説しました。

　堅苦しい医学書ではなく、気楽に読めるようにと、臨床研修で日々起こる出来事を日記風に記載し、それに漫画と解説を加えました。
　巻頭の手術予定表を見ながら日記を読み進めると、臨場感あふれた「誌上」外科ローテートを体験できると思います。

　今までにない、新しい分野の医学書としてお楽しみください。

　また、研修医の先生がはじめて行う手技のひとつに点滴があります。採血よりもワンランク上の手技で、この習得に悩まれている研修医の方が多く見受けられます。そこで、「末梢点滴ライン確保の心得」という特集で事細かに解説しましたので、ぜひご一読ください。

　主人公の悟史は、このあと、麻酔科と救急をローテートしますが、続きは「ハラハラの半熟たまご編」でお伝えします。

　この本を読んでいただいたすべての方にこの春吹く風が、温かく、包み込むような風になることを私たち編集部一同願ってやみません。
　2013年3月

リブロ・サイエンス編集部

本書の構成

【日記】（父・薫の日記）

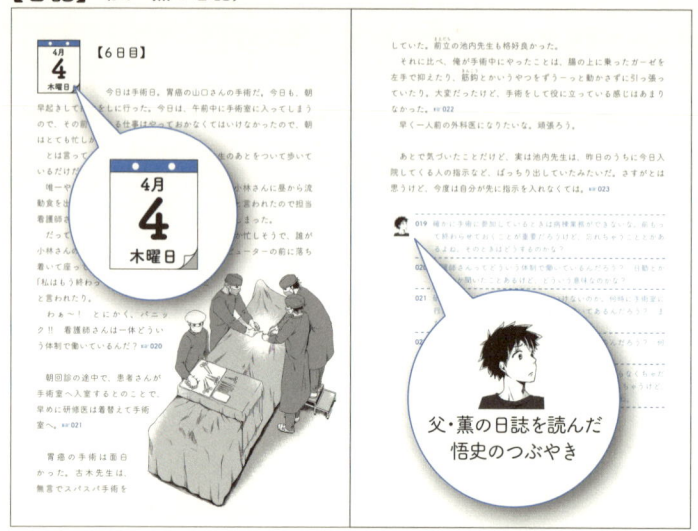

父・薫の日誌を読んだ
悟史のつぶやき

【手術予定表】（巻頭に表示）

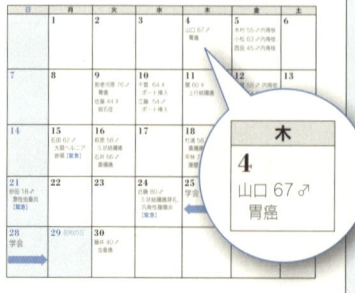

【解説】（薄い青枠で表示しています）

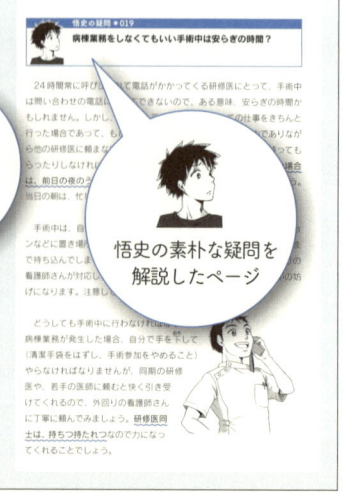

悟史の素朴な疑問を
解説したページ

キーワード

太字は巻末特集の用語です。

【欧文】

- call ……………………………… 155
- **CDCガイドライン** …………… 309
- CPCレポート …………………… 161
- DPC（診断群分類） ……………… 69
- ICU病棟 ………………………… 171
- PubMed ………………………… 187
- SOAP …………………………… 136
- WOCナース ……………………… 204

【あ行】

- **アルコール綿** ………………… 308
- アンプルの開け方 ……………… 237
- 足台 ……………………………… 122
- 安静度 …………………………… 210
- 安全衛生教育 …………………… 19

- 医局 ……………………………… 150
- 医師事務作業補助者 …………… 91
- 医師賠償責任保険 ……………… 243
- 一包化 …………………………… 69
- 医中誌 …………………………… 187
- 医療安全管理委員会 …………… 292
- 医療クラーク …………………… 91
- 医療廃棄物 ……………………… 47
- 印鑑 ……………………… 121, 131

- ウンテン ………………………… 26

- エッセン …………………… 76, 238
- エレベーター …………………… 217

- 衛生委員会 ……………………… 292
- 栄養士 ……………………… 203, 267
- 栄養指導 ………………………… 203
- 栄養指導依頼書 ………………… 203

- おかず …………………………… 237
- お見送り …………………… 143, 162
- オーベン ………………………… 26
- 温度板 …………………………… 276

【か行】

- ガイダンス ……………………… 13
- ガーゼ交換 ……………………… 46
- カルテの書き方 ………………… 136
- カンファレンス ………………… 124
- 外出・外泊許可書 ……………… 251
- 開食 ……………………………… 101
- 回診 ……………………………… 74
- 外来 ……………………………… 297
- 学会 ………………………… 148, 183
- 学会発表 ………………………… 185
- 看護師 …………………………… 87
- 看護師の業務 …………………… 129
- 看護師の勤務システム ………… 37
- 看護助手 ………………………… 90
- 感染対策チーム ………………… 229
- 感染防止対策加算 ……………… 229
- 管理栄養士 ……………………… 203

- 喫煙 ……………………………… 218
- 急患 ……………………………… 236
- 共同発表者 ……………………… 281

緊急手術	114		視野展開	122
緊急停止ボタン	178		食上げ	101
筋鉤（きんこう）	40		手指消毒用のアルコール	229
			手術	36, 122
クリティカルパス	95		手術室への入室時間	39
クレンチング	324		**手術中用のライン**	354
駆血帯	305		準夜勤	37
			抄読会	124
血液ガス測定	168		**静脈弁**	325
研究	283		抄録	280
研究会	103		初任給	179
検査オーダー	128		身体障害者認定の診断書	205
検査室	167		診断群分類	69
検査待ち食	212		診断書の作成	206
検食	267		深夜勤	37
検体整理	123		診療拒否	274
コール	155		ストレッチャー	111, 217
コンサルト	222		睡眠時間	94
骨折の判断	166			
			ゼク	160, 238
【さ行】			絶食	70
			専門医	149
サマリー	61			
採血	24, 129		**造影CTの点滴ルート**	353
最終経口摂取時間	156			
査読	281		**【た行】**	
3交代勤務	37			
			退院時サマリー	61
持参薬	69		他科コンサルト	222
指導医	26			
刺入時の体勢	335		チーム医療	96
刺入点	315			
死亡確認	141		ツッカー	238
死亡確認の行い方	142			
死亡診断書	144, 162		**手洗い**	309
視野出し	40		定時処方	59

手袋の装着 …………… 310	フィルムバッジ …………… 98
手を下す …………… 36, 75	フルストマック …………… 156
手を代える ……… 66, 255, 349	文献検索 …………… 187
電子カルテ …………… 68, 276	
点滴 …………… 66, 237, 302	包交 …………… 45
点滴針 …………… 303	放射線技師 …………… 268
点滴針の持ち方 …………… 330	放射線被曝量 …………… 98
点滴ライン …………… 311	【ま行】
点滴ルート確保 …………… 129	
	マスク着用 …………… 228
橈骨茎状突起 …………… 317	**末梢点滴ライン確保** …… 66, 301
橈骨動脈からの採血 …………… 168	【や行】
当直 …………… 165, 235	
動脈血採血 …………… 168	薬剤リスト …………… 109
特別室 …………… 177	薬事委員会 …………… 291
【な行】	
	輸血用のライン …………… 354
内服指示 …………… 59	
	翼状針 …………… 303
日勤 …………… 37	【ら行】
入院時持参薬 …………… 69	
入院予定患者表 …………… 60	**ライン** …………… 302
【は行】	ラウンド …………… 73
バイオハザードマーク ……… 47	略語 …………… 238
針刺し防止機能 …………… 305	**留置針** …………… 303
	留置針の留置期間 …………… 348
被曝量測定バッジ …………… 98	
皮膚・排泄ケア認定看護師 … 204	レジデントハウス …………… 7
病院賠償責任保険 …………… 243	
病棟 …………… 157	論文 …………… 187, 282
病棟業務 …………… 89	
病棟クラーク …………… 91	
病棟師長 …………… 44	
病理解剖 …………… 160	

重複掲載あり。

最初の1週間

- 研修初日は何時にどこに行けばいいのか ……………………… 14
- 研修初日はどんな服装で行くべきか …………………………… 15
- 研修前にローテーションする科の部長に挨拶すべきか ……… 12
- 初日のガイダンスの後、病棟に挨拶に行くべきか …………… 13
- 初日はいつ帰れるのか？　初日の夕飯は？ …………………… 20
- 2日目からは何時にどこに、どんな服装で行けばいいのか …… 21
- 病院のガイダンスは必ず受けなければいけないのか ………… 19
- 臨床研修のポイントはルーチンワークを早く覚えること …… 32
- 1週間を過ぎると流れがわかり落ち着く ……………………… 33

マナー、服装

- 研修初日はどんな服装で行くべきか …………………………… 15
- 2日目からは何時にどこに、どんな服装で行けばいいのか …… 21
- はじめて行く場所では、必ず挨拶を！ ……………………… 115
- 医師には爪切りなどの身だしなみも必要 ……………………… 134
- 診療中のマスク着用について …………………………………… 228

生　活

- 研修生活は実家とレジデントハウスのどっちが便利か ………… 7
- 研修医の普段の夕食はどんな感じなのか ………………………… 8
- 研修生活での一日の仕事の終わりはいつなのか ……………… 28
- 社会人として社会情勢を知ることも必要 ……………………… 53
- 研修中、平日の昼間に院外に出たいときはどうするのか …… 81
- 研修医に眠る時間はあるのか …………………………………… 94
- 洗濯する時間や部屋の掃除の時間はあるのか ……………… 105

- 初任給はいくら位なのか ……………………………………… 179
- 研修中に友人の結婚式のため地元に帰ることはできるのか …… 196
- お金をおろす時間があるのか …………………………………… 197
- 医者のコンピューターはMacなのか …………………………… 198
- 体調を崩したり、風邪をひいたら仕事を休むことは可能か …… 224
- 勧誘の電話には注意が必要 ……………………………………… 249
- 自分宛の荷物や手紙はどこに届くのか ………………………… 250

必需品

- 研修医の普段の持ち物は ………………………………………… 121
- 病棟に自分の名前の印鑑を一つ置いておく …………………… 131

休日、休暇

- 休日の研修生活はどんな感じなのか …………………………… 51
- 外で買い物をする時間はあるのか ……………………………… 52
- 休日にやっておいた方がいい病棟業務は ……………………… 59
- 休めるときに休むのも研修のコツ ……………………………… 184
- 研修医に夏休みはあるのか ……………………………………… 199
- 研修医の年末年始は ……………………………………………… 244

電　話

- 病棟から電話があったら必ず診察しに病棟へ行くべきか ……… 55
- 病院外にいるときに電話で知らない薬の名前を言われた ……… 109
- 外出先から病棟に電話をしたい場合はどうするのか …………… 154
- 院外にいるときに、病棟から呼ばれるのは携帯電話、PHS？ … 155

心構え、勉強法

- 携帯用の自分ノートとは ………………………………………… 27
- 上級医が先に指示を出していた ………………………………… 41

- 知らないことは研修医の恥ではない ……………………………… 48
- 「よく走ること」とはどのような意味か ………………………… 58
- 朝、誰よりも早く患者さんの回診をする ………………………… 73
- チーム回診は研修医の腕の見せどころ …………………………… 74
- わからないことは「わからない」とはっきり言う ……………… 79
- 「エッセン」とはどのような意味なのか ………………………… 76
- 研修中の勉強法のコツは ……………………………………………… 118
- 研修に役に立つ本の見つけ方 ……………………………………… 151
- 学生時代の成績の良し悪しは一度リセットする ………………… 192
- 頑張っている姿は必ず誰かが見てくれている …………………… 193
- 研修中に大切なことは「失敗から何を学ぶのか」ということ …… 209
- プロであることの自覚が必要 ……………………………………… 211
- 医師賠償責任保険は入るべきか …………………………………… 243
- 研修医は日々、研修態度を評価されている ……………………… 245
- 怒られた数が伸びる力。怒られなくなったら終わり …………… 256
- 2年上の人と勝負を …………………………………………………… 257
- 疑問はその日のうちに解決を ……………………………………… 263
- ベストを選ばなくてもベターを選べるセンスの育成が重要 …… 270
- 苦しいときに頑張れるかで、その後の自分が変わる …………… 277
- 研修中に浮かび上がった疑問の解決方法は ……………………… 289
- 病棟でアンテナを張り、常にいることが重要 …………………… 298

恋愛、結婚

- 忙しい研修生活で遠距離恋愛は可能なのか ……………………… 9
- 子供がいても研修は可能か ………………………………………… 190
- 結婚していても研修は可能か ……………………………………… 191

同僚、指導医、上級医

- 研修医の同期はライバルであり、戦友。協力し合う …………… 18
- チュウベン、オーベン、ウンテンとは何か …………………… 26
- 他科の先生と友達になる方法 …………………………………… 67
- 他医院の研修医との交流を持つ ………………………………… 104
- 部長、医局、医局長とは ………………………………………… 150
- 病棟で夕食や飲み会に誘われたらどうするか ………………… 180
- 他科コンサルトとはどのようなものか ………………………… 222
- 他科コンサルト枠が一杯だったときの裏ワザ ………………… 223
- 上級医が話している略語がわからないとき …………………… 238

看護師、コメディカル

- 同期入社の看護師さんとも仲良くした方がいいのか ………… 31
- 看護師さんの勤務システムは …………………………………… 37
- 看護師さんの仕事体制は ………………………………………… 44
- 研修医と看護師さんとの関係は ………………………………… 87
- 看護助手さんとはどんな人 ……………………………………… 90
- 病棟クラークさんとはどんな人 ………………………………… 91
- 研修医にとって病院の中の人はすべてが先生 ………………… 174
- 栄養士さんとはどんな人？　栄養指導とは何のこと ………… 203
- WOCナースとはどんなことをする人か ……………………… 204
- 納得がいかないことに遭遇したときの注意点 ………………… 262
- 放射線技師さんなど、仲の良い人を病院内にたくさん作る … 269

患　者

- 患者さんをストレッチャーで移送するときの頭の方向は …… 111
- 入院時持参薬はどうなるのか？　薬の「一包化」とは ……… 69
- 死亡確認は研修医が行っていいのか …………………………… 141
- 死亡確認の行い方は ……………………………………………… 142

- 患者さんの死について …………………………………… 143
- お見送りとは ……………………………………………… 162
- 病理解剖（ゼク）について ……………………………… 160
- 診療中のマスク着用について …………………………… 228
- 研修医が検査結果を直接患者さんに説明していいのか ……… 231
- 医師賠償責任保険は入るべきか ………………………… 243
- 診療は拒否できないが、どうしても困ったときはどうするか … 274
- 朝の一般外来が始まる間際に来院した救急患者さんの対応 … 275
- 患者さんにお菓子をもらったらどうするか …………… 258
- プライベートで患者さんに会って問題にならないか … 288
- 顔を忘れてしまった患者さんから声をかけられた …… 295

病院（設備、組織、行事）

- 病院のガイダンスは必ず受けなければいけないのか ……… 19
- 病院にある特別室とは …………………………………… 177
- エレベーターの緊急用秘密ボタン ……………………… 178
- 病院内のエレベーター使用について …………………… 217
- 病院内に喫煙できる場所はあるのか …………………… 218
- 入院患者はすべて禁煙ではないのか …………………… 219
- 薬事委員会とは何か ……………………………………… 291
- 衛生委員会、医療安全管理委員会とは何か …………… 292
- 部長会議とは何か ………………………………………… 296
- 病院の外来とは …………………………………………… 297
- 病院の検査室とは ………………………………………… 167

病棟業務

【診断書などの書類・電子カルテ関連】

- 電子カルテに振り回されないように ……………………… 68
- カルテの書き方は ………………………………………… 136
- 研修医が診断書、公的文書を記載してもいいのか …… 206
- 死亡診断書は研修医が記載していいのか ……………… 144

- 身体障害者認定の診断書とは …………………………… 205
- サマリーとは何か …………………………………………… 61
- クリティカルパスって何もの ………………………………… 95
- 外出・外泊許可書とは何か ………………………………… 251
- 温度板からわかること、わからないこと …………………… 276
- 入院予定患者表を探せ！ …………………………………… 60

【患者さんへの指示・オーダーなど】
- 絶食と絶飲食。内服のみ可とは …………………………… 70
- 食上げ（しょくあげ）とは …………………………………… 101
- 検査の前に食事をしていいかの判断は …………………… 128
- 検査待ち食とは何か ………………………………………… 212
- 安静度とは何か ……………………………………………… 210

【連　絡】
- 外出中に病棟から指示を求められたときはどうするのか ……… 54
- 病棟から電話があったら必ず診察しに病棟へ行くべきか ……… 55
- 外出先から病棟に電話をしたい場合はどうするのか ………… 154
- 院外にいるときに、病棟から呼ばれるのは携帯電話、PHS？ … 155
- 病院外にいるときに電話で知らない薬の名前を言われた ……… 109
- 病棟で急変時に研修医が呼ばれないことは悲しいこと ………… 110
- 院内での人の探し方 ………………………………………… 116
- 病棟で鳴った電話は取るべきか …………………………… 284

【円滑な業務遂行】
- 休日にやっておいた方がいい病棟業務は …………………… 59
- 病棟での物の置き場所を知れ ……………………………… 89
- 病棟にある役に立ちそうな資料はコピーして持ち歩く ……… 127
- 病棟以外に研修医の居場所はあるのか …………………… 285
- 病棟業務中、喉が乾いたらどうするか ……………………… 138
- 自科専用病棟と他科との混合病棟の違い ………………… 157

【感染対策】
- 包交、包交車とは …………………………………………… 45
- 廊下にあるアルコールは何のためにあるのか ……………… 229
- 病棟でゴミを捨てるときの注意点は ………………………… 47

【検　査】
- 被曝量の測定バッジ（フィルムバッジ）とは …………………… 98

【ICU】
- ICU病棟とは ……………………………………………………… 171
- ICUの看護師さんが厳しくて冷たく感じるのはなぜ …………… 172
- ICU病棟には泊まるところはあるのか ………………………… 173

採血、点滴などの手技

巻末特集 →
- **末梢点滴ライン確保の心得** …………………………………… 301
- 研修医はいきなり採血をしていいのか …………………………… 24
- 点滴は何回までは失敗していいか ………………………………… 66
- 手技に悩んだとき、自分はうまいのだと暗示にかける ………… 82
- 早く検査や手技をやらせてもらうには …………………………… 83
- 時間のあるときは他チームの手技、検査時は見学を！ ………… 97
- 看護師さんは点滴ルート確保や採血はしてくれないのか ……… 129
- 動脈血採血の方法、測定場所は …………………………………… 168
- 新しい手技を会得する一番の近道は何か ………………………… 216
- 使い捨てのサージカルマスクが病棟や外来にある ……………… 225
- 研修医が薬剤を溶解したりして点滴を作ることがあるのか …… 237
- 薬剤を生理食塩液で溶解するとは ………………………………… 242
- 手技に失敗したときの手を代えるタイミングは ………………… 255

当　直

- 当直はどれくらい忙しいのか。眠れるのか ……………………… 165
- 病院には当直室のほかに泊まれるところはあるのか …………… 271
- 風呂は入れるのか …………………………………………………… 165
- 研修医は1か月にどれくらい当直があるのか …………………… 235
- 骨折の判断についての注意点 ……………………………………… 166
- 急患室から呼ばれたら研修医はまず何をすべきか ……………… 236
- 病院の検食とは何か ………………………………………………… 267

手 術

- 病棟業務をしなくてもいい手術中は安らぎの時間 …………… 36
- 手術室への入室時間。研修医が手術に入るタイミングは …… 39
- 研修医が手術中にできること、すべきことは何か ………… 40
- 手術中、病棟業務中にトイレに行きたくなったら ………… 75
- 緊急手術のとき、どこに連絡すればいいのか ……………… 114
- 緊急手術では最終経口摂取時間の問診が重要 ……………… 156
- 手術中、患者さんの家族はどこで待っているのか ………… 117
- 手術の「足台」とは …………………………………………… 122
- 手術室に入る科をローテートしたときの注意点 …………… 135
- 検体整理とは？ その注意点は ……………………………… 123

学会、論文、研究会、カンファレンス

- カンファレンスの準備とはどのようなものか ……………… 124
- 研修医の入会すべき学会は何か ……………………………… 148
- 学会の専門医とは ……………………………………………… 149
- 学会に行くためには …………………………………………… 183
- 学会発表をゲットするには …………………………………… 185
- PubMedとは何か ……………………………………………… 187
- 学会の「抄録」とは何か ……………………………………… 280
- 研究会とは何か ………………………………………………… 103
- 薬の説明会とは ………………………………………………… 264
- 論文は書けるのか ……………………………………………… 282
- 研究はできるのか ……………………………………………… 283

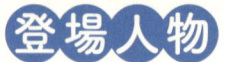

Family

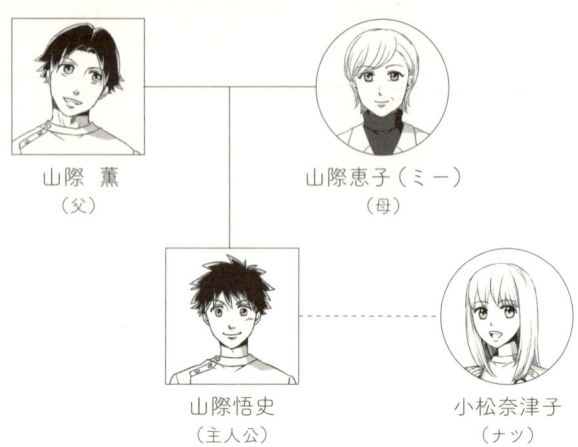

勤務先（東京中央病院）

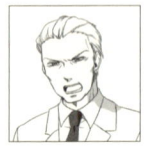
古木先生
（オーベン）

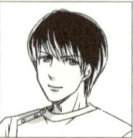
池内先生
（チュウベン）

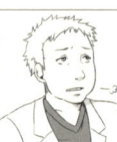
涌井先生
（薫の先輩）

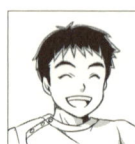
木月 大
（薫と同期）

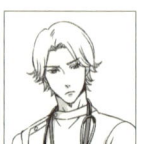
大村孝明
（薫と同期）

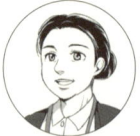
木田病棟師長

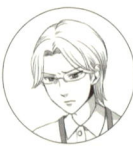
石原主任

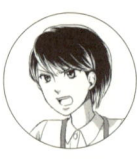
佐貫看護師

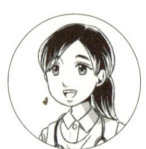
狩田看護師
（薫と同期）

主人公　山際悟史（24歳）

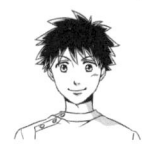

国立栃木大学医学部6年生。
東京生まれ。3歳時に父・薫が他界。
その後、母・恵子の実家（栃木県下都賀郡壬生町）にて祖父母に育てられる。
高校は県立栃木中央高校でサッカー部主将。
現役で、国立栃木大学医学部入学。
大学からは本人の希望で宇都宮で一人暮らし。
学校での成績は中下位。決して優秀ではない。
大学でもサッカー部。体力はある。上下関係も慣れている。
春から東京の老舗研修病院、東京中央病院にて研修予定。
田舎者なので東京での生活に憧れと不安を抱いている。
決して成績優秀ではないが、体力とやる気は人一倍。
父と同じ消化器外科を志望し、父を越える医師を目指している。
恋人は小松奈津子。国立栃木大学医学部の同級生。

恋人　小松奈津子（24歳）

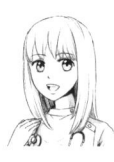

国立栃木大学医学部6年生。
出身は新潟県岩船郡粟島。
春から栃木大学医学部付属病院にて研修予定。
患者さんに優しい皮膚科医を目指している。
学生時代の成績は常に上位。
学生時代はテニス部に所属。キャプテンで東医体優勝2回のスポーツウーマン。
しっかり者だが、少しおっちょこちょいなところもある女の子。
春から研修医になり、悟史と離れることを不安に思っている。

父　山際 薫

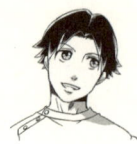

国立栃木大学医学部卒業の消化器外科医。
栃木県宇都宮市清原出身。県立宇都宮清原高校出身。
東京中央病院にて研修後、都内の有名消化器センターに勤務。
卒後2年目（26歳）、悟史の母・川田恵子と結婚。
卒後3年目（27歳）、長男・悟史を授かる。その後、恵子と東京で3人暮らし。
卒後6年目（30歳）、外勤の当直明けにバイク事故にて他界。当時、悟史3歳。

母　山際恵子（51歳）

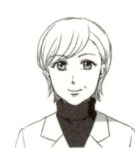

国立栃木大学医学部卒業の眼科医。
県立栃木中央女子高校出身。現在、下都賀郡壬生町にて眼科クリニック勤務。
栃木大学医学部の在学中、薫と出会い、交際。
卒後2年目に結婚。悟史の妊娠を契機に、専業主婦になり東京へ。
卒後6年目、夫（薫）を亡くし、再び栃木へ帰る。
その後、国立栃木大学医学部の眼科に入局。
現在は、壬生町に"けいこ眼科クリニック"を開業し、院長として勤務。

研修医　木月　大

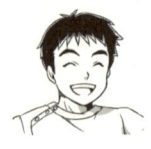

山際薫と研修同期。
将来は小児外科を目指す。薫の友であり良きライバル。
研修医でありながら、周囲から"大 先生"と言われ、からかわれる愛されるキャラクター。

研修医　大村孝明

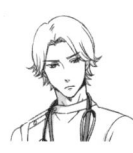

山際薫と研修同期。消化器外科を目指す。成績優秀、品行方正。
すでに United States Medical Licensing Examination（USMLE）の Step 1, 2 を取得。
将来はアメリカで活躍することを夢見ている。日本の研修システムにうんざり気味。

医師　古木先生

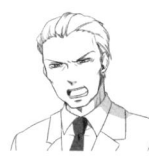

卒後20年目のおしゃれなスーパー外科医。
研修医に非常に厳しい。薫もはじめは恐れているが、徐々に頑張りを認められ最終的には一生の師匠に。

医師　池内先生

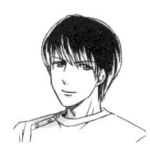

卒後3年目の外科専修医。
大学で研修後、東京中央病院に今年勤務。
大学ではスーパー研修医と呼ばれていた。フットワークの軽い秀才。
大学時代はボート部に所属。礼儀正しい好青年。

医師　涌井先生

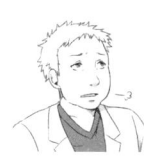

薫と同じ国立栃木大学医学部卒業。
東京中央病院の研修医出身で、卒後5年目の外科専修医。
薫が東京中央病院で研修するのを勧めた人物。
柔道部出身で、ケンタッキーフライドチキンが大好物。

看護師長　木田病棟師長

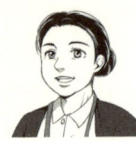

働きながら、二人の女の子を育て上げたお母さん師長。おおらかで、優しい。その性格から、薫をはじめ、研修医にはマリア様と呼ばれている。

看護師　石原主任

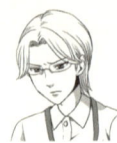

木田師長と打って変わって、すぐかりかりする看護師。決して悪い人ではないが、本人のキャパを超える状況になると、大騒ぎをして嵐を起こす人。結構な年（？）のはずだが、独身。SMAP中居君の大ファンで、看護師として働いたお金で、コンサートのため全国を飛び回っている。

看護師　佐貫看護師

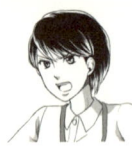

おそらく、結婚している。30代後半。私生活は謎が多い。というか、個人的な話を研修医なんかとしてはくれない。研修医は、邪魔な存在で、お手伝いさんだと思っているかなり癖のある看護師。
はじめは、薫のことも一研修医としてしかみていないが、徐々に認め始め彼女の心にある変化が……。

看護師　狩田看護師

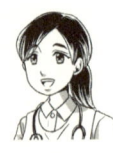

4月に看護師になったばかりの１年目新人看護師。
薫と同期。悩みも多く、薫と大先生と仲良しに。
池内先生に恋心を抱いている若き乙女22歳。

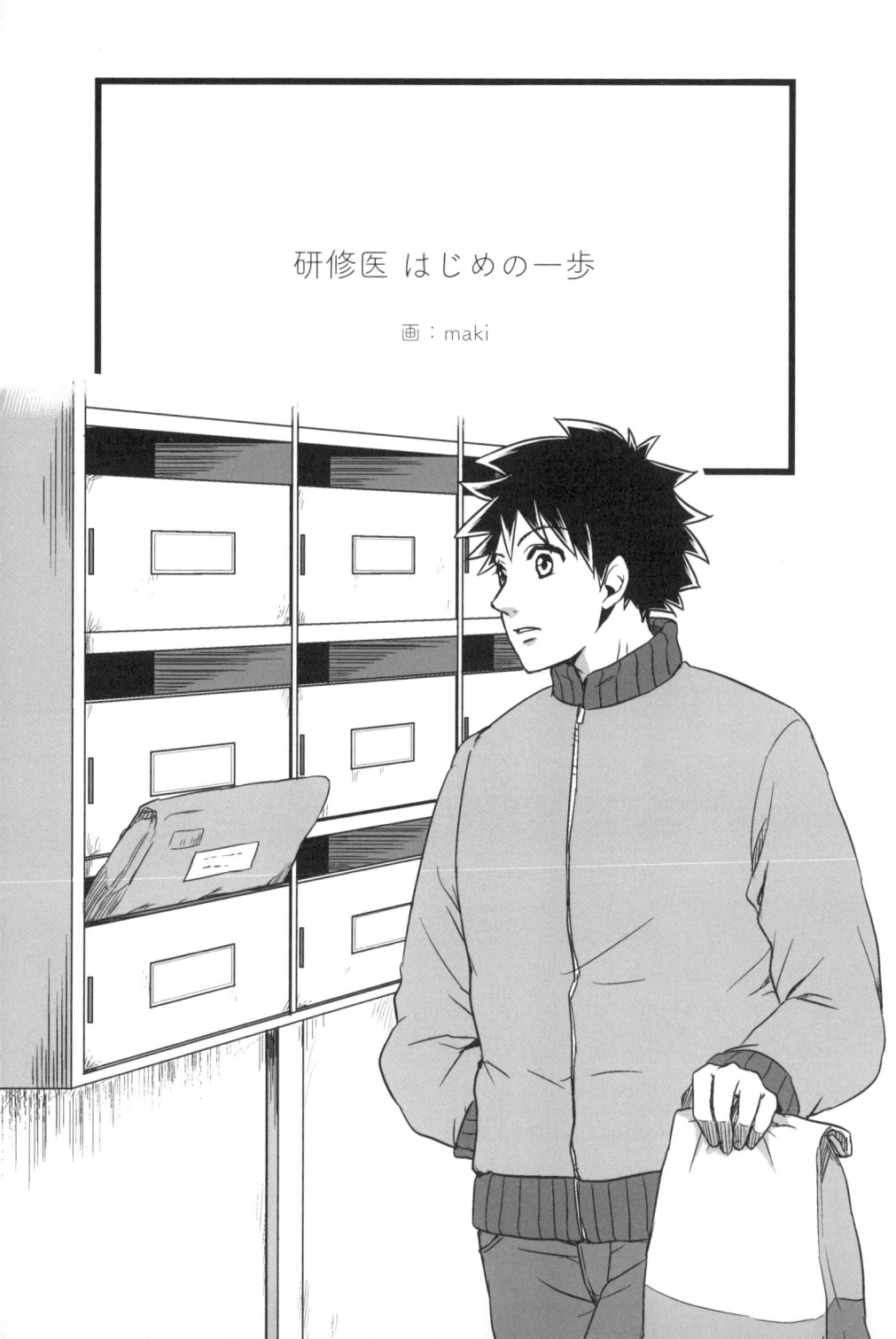

それは、天国からの贈り物だった。

いよいよ運命の国家試験まであと2か月となった20XX年の大晦日。滅多に確認しない一人暮らしの郵便ポストから、はみ出るように入れられた茶封筒はその後の僕の人生を変えていった。

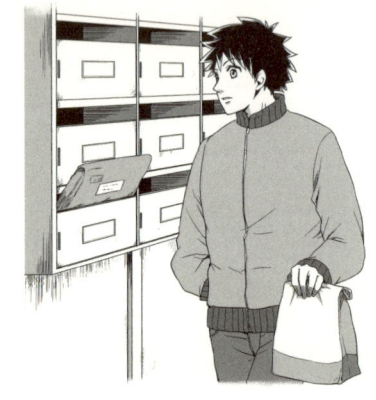

僕の名は、山際悟史。国立栃木大学医学部に通う6年生だ。成績は中の下。卒業試験は追試が2つ。でも気合で突破！ 無事に卒業が決まり、今は国家試験に向けて猛勉強中だ。

勉強はちょっと苦手だけど、中学から大学まで12年間サッカーをやっていたので、体力には自信がある。今はその体力と集中力を発揮して毎日、勉強中。でも、最近少し息切れ気味なんだな。"奈津"は一緒に頑張ろうって言ってくれているけどね。

そうそう、奈津とは僕の彼女の名前。本名は小松奈津子。同級生でテニスの女王だ。僕らサッカー部は東医体でいつも1回戦負けだったけど、奈津は夏が終わるたび、これ見よがしに、胸にきらきら光るメダルをぶら下げて僕らの前に現れる。奈津は運動もできるし、勉強も学年で上位。まさしくスーパーウーマンだ。奈津にいろいろ教えてもらい僕も無事に卒業まで辿りついた感じで、いくら感謝しても足りないくらいだ。奈津は卒業後、大学で研修予定。

僕は、卒業して無事に医者になれたら、東京に出ようと思っている。親父が20年以上前に研修したのと同じ病院、東京中央病院に研修先は決まっている。東京に出るのは少し怖い気もするけど死ぬ気で頑張ろうと思っている。楽しみだ。
　奈津とは少し遠距離になってしまう。でも、メールもあるし「二人の愛は距離も超えるんだ！」なんて言ってるけど少し心配かな。奈津には言ってないけど、研修が終わったら結婚しようと思ってるんだ。それまでしっかり研修しようと思っている。頑張るぞ～っと。

　その前に、とにかく国家試験に合格しなくちゃいけない。国家試験の合格率は全国で9割を超える。「9割の合格者が出る資格試験」というところだけ見て、知らない人は、「9割も合格するなら大丈夫ですね」なんて言っている。とんでもない話だ。みんな、朝から晩まで死ぬほど勉強して、頑張って頑張ってそれで9割。それでも1割の人は落ちちゃうんだよ。そんな簡単な試験じゃない。とにかく今は勉強あるのみ。

　その日も、夜遅くまで大学の講堂で奈津と一緒に勉強をして、夜食に食べようとマックで冬季限定グラコロバーガーを買って家に帰った。家の中に入ろうとしたそのとき、滅多に見ないポストに半分おしりを出している茶封筒を見つけた。普段は出前ピザの宣伝くらいしか入っていないので、久しぶりの訪問者だった。宛名は僕、送り主は母、山際恵子だった。

　実は、僕の父は僕が3歳のときに他界している。東京中央病院で研修後、当時、がん専門集中センター病院で消化器外科医として日々研鑽していた父は、卒後6年目のある夜に、雨の中バイク事故にあった（らしい）。らしいというのは、正直そのときの記憶は僕にはないのだ。
　母から聞いた話では、雨の中、きついカーブを曲がりきれずにスリップして壁に激突したそうだ。全身を強く打ってほぼ即死状態。とても寒

い時期で、葬式は悲しみの雪が舞い散っていた。おぼろげな記憶の中で、僕はその雪の中を母に連れられて歩いていた。

　僕の知っている父は人から聞いた話だけ。いつしか僕は医者になりたいと思っていたけど、父の影響が大きいと思う。そんな大それたことは言えないけど、今は少しでも父の叶えられなかった夢を実現しようとも思っている。

　母はそんな僕を女手ひとつで育ててくれた。母には感謝している。とはいえ、実家では、じいちゃんと、ばあちゃんと一緒に住んでいたし、母も眼科医であったので、寂しい思いも、貧しい思いもせずに、わがまま放題育ててもらった。時には反抗したりもしたけれど、大学に合格したときは涙を流して喜んでくれた。これからは親孝行しなくちゃ。

　コートを脱いで、石油ストーブのスイッチを押すのもそこそこに、その茶封筒の封を切ってみた。

　それは、父の日記だった。古ぼけたその表紙には、父の字で「俺の研修医日記」と書かれていた。

　これは、父、山際薫の「研修医　はじめの一歩」の物語だ。

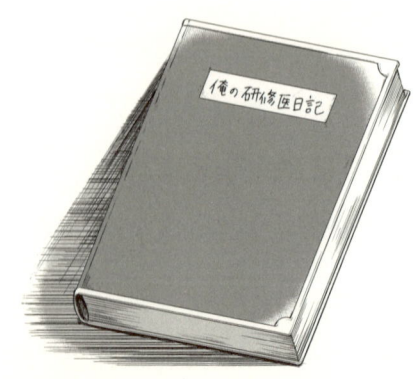

【1日目】

3月30日 土曜日

　いよいよ、東京に出てきた。引っ越しは大変だったけど、ミー（恵子のあだ名。ピンクレディーのミーとケイから。「恵子」なのでケイでいいと思うが、なぜかミーになった）が手伝ってくれたので無事に終わった。
　車一杯の荷物を積んで、宇都宮から高速使って約2時間。この2時間は、なんだか、これから始まる東京での俺の人生第2章の入り口のようで感慨深かった。ミーは遠距離になるので終始浮かない顔をしていたけど。

　これから始まる戦闘の拠点は、病院のレジデントハウス（研修医専用宿舎）。☞001　病院の敷地内にある。裏口を使えば病棟まで5分らしい。「24時間、いつ呼ばれても大丈夫ですよ」と、管理人のはげのオッチャンは不敵に笑って説明してくれた。なんか不安だ。
　でも、このレジデントハウスは非常に快適。24時間入浴可能の大浴場と、洗濯機、乾燥機がそれぞれ2台、地下には食堂もある。希望者は夕食が食べられるらしいけど、誰も頼まないので今年で終わりになるらしい。
　「大体、研修医が夕飯食べられるわけないんだよね」なんて、はげのオッチャン。嫌な感じだ。☞002
　それでも、ここで少なくとも2年間はしっかり頑張らねばと身が引きしまる。

　引っ越しの荷物整理も大体終わったので、ミーと近くを探検がてら、夕飯を食べた。さすがは東京。

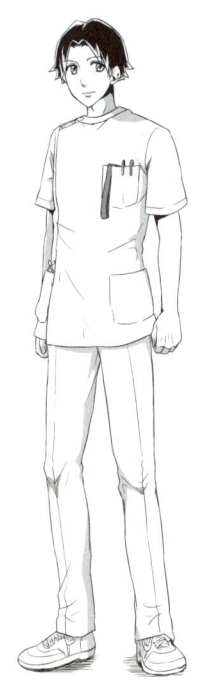

山際 薫

夜も昼間みたいに明るい。いろいろ歩いたけど、結局、駅前の居酒屋「海鮮居酒屋オホーツク」で食べた。そのあと、駅までミーを送った。「頻繁に連絡してね」と言われた。寂しいけどこれもスーパー研修医になるためだ。頑張るぞ。☞003

　記念すべき１日目の夜は慌ただしく終了。明日は涌井先生に連絡してみよう。

001　レジデントハウスって何だ？　自分で不動産屋で借りたりしたらダメなのかな？　実家から通勤する人とかはいないのかな？

002　研修医の普段の夕飯はどんな感じなんだろう？　自炊なのかな？　外食中心なのかな？　そもそも食べる時間はあるのかな？

003　忙しい研修医で、遠距離恋愛なんてそもそもうまくいくのかな？　奈津とはどうなるの？　消滅しちゃうの？？

悟史の疑問 ● 001
研修生活は実家とレジデントハウスのどっちが便利か？

　特に都会で交通の便が良い病院だと実家から通う研修医の人も多いと思います。また、病院に付属する研修医の宿舎（レジデントハウス）に入る人もいると思います。どちらがいいでしょうか。
　答えは、どちらでも研修生活は可能で、どちらでもいいです。実際に実家から通っている研修医の方もたくさんいます。実家通勤の研修医は食事に困ることが少なく、レジデントハウスにいる研修医よりも確実に良い食生活を送っています。しかし、ローテーションする科の忙しさによりますが、なかなか実家通勤の人は家に帰れていないことが多いようです。

　そこで、実家通勤をしている人でも、もし、<u>レジデントハウスを借りられるのであれば、借りておくのも一つの手</u>だと思います。普段は実家から通勤し、遅くなったときや忙しい科をローテートしているときだけレジデントハウスを利用するなど利便性は非常にあります。
　レジデントハウスが借りられるのに、自分の時間を大切にしたいとのことで、わざわざ病院の近くに物件を借りる人をたまに見かけますが、それはお勧めしません。

　レジデントハウスは研修医のために造られているので、研修生活をするのに非常に便利に作られていることが多いです。病院によっては24時間風呂があったり、コインランドリーがついていたり、食堂があったりと非常に便利です。大抵、低料金で入寮することができます。病院の敷地内にあることも多く、24時間呼び出される可能性のある研修医にはうってつけの施設です。それに入らずにわざわざ高額のお金を出して物件を借りても、結局帰れない日が続いたりしている人をよくみますので、あまりお勧めはできません。

悟史の疑問 ● 002
研修医の普段の夕食はどんな感じなのか？

　研修医の食事事情を少し。研修中の夕飯はどうするか。研修医は夜遅くまで病棟業務のため病院に残っていることが多いので、夕飯は仕事の途中で出前を取るか、コンビニなどでお弁当を買ってきて研修医室などで食べる場合が多いようです。外に食べに行って、また病棟に戻り仕事の続きをする人も多いです。早く仕事が終わったときは、同僚の研修医と外食したり、上級医に誘われて外食したりしています。

　自炊してる人もいますが、特に忙しい科のローテーション時は、疲れて帰ってから食事を作るのはなかなか難しいようですね。薫のレジデントハウスのように食堂があるところもありますが、レジデントハウスに戻ってからは食べる時間もないことや、夕食くらいは病院の外に出て外の空気を吸いたいと思う人が多く、食堂で食べる人は少ないようです。
　いずれにしても、体力勝負の研修生活ですから、どんな方法でもいいので、しっかりとした夕食をとるようにしてください。

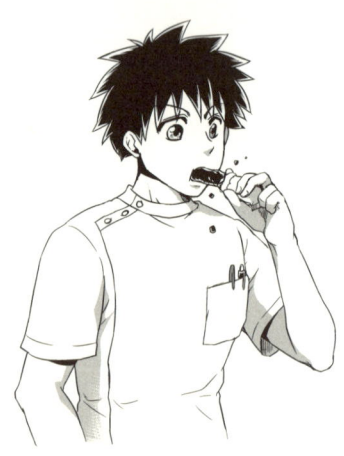

悟史の疑問 ◉ 003
忙しい研修生活で遠距離恋愛は可能なのか？

　学生時代に同級生同士、付き合っていて、二人の研修病院が別々になってしまい、遠距離恋愛を始める研修医の方々もいるのではないでしょうか。遠距離になり不安になっているカップルも多いのでは。忙しい臨床研修で、距離が二人の愛を溶かしてしまうのはと心配になっているカップルもいるのではないですか。そんな二人には、二人の力で遠距離を乗り越えることは十分可能だとお伝えしておきます。今のように携帯電話やメールなどの連絡ツールがなかった時代から、遠距離恋愛を成就したカップルを何組も見てきました。二人の愛は、距離も時間も超えるのです。そのことを今まで、幾人もの先輩たちが示してくれています。ぜひ、頑張ってください。

　研修も数か月を過ぎると、時間をうまく使えるようになって、土日に時間も作れるようになってきます。しかし、それでも、なかなか長時間研修病院を離れるのは難しいものです。遠距離恋愛の事情を話し、同期の研修医や若手の医師に理解してもらい、お願いして土日に時間をもらったり、比較的土日が自由な科をローテートしているほうが会いに行くなどして乗り越えているようです。

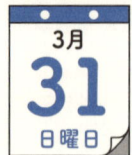

【2日目】

　もう社会人だから朝早く起きなくちゃと思ったけれど、結局起きたのは10時過ぎ。いかんいかん。

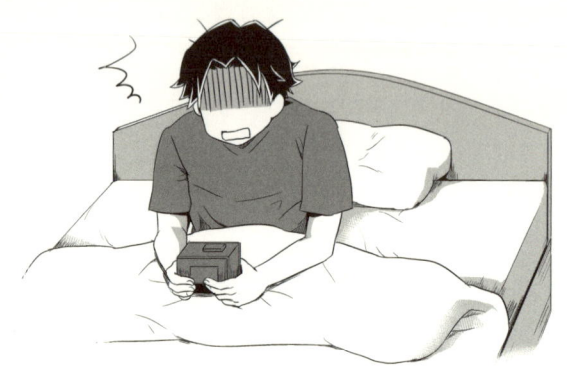

　午前中は、荷物の整理。レジデントハウスにはガスは来ているがガスコンロはついていない。自炊はしないかなと思ったので、コンロは買わなかった。電気ホットプレートがあるから、もしものときはそれで料理しようと思う。あと、冷蔵庫と電子レンジ、炊飯器はそのまま持ってきた。新しい場所に移動してみんな少しだけ嬉しそうだ。

　時間ができ、病院に挨拶に行った方がいいのかなと思ったので、昼前に、実習でお世話になった涌井先生に電話した。☞004
　ワンコールで出たのでびっくりした。
　「特に挨拶に来なくてもいいけど、明日は病院からいろんな話あるので、それが終わったら病棟に顔を出して」と言われた。☞005
　外科病棟は別館2階だそうだ。緊張するな。頑張ろう。

　明日はいよいよ、医者としてのはじめての日だ。病院からの案内では、管理棟の3階会議室に朝9時集合だ。☞006

白衣持参だ。ということは背広で行くのか。社会人一年生、頑張ります!! ☞007

004 研修前にローテーションする科の先生に連絡した方がいいのかな？ 先輩がいるから連絡してみようかな？ 部長とかにも電話をして挨拶した方がいいのかな？ そもそも直接、電話して失礼にならないのかな？

005 初日に病棟に挨拶に行った方がいいのかな？ 先輩が最初の数日は事務的な説明ばかりだと言っていたけど、その後に行った方がいいのかな？ 行っても誰もいなかったらどうすればいいんだろう？ 気をつけることとかあるのかな？

006 研修初日は何時にどこに行けばいいのかな？ 研修病院から案内が来るのかな？

007 やっぱり研修初日は背広で行くべきなのか？ 白衣を着ていかなくていいかな？

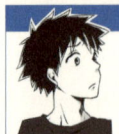

悟史の疑問 ● 004
研修が始まる前にローテーションする科の部長に挨拶をすべきか？

　4月からローテーションする科がわかっていたら、研修が始まる前にその科の部長や、見学のときにお世話になった先生に3月中に電話で挨拶をすべきかということですが、これは特に必須ではありません。もし、病院見学のときにお世話になった先生がいれば、メールなどで就職が決定した旨を連絡し挨拶しておくのがいいかもしれません。

　挨拶の電話をするかどうかは別問題として、病院外から部長や特定の先生に連絡を取りたい場合はどうしたらいいのでしょう。特に電話することは問題ありませんが、できれば外来中は避けた方がいいでしょう。病院のホームページをネットなどで調べればすぐにその先生の外来診察日はわかります。

　電話の良いところは、すぐに連絡が取れることですが、相手がどんな状態でもつながってしまうという欠点があります。こちらから電話したとき、相手が非常に忙しいことや、重要な状況にいることもあるという理解が必要です。必ず、<u>電話でははじめに自分の名を名乗る</u>ことは当然として「<u>今、お話して大丈夫でしょうか？</u>」と相手の状況を確認することも忘れずに行ってください。

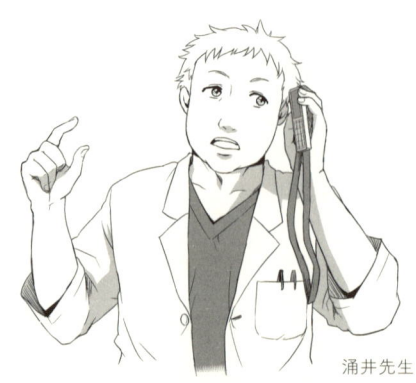

涌井先生

悟史の疑問 ◉ 005
初日のガイダンスの後、病棟に挨拶に行くべきか？

　初日のガイダンスが終わったときは、一日中緊張が続いていたので、心も体も疲れ切っていることと思います。そんな状況でも病棟に挨拶に行くべきでしょうか。2日目の朝から研修が始まる場合は、ローテートする病棟へ挨拶に行くべきです。そして、たとえ2日目も初日と同じように事務的なガイダンスが予定されていたとしても、初日の説明が終わったら、一度、ローテーションする科の病棟に行ってみることをお勧めします。一緒に回る予定の研修医と共に行ってみるのもいいかもしれません。一日でも早く慣れることで、その後の心の落ち着きを持てるということもあります。

　初日に病棟に行き、挨拶ひとつしておくだけでも、随分、その後の研修への余裕が変わってきます。第一印象に注意してください。明るく元気に行くことです。病棟へ行ったとき、その科の医師全員がカンファレンスなどで一人もいなかった場合は、看護師さんに自分の身分を明らかにし（看護師さんにも第一印象に注意）、部長などに連絡を取ってもらってもいいかもしれません。

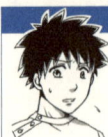
悟史の疑問 ◉ 006
研修初日は何時にどこに行けばいいのか？

　通常、事前に病院から日時と場所の指定があると思いますので、絶対に遅れないよう、<u>できれば30分ほど前に病院へ到着しておきたいところ</u>です。社会人の生活で遅刻は絶対に許されません。時間にルーズであった学生生活とは180度考え方を変える必要があります。遅刻はそれだけで社会人としての信頼を失うことになります。注意してください。学生時代は実家通学で、研修医になってはじめて一人暮らしになった人は特に注意が必要です。

　そして、もし事前に4月からローテーションする科がわかっていて、月曜日が初日であるならば、土日にその科の病棟に行ってみるのもいいかもしれません。少し勇気のいることですが、ポイントアップにつながる可能性はあります。

悟史の疑問 ● 007
研修初日はどんな服装で行くべきか？

　ほとんどの病院では、研修初日からいきなり研修が始まるわけではなく、研修初日、また2日目くらいは、院長から辞令をもらったり、事務的な説明、医療安全、衛生教育、電子カルテの使い方、院内見学などのガイダンスで終わります。そのガイダンスでは白衣を着る機会はあまりありません。社会人生活の第一歩としても、やはり、背広、スーツで行くべきでしょう。間違ってもジーンズ、シャツでは行かないように。今後のすべてに言えることですが、第一印象が非常に重要です。

　第一印象が良いとそのイメージが定着し、逆に、決して悪い人ではないのに、第一印象が悪かったがためにその後の研修生活でも損をすることがあります。悪い印象を良くするには大変時間がかかり、特にローテーション期間が短いと、良くなる前にローテーションが終わってしまったなんてこともあります。とにかく、第一印象に注意しましょう。そういった意味でも、背広、スーツで行くべきです。社会人としての自覚を持つという点でも絶対に必須です。

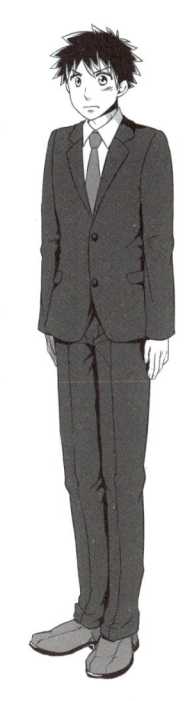

山際悟史

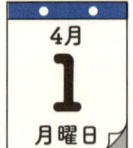

【3日目】

4月1日 月曜日

今日はとにかく疲れた。なんとか終わった。何をやったわけではないのに。9時に会議室に集合すると、研修医が集合していた。同期の研修医は8人。みんな全国から集まってきた優秀そうな人たちだった。

昼飯を社員食堂で研修医同士で食べたので少し話ができた。話をしたのは、木月大先生と大村孝明先生。

木月先生は東海南大学出身、将来は小児外科医になりたいらしい。小児外科なんてすごいな。

大村先生は、なんだかアメリカの免許を持っているらしい。将来はアメリカで外科医をしたいんだと熱く語っていた。

それに比べて、俺の夢はあんまりないな。漠然と、親父が目指した消化器外科医になりたいと思ってきたけど、具体的に人に話せるような目指す医師像がないことに気がついた。焦らずゆっくり研修しながら目指す医師像を見つけていこうと思う。みんな同期の研修医はなにか、ギラギラしているものを感じた。俺も頑張らなくちゃ。☞008

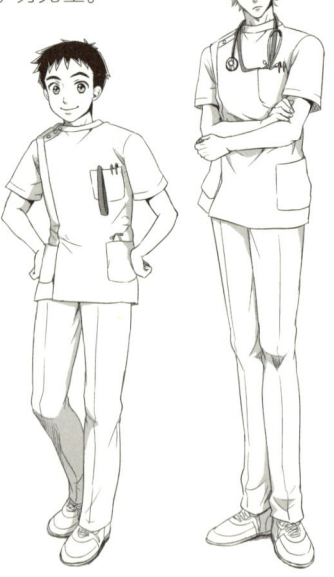

木月先生　　大村先生

ローテーションはまず外科2か月、その後、麻酔科。希望の外科が1番目なので嬉しい。内科から回る研修医には「外科からで大変だね」って言われたけど、最初にばっちり教えてもらって頑張ろうと思う。

そのほか、今日は一日、医師というか病院とは何かとかの講義や、安全教育とかつまんなかった。なかには居眠りしている強者もいたけど、一応聞いていた。結構知らないことが多くて勉強になった。☞009
　電子カルテの使い方は、なんとなくわかったような、わからないような。たぶん自分で使って操作しないと覚えないと思う。とにかく慣れないせいかとても疲れた。

　夕方に解放されたけど、涌井先生に言われたとおり病棟に行ってみた。4月から木月先生と一緒に外科を回ることになったので一緒に挨拶に行った。と〜〜ても緊張した。元気いっぱい笑顔で挨拶してきた。ここがこれからの戦場になるんだと思った。
　涌井先生に、仕事が終わったら夕飯に行こうと誘われたけど、いつ終わるかわからないらしいので今日はお断りした。病院のコンビニで弁当を買ってレジデントハウスで食べた。☞010
　予定表を見ると、明日も事務的な講習が多いみたいだ。涌井先生は「講習が終わったらまた病棟に来てね」って言っていた。いよいよ明日から研修開始だな。頑張ります‼︎☞011

008　研修医の同期は仲間だから重要だろうな。良い人がいるといいけど。でも、みんな優秀なんだろうな。心配だ。

009　へえ〜。研修初日からいきなり診療するんじゃないんだ。数日は病院のガイダンスとかあるのか。なんだか気合入れていくのに拍子抜けする感じだな。絶対受けなきゃいけないのかな？

010　初日の夕飯は病院で出るわけじゃあないんだ。コンビニか、何か少し空しいな。先輩に誘われたなら行けば良かったのに。でも、疲れてるから無理なのかな？

011　2日目もガイダンスなのか。服装はやっぱり背広かな？　どこに何時に行くとか病院から連絡されるのかな？　それが終わればいよいよ研修開始か。緊張するだろうな。

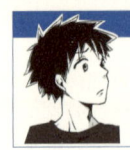

悟史の疑問 ● 008
研修医の同期はライバルであり、戦友。
協力し合いましょう。

　研修医の同期を大切にしましょう。同期は良きライバルであり、これから始まる研修生活の貴重な戦友でもあります。苦しいときは力になってくれますし、嬉しいときは共に喜んでくれるかけがえのない存在です。お互いにローテーションした科の情報交換ができるなどとても重要な存在にもなります。お互いの関係は慣れ合うのもよくありませんが、あまりに敵対視しすぎるのも問題です。適度な距離を保ちながら、お互いが切磋琢磨できる距離が一番だと思います。

　厚生労働省が施行した「臨床研修に関するアンケート調査－研修医アンケート調査」(平成24年)の中で「研修中の悩みやストレスの相談相手は誰ですか？」の問いに対し「同僚の研修医」を挙げた研修医は実に55％にのぼっています。「誰にも相談しない」が12.9％、「上級医や指導医」が5.6％であることを考えると、いかに同期の研修医が重要な存在であるかがわると思います。

　同僚の研修医を大切にしましょう。きっと一生付き合える最高の仲間になるはずですよ。

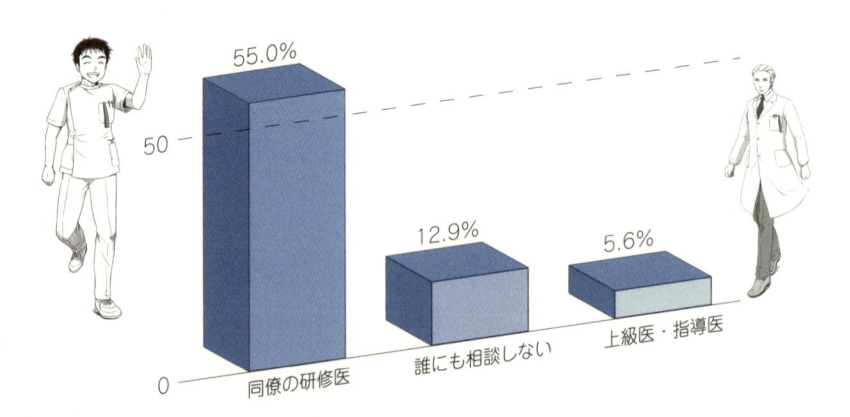

	55.0%	12.9%	5.6%
	同僚の研修医	誰にも相談しない	上級医・指導医

悟史の疑問 ◉ 009
病院のガイダンスは必ず受けなければいけないのか？

　研修初日は入職式などがあり、その後、電子カルテの使い方や、医師や看護師、事務から安全衛生教育などのガイダンスが行われます。安全衛生教育なんて、なんだかかったるくて、そんなのいいから早く研修させてくれと思う方もいるかもしれませんが、実はこの安全衛生教育は法律で行わなければならないことになっているのです。

　労働安全衛生法第59条で「事業者は、労働者を雇い入れたとき、または、労働者の作業内容を変更したときは、当該労働者に対し、厚生労働省令で定めるところにより、その従事する業務に関する安全又は衛生のための教育を行なわなければならない」と明記されています。

　研修医にとってはじめての安全衛生教育なので、よく聞いておいた方がためになります。今後、病院を変わるごとにこの教育が行われます。法律で決まっていることなので、必ず受講してください。

　そのほか、病院内の施設説明や、緊急連絡の仕方など、その病院で働いている人であれば、当然知っているべきこともここで教えられます。今後は二度と教えてもらえない事務的なこともあったりしますので、よく聞いて必要があればメモをとっておきましょう。居眠りするのは問題外です。その光景をどこかで見られていて、早くもダメ研修医のレッテルを貼られてしまうこともあるので気をつけましょう。

　薫も書いていますが、電子カルテの使い方については実際に自分の手で動かしてみないと会得できないことばかりです。大まかな流れや画面構成などを記憶するぐらいにとどめ、細かいことはここでは覚える必要はありません。病棟業務を進めるなかで若手医師から研修で役に立つ裏ワザなど多くのことを教えてもらいましょう。

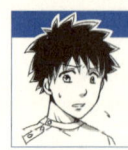

悟史の疑問 ● 010
初日はいつ帰れるの？　初日の夕飯は？

　病棟に挨拶に行かない場合、ひととおりのガイダンスが終了した夕方に解放されてからすぐに帰宅して構わないと思います。病棟に挨拶に行った場合は、その場の医師の指示に従いましょう。大抵は、次の日も事務的なガイダンスがあれば、挨拶だけで「また明日ね」ということになります。特に病院から夕食の用意がされていることはありませんので、初日の夕飯は、自分で対応することになります。同期の研修医と共に外食をし、仲良くなっておくのもよいかもしれません。

　まれに、この時期、病棟主催で花見などの企画をしている場合があります。緊張の初日が終わってゆっくりしたいところだとは思いますが、その花見に誘われたのであれば積極的に参加することをお勧めします。病院外の会話では、研修のコツなどいろいろなことを聞けることもあり参考になるからです。また、研修医の自分をアピールする絶好の機会にもなるので、できるだけ参加しましょう。アルコールなど入りますが粗相のないように。

悟史の疑問 ●011
２日目からは何時にどこに、どんな服装で行けばいいのか？

　２日目も事務的ガイダンスであれば、集合場所や集合時間は、病院の指示に従いましょう。服装はやはりガイダンス中心であれば背広がいいでしょう。午後から研修開始の場合もあるので、白衣は必ず持参しましょう。夕方まで講習がある場合は１日目と同じで、終了後ローテートする科の病棟に行きましょう。そして、必ずローテーションする科の医師に連絡し「明日からお願いします」と挨拶をしておく必要があります。そのときに、明日の集合時間と場所を聞いておくべきです。

　そして初日は指定された集合時間より、少し早めに行くことをお勧めします。研修医や若手の医師の朝は非常に早いです。集合するように指定された時間は、大抵はその科の全員の医師に対する集合時間であることが多いのですが、実際にはそれより前に、病棟業務は始まっています。少し早く行き、その流れを肌で感じるのも早く研修生活に慣れるポイントです。うまくすると何か処置を手伝えるかもしれませんよ。

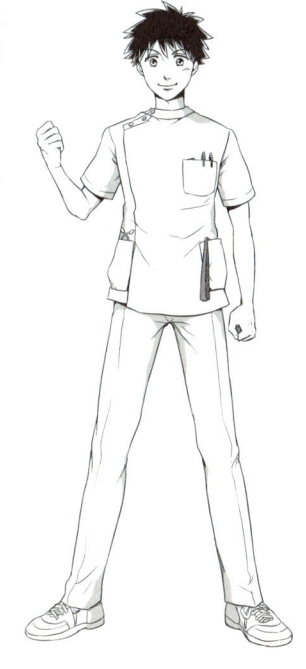

4月2日 火曜日

【4日目】

　いよいよ、俺の医師としての第一歩。研修初日だった。感慨深いが、そんな感傷に浸っている時間は全くなかった。とにかく、周りについていくので精いっぱい。時間の流れも速く、あっという間に終わってしまった。

　朝は涌井先生に言われたとおり、8時に病棟に行った。木月先生はもう来ていて、なんと看護師さんに採血を教えてもらっていた！　しまった、出遅れた。

　あとで話を聞いたら、病棟では毎朝、看護師さんが病棟の患者さんの採血をしているそうだ。採血がうまくなりたかったら朝早く来て一緒にやるといいらしい。

　木月先生はそれを知っていて「早く来た」と。教えてくれればいいのに。くそ～。☞012

　8時15分から病棟で朝の回診が始まった。外科はいくつかのチームに分かれて診療している。俺のチームはAチーム。

　オーベンは古木先生。ばりばりの消化器外科医だ。ブルックスブラザーズで全身を包んでいてかっこいい先生だ。噂では、使えない研修医が嫌いで、へまをするとすごく怖いらしい。確かにオーラみたいなものがバンバン出ていた。怒られないように頑張らなくちゃと思った。

　チュウベンは池内先生。4年目の専修医の先生だ。私立の大学で研修して、今年からこの病院に来たらしい。とにかく、この池内先

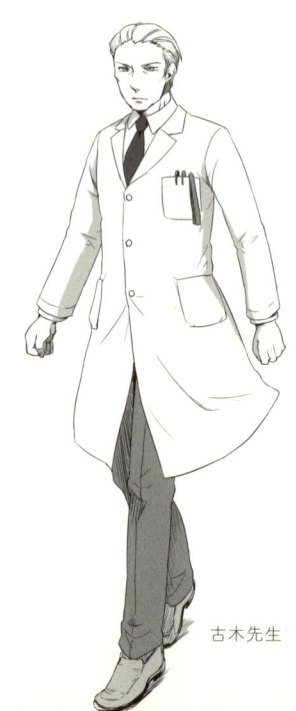

古木先生

生からすべてを吸収しなくては。☞013

　担当患者さんは12、いや13人かな。自分の携帯ノートに患者さんの名前と疾患名と、簡単な経過を書き出してみたけどなかなか覚えられない。☞014　そのうち覚えるんだろう。なにせ、病棟にいるほとんどの人が名前もわからないのでかなりストレスだ。

　あっという間に、夕方になって、夕方のチーム回診が終わったら、古木先生は「お疲れ」って言ってどこかへ消えてしまった。その後、病棟で池内先生と二人でカルテ書きや、明日の患者さんの指示出しをした。
　8時を回って腹も減ったのに、まだまだ仕事は山積している、ようだ。だって何が仕事かわからないのだ。残っている仕事量もわからない。そのうち、池内先生も「お疲れ」っていなくなった。☞015
　そして誰もいなくなった。「アガサ・クリスティっか！」という突っ込みも空しく、ひとりコンビニで夕飯を買って帰った。食べたら気絶するように寝てしまった。これが研修医か。なんか不安。

012　いきなり初日から採血ができるんだ。でも最初はどうやってやったらいいか、見当もつかないよ。誰か教えてくれないのかな？　うまくなるのにコツとかあるのかな？

013　なるほど、外科の場合はチームで医療を行うのか。オーベンは一番上の先生で、チュウベンは研修医との間の先生のことだな。大学の実習のときはウンテンという人もいたけど？

014　携帯ノートって何だ？　ノートを持ち歩いて研修するの？

015　確かに、家に帰るタイミングとか最初はわからないな。終わりのチャイムとかあるわけじゃあないしね。どうなったら帰っていいんだろう？

悟史の疑問 ◉012
研修医はいきなり採血をしていいのか？

　研修医が患者さんへ行う最初の医療行為の一つに静脈採血があります。よく検診などで血を採られるやつです。新しい手技などの医療技術を学び、自分の物にするには、やはり場数を踏むのが一番です。スポーツでもそうですが、うまくなりたければ練習あるのみ。上手になりたければ、練習すればいいのです。ただ、医療行為の難しいところは練習ができないというところにあります。患者さんに向かって「これから練習させていただきます」と言って医療行為をすることはできません。なんでも、いつでも、どんな状況でも患者さんにとっては本番なのですから。

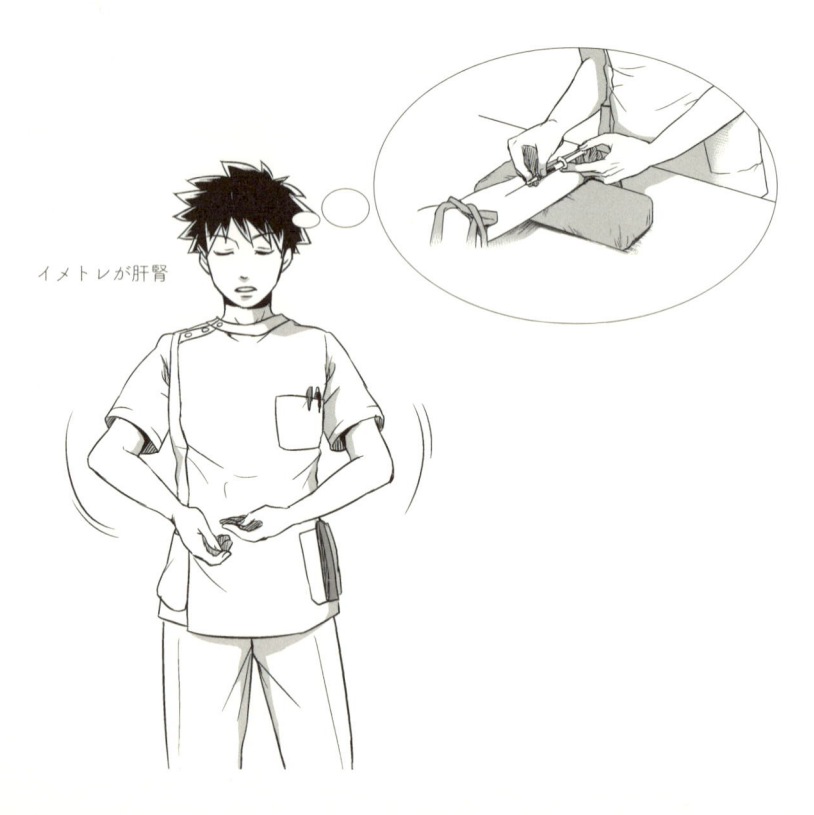

イメトレが肝腎

病棟での採血は研修医がやることもありますが、看護師さんが早朝にまとめてやることが多いです。普段よりも少し早起きして早く病棟へ行き、その様子を見学してみましょう。ベテランの看護師さんから学ぶことは非常に多いと思います。また、見学するときのポイントとして、ただボーと見ているのではなく、同時に自分でも頭の中で同じようにその手技をやってみることです。手技を見ながら同時にイメージトレーニングすることで、より濃密な時間を過ごせます。その上で自分で手技を行います。

　採血は比較的易しい手技になりますが、それでも、血管がない、出ない人になると難しいものです。そのつど、ベテランはどのようにしているのか、よく観察し、困難を解決する方法、すなわち<u>自分の武器を増やす</u>ことが重要です。何かを得たいと思うときは努力することはもちろんですが、努力の仕方を考えるとより効率良く手技を会得できます。採血は、朝早起きしてみることです。早起きは三文の徳ですから。

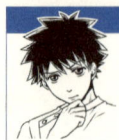

悟史の疑問 ◉013
チュウベン、オーベン、ウンテンとは何か？

　外科のようにチームで患者さんを受け持つ場合、研修医を含め3人体制であるときは、一番トップの医師をオーベン、真ん中をチュウベン、そして研修医をウンテンと呼ぶ場合があります。

　オーベン (oben) はドイツ語で「上」という意味で、指導医、上級医を意味します。ウンテン (unten) は、ドイツ語で「下」という意味で、研修医を表します。チュウベンは、真ん中の「中」の造語でしょう。オーベンは、科全体でも責任のある立場にあり、外来や手術などで忙しいので、研修医の指導は主にチュウベンが行ってくれます。研修医はとにかくこのチュウベンを頼ることです。チュウベンからできるだけ多くの知識や技術を学び盗みましょう。

　内科などでは、研修医と指導医の2人体制などで受け持つことが多いです。マンツーマンでしっかりとした研修ができる代わりに、指導医に恵まれないと苦労の多い研修になってしまいます。指導医は研修医の力では替えることはできません。あまりにひどい場合は部長に相談してもいいかもしれませんが、単に性格が合わない、馬が合わないなどの理由ではなかなか難しいです。

　厳しいと思っていて嫌だった指導医も、あとで考えるといろいろ教えてくれて良い指導医だったと気づくことがあります。何も教えてくれない指導医だと思っていたら、実は、こちらが気づくまで辛抱強く待っていてくれたのです。嫌だ、嫌いだと思わずに研修を続けていくことが重要です。

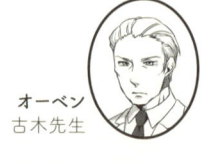

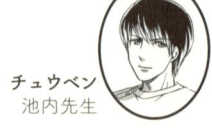

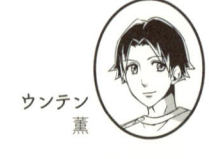

オーベン
古木先生

チュウベン
池内先生

ウンテン
薫

悟史の疑問 ◉014
携帯用の自分ノートとは？

　スマートフォンなど携帯情報ツールの発達で、最近は自分の携帯ノートを持つ研修医が少なくなってきていますが、やはり、代表的な治療法や、検査のコツなどを記載した<u>自分特製の携帯ノートを持つ</u>ことをお勧めします。ルーズリーフのバインダー形式のもの、B7スリムバインダーが使いやすいと個人的には思います。ルーズリーフ形式の方が、あとから付け加えたり、自分の中で覚えた情報は外すことができたりと、また、ローテーションする科によって中身を替えたりできるのでお勧めです。

　携帯ノートは、疑問に思ったことや、頼まれた仕事内容を書き留めたりでき、研修医には必須アイテムです。携帯ノートを持たず、忘れないようにとボールペンで手に書き留める研修医がいますが、医師にとって手は、患者さんを直接診察したり、検査をしたりする大切なものです。患者さんも訳のわからないことがいろいろ書いてある手で診察されたいとは思いません。患者さんによっては、それだけで信頼を失うこともあり、<u>手に直接書くのは問題外</u>と考えます。気をつけましょう。

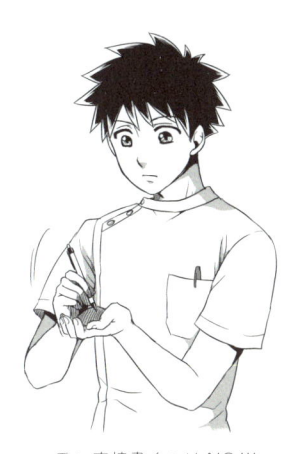

手に直接書くのはNG!!!

　研修生活が終わったとき、その<u>携帯用自分ノートはかけがえのない宝物</u>になっていることでしょう。

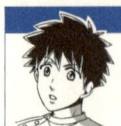

悟史の疑問 ◉015
研修生活での一日の仕事の終わりはいつなのか？

　なにかと慣れない研修生活。特に最初の数日は、ストレスも多くかなり大変だと思います。ストレスの一番の原因は自分のリズムで動けないことだと思います。はじめのうちはいつ帰っていいのかもわからないことがあります。はたしていつ帰れるんだろうと途方に暮れることもあるでしょう。

　さて、どうなったら帰宅していいのでしょうか。これは難しい問題です。仕事が終われば基本的には帰宅していいのですが、はじめのうちはどれが仕事なのかもわからない状態です。どうしたらいいのでしょう。まず、上級医が帰っていたら帰宅していいと思います。医師の場合、仕事終了のチャイムが鳴るわけでもなく、「さあ帰ろう。解散！」という掛け声もありません。適宜判断して帰宅するほかはありません。

　失敗例として、最初に頑張りすぎて体調を崩してしまう研修医がいます。これでは元も子もありません。研修医は学ぶことが山積していて、それをすべて片付けてから帰宅しようと思うと、とても帰ることはできません。病院に泊まり込むしかなくなります。研修生活は1、2週間という短距離走ではありません。<u>2年という長いマラソンです。はじめから飛ばしすぎると必ずバテてしまうので</u>、ほどほどにしておくのも時に必要です。

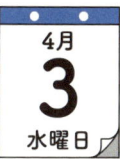

【5日目】

4月3日 水曜日

　今日も新しい一日が始まった。昨日の失敗を生かし、頑張って早起きして病棟に行った。廊下に採血コーナーができていて患者さんが並んでいた。
　最初は、看護師さんのやっているのを見学していたが、できそうだし、もう学生ではないので思い切ってやってみた。そしたら、できたのだ〜！
　俺ってセンスあるかも。一発でできた。患者さんにも「先生、うまいね」なんて言われて嬉しかった。
　脇で手際良く採血をしていた看護師さんと少し話して友達になった。狩田さんという看護師さんで、手際良くやっていたから数年看護師をやっているのかと思ったら今年入社の同期だった。数日の違いですごいなと思っていたら失敗していた。
　病棟には同期の看護師さんがあと2人いるらしい。「同期だからあとで飲み会しようよ」って木月先生。さすが、"大"先生だ。☞016

　そうこうしているうちに朝の回診が始まった。何となくわかってきたのだが、我々Aチームの手術日は火、木の午前午後、金の午前中。昨日の火曜日はたまたま手術が入っていなかった。「だから昨日はゆったりしていたでしょ」なんて爽やかに池内先生が言っていた。俺には十分忙しかったけど。
　古木先生が月曜日に外来なので、手術や検査は月曜日にはあまり入らないとのこと。金曜日の午後は注腸検査があり、それは若手医師に任されているから一緒にやろうと言われた。そして、今日、水曜日は検査の日だそうだ。

　今日の検査は、明日の胃癌の患者さんの術前検査、それと、先週に手

術をした人のドレーンという、なんかしらんが管を移動させた。

　検査まで少し時間があったので、池内先生が研修医のルーチンワークをすべて書き出してくれた。☞017　一週間の流れも一緒に。

　一週間過ぎると流れがわかって、大分、落ち着いてくるらしい。とにかくこの1週間頑張ろう。☞018

　あと、研修をうまくやっていくポイントを教えてもらった。

「山際先生、そんなこと、簡単なことだよ」

とまたまた、爽やかに池内先生。今はただ一つ、「元気に挨拶すること」だそうだ。行く場所、行く場所で、自己紹介と挨拶をしっかりやること。これに尽きると。

　これなら俺でもできる。早速、病棟で大きな声で挨拶したら、周りにびっくりされて笑われた。でも、笑いをとれて少し満足。

　今日も嵐のように一日が過ぎ去った。ミーは元気にしてるかな。頑張っているかな。

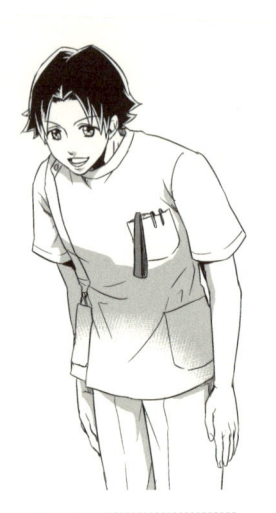

016　同期の看護師さんは大切にした方がいいのかな？　確かに、仕事上の悩みとかは同じそうだな。

017　研修医が行う仕事が、何かがわからないと何をやっていいかもわからなくて大変そう。早いうちにルーチンワークを教えてもらうのが良さそうだな。

018　毎日の流れがわかると、次のことも予想して仕事もできるので効率良く仕事ができそうだな。はじめのうちは右も左もわからなそうだけど、確かに一週間を過ぎると落ち着きそうだ。とにかく一週間は辛そうだけど、頑張ることなのかな？

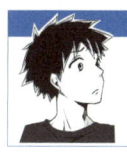

悟史の疑問 ◉016
同期入社の看護師さんとも仲良くした方がいいのか？

　研修医の同期は戦友みたいなもので、非常に大切な存在ですが、同期入社の看護師さんも大切にしておくと、かけがえのない存在になります。社会人として同期ですので、医師と看護師の違いこそあれ、お互いに社会人になったギャップを感じていて、共通する悩みを多く持っている場合があります。実際に話をしてみると同じ悩みを持っていて心が通い合うということも稀ではありません。

　同期入社の看護師さんは22〜23歳くらいが多く、年下になりますが、同期入社、社会人一年生という同じ立場なので仲良くしておくと大切な存在になります。同期同士で飲み会に出かけたりするのを、医師のほうから企画してみてもいいかもしれません。

　仲良くなれば、ほかの看護師さんにはなかなか聞けないことや、看護師さん同士の関係なども教えてくれて、その後の病棟業務に役に立つこともあります。また、そこから、一生のパートナーを見つける研修医もたくさんみてきましたよ。

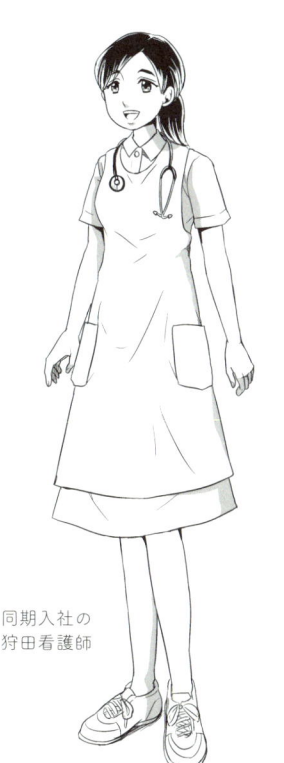

同期入社の
狩田看護師

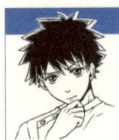

悟史の疑問 ● 017
臨床研修のポイントはルーチンワークを早く覚えること。

　研修医のやるべき仕事を早く理解することが、なにより研修生活をうまくやるポイントです。若手の医師、指導医に積極的に聞き、早くルーチンワークを覚えましょう。その病院、その科、その病棟特有のルーチンワークも多く存在します。指導医を密着マークしていち早く覚えましょう。ルーチンワークを覚えると、はじめて自分が役に立っている感じがして心が落ち着きます。

　たまに「指導医の先生が何も指導してくれない」という愚痴を言っている研修医に出会います。指導してくれなかったら自分で積極的に学びに行けばいいのです。口を開けて待っていれば何かを与えてもらえるという考え方自体を根本的に変えるべきです。技術、仕事は自ら学ぶ意思を持ち、進んで身につけていくものなのです。

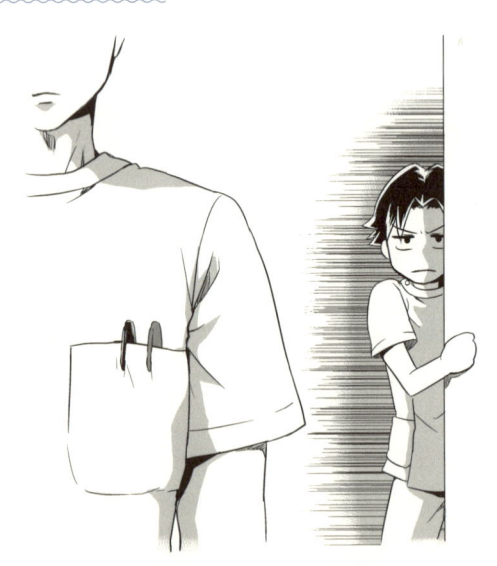

指導医を密着マークしルーチンを覚える！

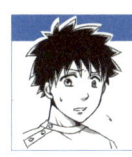

悟史の疑問 ◉ 018
辛くても、1週間を過ぎると流れがわかり落ち着きます。

　はじめは右も左もわからない研修生活ですが、一週間が過ぎ、大体の流れがわかるとかなり余裕が出てきます。最初の一週間は精神的にも体力的にも大変ですが、とにかく一週間、頑張って乗り切ることです。

　2年間、研修生活を乗り切った後の研修医に聞くと、多くの人がやはり、最初の一週間が一番大変だったと答えます。その後の研修生活もなにかと辛いことが多いと思いますが、やはり最初の一週間が一番大変です。

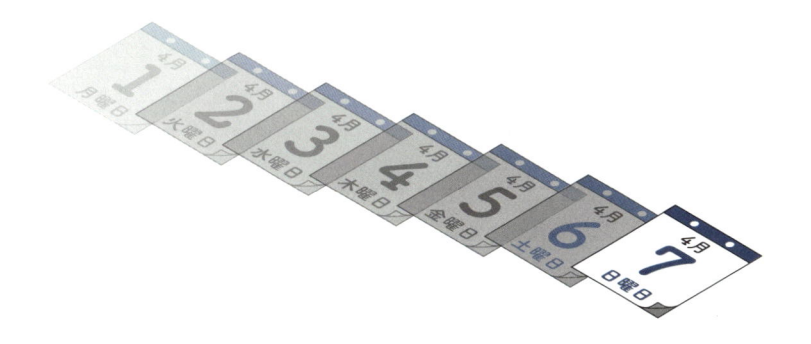

　辛い状況の中にいると、この大変な状態が永遠に続くのではとの錯覚に陥り、気分が滅入ることもあるかと思います。しかし、そんなことは絶対にありません。確実にだんだん慣れてきて楽になってきます。ここでの頑張りは、後の自分の研修生活の大きな糧になります。そして<u>そのあなたの頑張りをどこかで必ず誰かが見てくれていますから</u>。

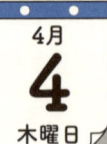

【6日目】

4月4日 木曜日

　今日は手術日。胃癌の山口さんの手術だ。今日も、朝早起きして採血をしに行った。今日は、午前中に手術室に入ってしまうので、その前にできる仕事はやっておかなくてはいけなかったので、朝はとても忙しかった。☞019

　とは言っても、俺は金魚の糞のように池内先生のあとをついて歩いているだけだったけど。

　唯一やった仕事は、池内先生に「先週手術をした小林さんに昼から流動食を出したので担当の看護師さんに言ってきて」と言われたので担当看護師さんに伝えたことだけ。それだけで終わってしまった。

　だって、看護師さんは一杯いて、みんな朝のせいか忙しそうで、誰が小林さんの担当看護師さんかわからないし、コンピューターの前に落ち着いて座っていた看護師さんに声をかけたら、「私はもう終わってますから」なんて冷たいこと言われたり。

　わぁ〜！　とにかく、パニック!!　看護師さんは一体どういう体制で働いているんだ？☞020

　朝回診の途中で、患者さんが手術室へ入室するとのことで、早めに研修医は着替えて手術室へ。☞021

　胃癌の手術は面白かった。古木先生は、無言でスパスパ手術を

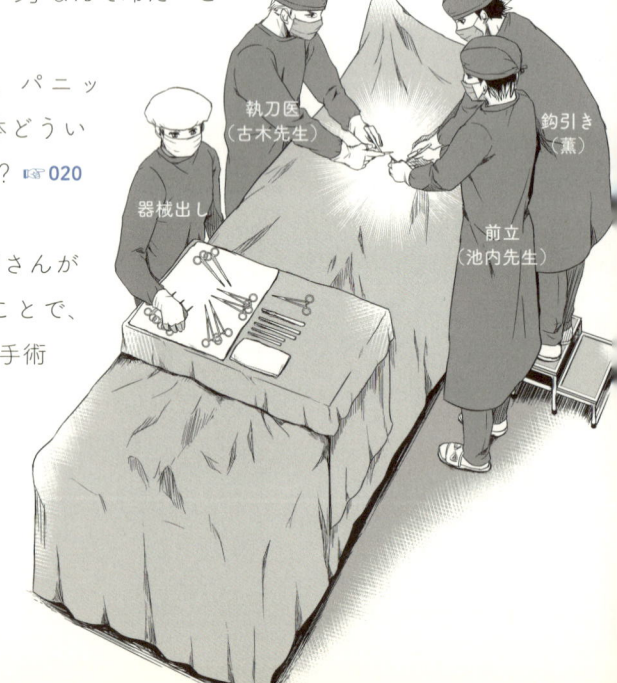

していた。前立（まえだち）の池内先生も格好良かった。

　それに比べ、俺が手術中にやったことは、腸の上に乗ったガーゼを左手で抑えたり、筋鉤（きんこう）とかいうやつをずうーっと動かさずに引っ張っていたり。大変だったけど、手術をして役に立っている感じはあまりなかった。☞022

　早く一人前の外科医になりたいな。頑張ろう。

　あとで気づいたことだけど、実は池内先生は、昨日のうちに今日入院してくる人の指示など、ばっちり出していたみたいだ。さすがとは思うけど、今度は自分が先に指示を入れなくては。☞023

019　確かに手術に参加しているときは病棟業務ができないな。前もって終わらせておくことが重要だろうけど、忘れちゃうこととかあるよね。そのときはどうするのかな？

020　看護師さんってどういう体制で働いているんだろう？　日勤とか夜勤とか聞いたことあるけど、どういう意味なのかな？

021　研修医は早く手術室に入らないといけないのか。何時に手術室に行かなければいけないかとか、どこに書いてあるんだろう？　また、早く入って何をするんだろう？

022　研修医が手術中にできることはどんなことがあるんだろう？　何もできないだろうな。

023　研修医とはいえ、ひとりの医師だから、積極的にやらなくちゃだめなんだな。やってもらえるなら、ありがたいと思っちゃうけど、いずれは自分ひとりでやらなくちゃいけない仕事だしね。

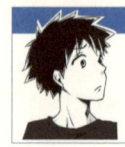

悟史の疑問 ◉019
病棟業務をしなくてもいい手術中は安らぎの時間？

　24時間常に呼び出されて電話がかかってくる研修医にとって、手術中は問い合わせの電話には対応できないので、ある意味、安らぎの時間かもしれません。しかし、それは、手術に入る前にすべての仕事をきちんと行った場合であって、もし、きちんとやっていないと、手術中でありながら他の研修医に頼まなければならなかったり、手術が終わるまで待ってもらったりしなければならなくなります。特に<u>朝一番で入室の手術の場合は、前日の夜のうちにできる仕事は終わらせておいた方がいい</u>でしょう。当日の朝は、忙しくて時間がないことがほとんどです。

　手術中は、自分のPHSなどの通信機器は、手術室のナースステーションなどに置き場所があるのでそこに置いておきます。もし、手術室の中まで持ち込んでしまうと、手術中、何回もコールされて、そのつど外回りの看護師さんが対応しなければならなくなってしまったり、術者の集中の妨げになります。注意してください。

　どうしても手術中に行わなければならない病棟業務が発生した場合、自分で手を下（お）ろして（清潔手袋をはずし、手術参加をやめること）やらなければなりませんが、同期の研修医や、若手の医師に頼むと快く引き受けてくれるので、外回りの看護師さんに丁寧に頼んでみましょう。<u>研修医同士は、持ちつ持たれつなので力になって</u>くれることでしょう。

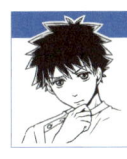

悟史の疑問 ◉ 020
看護師さんの勤務システムは？

　研修医がはじめに戸惑うことに、どの看護師さんに、自分の担当患者さんのことを頼んだらいいかわからないということがあります。看護師さんのシステムを理解していないことが、この戸惑いの大きな原因です。

　看護師さんの勤務システムには、大きく分けると、「3交代勤務」と「2交代勤務」があります。「3交代勤務」の場合は、日勤（昼間の勤務）、準夜勤（午後から深夜まで）、深夜勤（深夜から朝まで）に、「2交代勤務」の場合は、日勤と夜勤に分かれます。それぞれ、配置人数は勤務によって違いますが、看護師全員が、病棟患者全員を看護するのではなく、患者さんによって、その日の担当看護師が決まっています。

　複数の科が同じ病棟に入っている場合などは、看護師をグループ分け

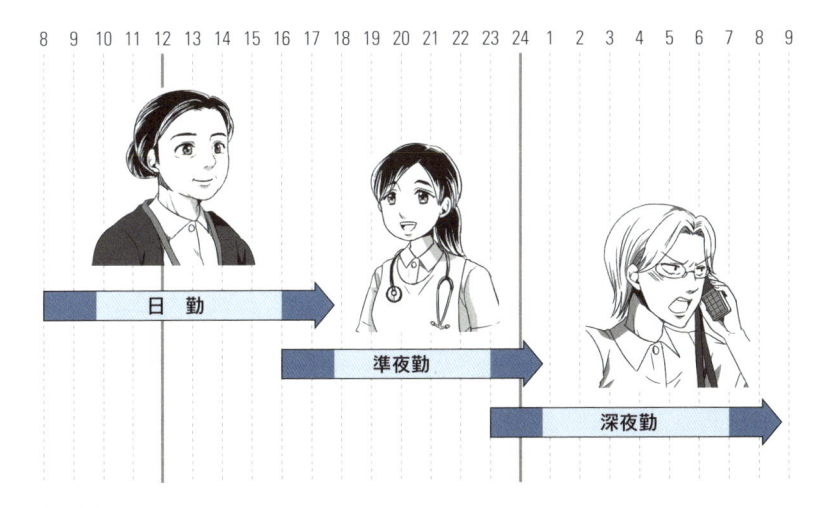

日勤
準夜勤
深夜勤

交替時の申し送り

して、それぞれの科の担当看護師が分かれ、決まっています。例えば外科と眼科が同じ病棟になっていた場合、外科担当の看護師と眼科担当の看護師と全く２つに分かれています。この場合、外科の自分の担当の患者さんのことを、眼科担当の看護師にお願いしても、全く見当違いになるわけで、「私はわかりませんので」と、当然ですが冷たい対応をされるわけです。

　この「どの看護師がどの患者さんをその日に担当しているか」という分担表や看護師の勤務表は、病棟の見やすいところに掲示してあるはずです。その表を見つけ、担当看護師さんに声をかけましょう。このとき、看護師さんの顔と名前が一致してないと業務がはかどりません。早く、自分の病棟の看護師さんの名前は覚えましょう。「研修医は薬の名前より先に看護師さんの名前を覚えた方がいい」とも言われるくらいですから。

　他病棟に自分の患者さんが入院した場合など、看護師さんの名前が全くわからないことがあります。そのときは、近くにいる看護師さんに「○○さん、今どちらにいますか？」と聞けば、居場所を教えてくれたり、「○○は、今、休憩中なので私が受けます」と言ってもらえることもあります。とにかく、いろいろな人に聞くことです。

悟史の疑問 ● 021
手術室への入室時間は？
研修医が手術に入るタイミングは？

　外科などの手術参加がある科をローテートする場合、研修医の仕事の中に"手術"が入ってきます。手術がある科をローテートすると、手術室、麻酔科、ICUなどまた世界が広がります。一週間の手術予定患者表は電子カルテにも載っていますが、大抵は病棟に張り出してあります。そこに、手術室への入室時間が書いてありますので、前もってチェックしておきましょう。

　麻酔の導入、挿管時、また、麻酔の離脱、抜管時には、必ず担当医が1人以上いなければなりません。それは、麻酔直前の最終確認や、麻酔導入、離脱時の急変などに対応するためで、多くの場合、その役目は研修医に任されています。そのため、<u>研修医は入室時間の少し前に手術室へ入らなくてはならない</u>のです。朝一番の手術でその入室のときは、いち早く病棟業務を終わらせて入室しなければならず、かなり忙しい朝になります。

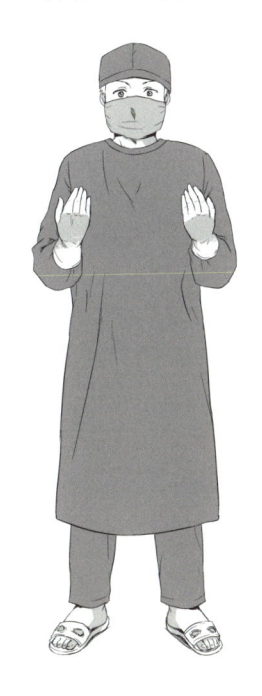

悟史の疑問 ● 022
研修医が手術中にできること、すべきことは何か？

　研修医は外科をローテートするときは、受け持ち患者さんが手術であった場合は、どんなに病棟業務が忙しくとも基本的には手術参加することになります。手術参加して具体的には何をするのでしょうか。何ができるのでしょうか。

　研修医の手術中の一番の仕事は、「視野出し」と言われるより良い手術野を確保し、維持していくことです。積極的に頑張りましょう。そうはいっても、研修医自ら手を出すことはなく、上級医の言われるがままに、手を差し伸ばしたり、器械を持たされてじっとしていることになります。よくわかっていない人が安易に術野に手を出すと大変なことが起きるので、積極的すぎて勝手に術野に手を出さないように気をつけましょう。

　本文中で薫が言っていますが、「筋鈎(きんこう)」と呼ばれる視野展開をする器械が研修医のお友達になります。長いときは1時間以上、筋鈎を同じ体勢で同じ位置で持って引っ張っていなくてはならないことも珍しくはありません。

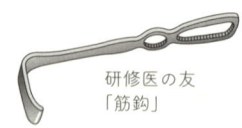

研修医の友 「筋鈎」

　忍耐が勝負の仕事です。あなたならどれくらい頑張れますか。我慢比べのようになることもありますが、興味をもって手術を見ていると時間の経過は意外と速いものです。できるなら、**手術に入る前にその手術の内容をあらかじめ勉強しておく**と、よくわかって充実した手術になります。忙しい研修生活ですが、努力次第で、研修自体良いものにも悪いものにもなります。

　視野出しがどうしても辛くなったときは、遠慮なく疲れてしまったことを上級医に伝えましょう。対応してくれるはずです。我慢しすぎて、倒れてしまう女医さんがたまにいます。決して我慢せずに、早めに相談しましょう。

> **悟史の疑問 ◉ 023**
> 先に上級医が指示を出していた。
> 負けたと思うか、ありがたいと思うか？

　あなたはもし、入院患者さんの入院時指示を出そうとコンピューターを開いたときに、すでに上級医の名前で指示がばっちり出ていたら、どのように思いますか。「あー、ありがたい。もう出しておいてもらえたのか」などと思いますか。それとも「しまった、先を越されてしまった。次は、もっと先まで考えて早めに出さなくちゃ」と、悔しがりますか。

　基本的には、研修医はまだ業務に慣れていないので、いろいろなことをするのに時間がかかります。指示ひとつ出すのに、慣れた上級医の何十倍も時間がかかることがあります。それは仕方のないことです。しかし、それを仕方のないことと思っているか、なんとかそれを改善しようと思っているかで、その後の自分の成長速度が全く変わってきます。
　もし、先を越されたのであれば、もっと早く動けばいいのです。上級医より早く朝来るとか、夜遅くまでチェックするとか、常に自分を高めるために努力を続けることが重要です。その結果、優秀な医師になっていくのです。

　上級医も、はじめから優秀な上級医であったわけでは決してなく、研修医の経験を必ずしてきています。あなたと同じように悔しい思いをしてきています。ですから、あなたの仕事が少しくらい遅くとも、指示出しが遅くなっても通常は待ってくれています。そうやって、研修医を育てようとしてくれているのです。逆に言うと、それでも上級医に先に仕事をされてしまっていたとすると、それは、かなり仕事が遅いことを意味するのかもしれません。

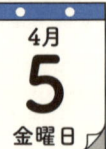

【7日目】

4月5日 金曜日

今日、はじめて木田病棟師長さんにお会いした。出張に行っていたとのことで、はじめてだった。とても優しそうな方だった。「頑張ってください」と優しいお言葉をいただいた。ほっとするな。女神のような優しい感じのする人だった。

今まで師長さんだと思っていた人は、石原さんと言って主任さんだった。はじめ、石原さんは正直、氷のような冷たい感じのする人だった。けど、実はSMAP中居君の大ファンらしいことがわかって、SMAPでキムタクじゃなくて中居君を推しているところが妙に親近感が持てて、それ以降、なにかと話をするようになっていた。

石原さんは、実は、氷ではなく、かき氷のブルーハワイ味のような人だ（みんなが好きなイチゴやメロンでないということ）。あれ、溶けてなくなっちゃうからこの表現はあまり良くないかな……。

看護師さんは全員で20名くらいいるそうだが、失礼ながら、どの人も同じ顔に見えてしまう。とにかく、押さえるべき人から押さえていこう。☞024

看護師さんに佐貫さんという人がいて、パッと見、普通の人なんだけど、この人、めちゃくちゃ怖い。

朝の包交（ガーゼ交換）のとき、手袋をしないで交換しようとしてめちゃくちゃ怒られた。そして、患者さんに当たっていたガーゼをなんとなく包交車に乗せたら、これまた怒られた。☞025

そのあと、ガーゼをゴミ箱に捨て

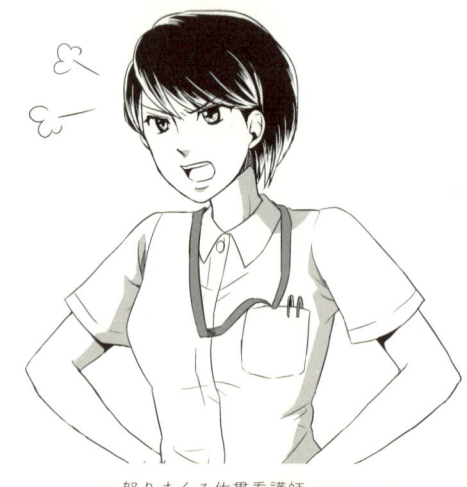

怒りまくる佐貫看護師

たら、違うところに捨てたみたいで、またまた怒られた。
　知らないのだから仕方ないのに。あんなに怒らなくてもいい気がするけどなあ。☞026
　少しむかついたけど、知らない自分が悪いのだし、喧嘩しても仕方ないので「すみません」と言って謝った。先輩だし。

　毎日、知らないことばかりで、少し焦るな。でも、いろいろ聞いて、一日でも早く役に立てるように頑張ろうと思う。☞027

　金曜日の今日は午前中、内痔核の手術が3件、午後は、本当は検査の日だったけど、検査が今週は入っていなかった。おかげで、午後は少しゆっくりできた。
　病棟で、池内先生を密着マークして、いろいろな仕事の仕方を教えてもらった。とにかく仕事量が膨大で、なにがなんだかまだわからない。けど、少しずつやっていこうと思う。なんだかんだで今週、終了。

024　えっ、主任さんって何？　看護師さんの構成はよくわからないな。師長さんが一番偉くて、次は誰？

025　ガーゼ交換のときは手袋をするのか。「包交車」って何だ？

026　ゴミ箱がいくつもあるの？　燃えるゴミと燃えないゴミだけじゃないの？　ガーゼはどこに捨てればいいんだ？

027　最初は何もわからないから大変だろうな。手取り足取り教えてもらえるわけではないんだな。ちょっと心配だ。でも、とにかく聞きまくるしかなさそうだな。

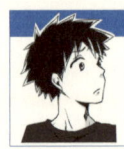

悟史の疑問 ◉024
看護師さんの仕事体制は？

　ここで、看護師さんについて少しお話します。病棟にはまず、<u>一番トップに病棟師長さんがいます</u>。文字どおり看護師の長で、病棟の運営、統括を行っています。師長さんは通常、事務的な運営をまとめており、患者さんを自分で担当して受け持つことはありません。緊急入院でベッドを用意してもらったり、<u>いろいろ無理なお願いをすることがあります</u>。<u>必ず押さえなければならない人物です</u>。

　その下に副師長、主任さんがいます。この方たちは、師長のサポートを行うほか、病棟の看護業務のトップとしての仕事をしています。病棟業務で困ったときには相談に乗ってくれますので仲良くしておきましょう。

　そのほか、混合病棟であったりすると病棟の患者さんを科ごとに分けてグループ化していることがあり、グループごとに担当の看護師も分けていることがあります。そのグループのトップが「リーダー」と呼ばれる看護師です。実力のある中堅クラスの看護師さんが日交代で務めています。その下に、数名の看護師さんが勤務しています。

　患者さん一人一人に担当の看護師さんがいて、その担当表は病棟に掲示してあります。主任、リーダー以外の看護師さんは、基本的には自分の担当以外の患者さんのことや、ましてや、違うグループの患者さんの情報は知らないと思っていた方がいいでしょう。その患者さんの担当でない看護師さんにその患者さんの情報を聞いたり、処置を頼んでもうまくいきません。
　<u>どの患者さんをどの看護師さんが担当しているかを知ることが非常に重要です</u>。はじめは看護師さんの名前もわかりませんから非常に苦労すると思いますが、早く覚えるようにしましょう。

悟史の疑問 ● 025
「包交」とは？ 「包交車」とは？

　手術後の患者さんのガーゼ交換のことを、包帯交換の略語で「包交」と言います。包交は、以前は、各病室に行って患者さんごとベッドサイドで行っていましたが、現在は処置室に包交が必要な患者さん全員を呼んで行うようになっている病院が多いです。各部屋でガーゼ交換を行うと、病室間で感染症を広げてしまう可能性があるからです。

　ガーゼは、創部や、身体の中の情報を得るために手術中に挿入したドレーンというチューブに当てられています。最近は、創部には大きな絆

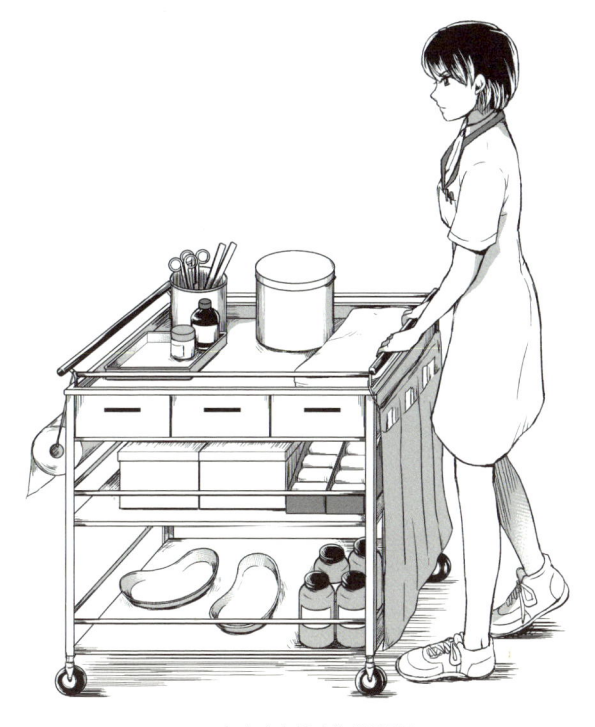

包交車を押す佐貫看護師

創膏のようなシールを貼り、ガーゼ自体を使う機会が少なくなってきています。

　現在でも、歩行困難な患者さんの場合など、病室に出向いて創部処置をすることがあります。そのときに持っていく処置車があり、それを通称「包交車」と言っています。包交車には、処置に必要なガーゼや消毒液、テープ、皮膚保護剤、セッシ（鑷子）、剪刀（せんとう）などが載っています。必要なものが載っているように、看護師さんなどが常にチェックしていて、足りないものがあれば適宜補充しています。それでも、補充できていないときもあるので、そのときは病棟の処置室などに置いてあるので、自分で物を取りに行かなければなりません。そのようなときのために、普段から物の置き場所は把握しておいた方がいいでしょう。

　ガーゼ交換の基本は、感染症の拡大を防ぐことです。処置する人は患者さんごとに手袋を着け替え、廃棄すべきものは患者さんごとにビニール袋に入れて廃棄するのが基本です。感染性が確認されている排液などを処置するときは特に注意が必要です。包交車にも廃棄用の大きなビニール袋がついていますが、感染性のあるものを処置した場合はそのまま感染性廃棄物専用ボックスに直接持って行って破棄する方がいいでしょう。包交車の上に無造作に置くのはもってのほかです。

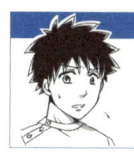

悟史の疑問 ● 026
病棟でゴミを捨てるときの注意点は？

　最近は家庭ゴミでも、可燃物、不燃物、ビン、缶類と分別するようになっていますが、医療界でも当然のことながらゴミの分別をしています。可燃物、不燃物、ビン、缶類のほかに、医療界特有のものとして"医療廃棄物"があります。患者さんの血液が付いたものや、浸出液が付いたもの、使い終わったシリンジや点滴のルートなどを医療廃棄物としてバイオハザードマークの付いた専用のボックスに捨てます。注射針や点滴針、メス、薬品のアンプルなどは専用のボックスに捨てます。血液が付いたガーゼなどを可燃物として捨ててはいけません。感染を引き起こすものだからです。

バイオハザードマーク

黄色	鋭利なもの（注射針など）
橙色	固形状のもの（血液が付着したガーゼなど）
赤色	液状または泥状のもの（血液など）

　逆に、紙屑などの普通のゴミを医療廃棄物として捨ててもいけません。いけないわけではないのですが、注意されます。なぜか。医療廃棄物はポリ容器、または段ボールひと箱でいくらというように廃棄するのにお金がかかります。それが、結構な値段になるので、普通のゴミをそこに捨てると注意されるのです。

　ゴミ箱がいくつも並んでいて、それぞれにゴミの種類が書いてありますので注意して廃棄してください。

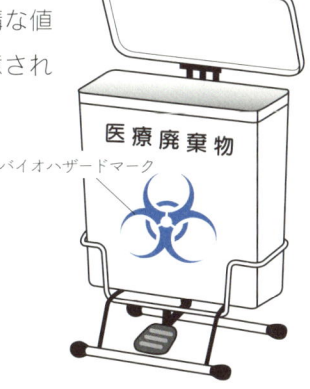

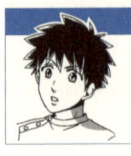

悟史の疑問 ◉027
研修医はわからないから怒られて当然。
知らないことは研修医の恥ではありません。

　怒られることを前向きに捉えていないと、怒られることに怯えてしまうという悪い状況に陥ってしまいます。そのため、わからないことを素直にわからないと言えない環境を自分で作ってしまうことがあるので、注意してください。

　研修医は知識、経験がないので聞くのが当たり前です。つまらないことから重要なことまで、なんでも疑問を周囲の人にぶつけられるのは研修医の特権です。医学部卒業から年を重ねて、卒後3～5年目くらいになるとだんだん周囲の人に、素直に疑問をぶつけることができなくなってきます。なぜなら、卒後年数が経っているのに「そんなことも知らないのか」と思われてしまうからです。聞けるうちにどんどん聞いておきましょう。

　周囲に疑問をぶつけられなくなると、それを自分で調べなければならなくなります。自分で調べるには時間もかかり、知識を得るのにかなりの労力を要します。耳学問が一番効率の良い勉強方法なのです。

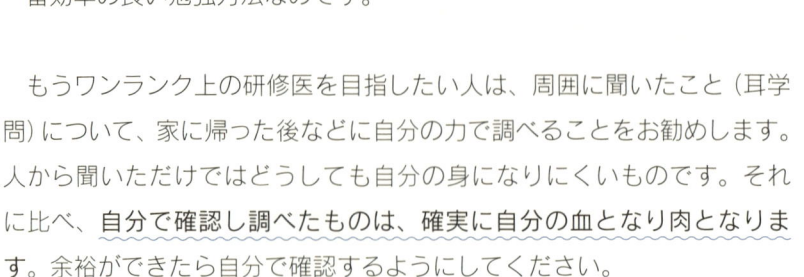

　もうワンランク上の研修医を目指したい人は、周囲に聞いたこと（耳学問）について、家に帰った後などに自分の力で調べることをお勧めします。人から聞いただけではどうしても自分の身になりにくいものです。それに比べ、自分で確認し調べたものは、確実に自分の血となり肉となります。余裕ができたら自分で確認するようにしてください。

　とにかく、聞くこと。「聞くは一時の恥、聞かぬは一生の恥」です。

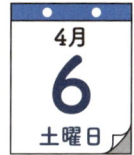

【8日目】

4月6日 土曜日

　医者になってはじめての週末。うちの病院では、土曜日は休みなので、なんだかゆったりしていた。☞028　回診も朝しかないし、若手の医師だけなので、自分のペースでできて楽しかった。

　回診して、病棟業務をしたら時間ができたので、少し外出してみた。駅まで歩いて行ってみた。一週間ぶりなのに、すごく久々に外に出た気がした。外の空気はとても気持ちが良かった。

　駅前のスーパーに寄って夕飯の食材を買ってきた。ビールと米とサラダなどなど。そして、そしてなんと、牛肉のステーキを買ってしまった‼　社会人は食べるものも高級なのです。まあ、680円だったけどね。

　ホットプレートがあるからそれで焼いて食べた。おいしかったぁ。良い気分転換になる土曜日だった。☞029

　夜は久しぶりにNHKのニュースを見た。学生時代には見たこともなかったけど、社会人たるものニュースくらいチェックしなければ。☞030

　と、くつろいでいたら、突然携帯が鳴った。病棟からだった。

　胃癌の手術をした山口さんの血圧が高いとの報告だった。どうしたらいいかわからなくて困っていたら、電話越しに看護師さんの不機嫌さが伝わってきた。それと同時に、「池内先生に聞きますのでいいです」と言って電話が切れてしまった。☞031

　とても悲しかった、情けなかった。悔しかった。何にも俺はできない。仕方ないとはいえ、少し落ち込んだ。

夜、布団に入っても気持ちが落ち着かなかった。山口さん大丈夫だろうか。高血圧で倒れていないだろうか。なにより、池内先生はどんな指示を出したのだろう。

気になり始めたら、眠れなくなってしまったので、病棟に行ってみた。夜の病棟は、昼とは違い静まり返っていて、ナースステーションには、ICU帰りの患者さんに付いている心電図モニターの音だけが響いていた。☞032

電子カルテを起動して、山口さんの血圧を見たら下がっていた。夜勤の看護師さんに聞いてみたら、そのまま様子を見ていてそのまま下がったそうだ。

なぜ下がったのかな。様子を見てもいいと判断した理由は何だろう。いろいろ疑問は浮かんだが、明日、池内先生に聞いてみよう。

とにかく、安心して帰って寝た。

	028	病院は日曜日だけでなく、土曜日も休みの場合もあるのか。土曜日もやってる気がしていたけど、どうなんだろう？
	029	土日は少し余裕があるようだな。疲れて家でずっと寝ちゃいそうだけど。気分転換にも、外出した方がいいのかな？
	030	社会人なんだから、確かに政治とか経済とか知らないといけないのかな？
	031	わからないとはいえ、悲しいな。親父も辛かっただろうな。いきなり携帯にかかってくるのか。いきなりだと考える時間もないし、どうすればいいんだろう？
	032	僕が親父の立場でも病棟に行くな。心配だもの。でも、電話のたびに行っていたら大変だな。

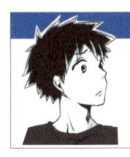

悟史の疑問 ● 028
休日の研修生活はどんな感じなのか？

　土曜日の研修生活に関しては、まず、勤務している病院の土曜日が通常業務をしているかどうかで内容が変わります。通常の外来までやっている病院では、平日と全く変わりのない生活です。午前中の外来だけ業務をしている病院では、午後は休み体制になっているところもあります。いずれにしても、翌日が日曜日で人員が手薄になるため、大きな手術や検査などは一般的には行いません。土曜日が休院の病院では、土曜日でも休日対応で、日曜日と同じ扱いになります。

　休日は、外来、検査、手術すべてやっていないので、かなりのんびりしています。一部の診療科では当番以外の医師は全く病棟に来る必要もない場合もあります。患者の回診が、朝一回だけになっていたり、なかったりします。上司によっては病院に来ません。研修医は病院に行かないわけにはいきませんが、かなりゆったりとした時間が送れて、土日のうちに次の週の仕事やサマリー書きをできるだけやっています。

　なるべく土日に、普段溜まっている仕事を早く片づけて、街に繰り出しましょう！　午前中で義務の仕事（duty）を終えて、午後からは気分転換のために羽を伸ばしに行きましょう。

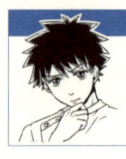

悟史の疑問 ● 029
外で買い物をする時間はあるのか？
気分転換は必要です。

　コンビニや24時間営業のスーパーがある現代では、平日でどんなに仕事で遅くなっても買い物に行くことは可能です。食品、日用品以外のものになると、なかなか深夜には買い物ができませんが、ネットで購入することもできますし、どんなに忙しい研修生活と言えども、休日の午後は比較的時間が取れます。

　時間ができたら、積極的に外出することをお勧めします。どうしても日頃の疲れから寝てしまう人も多いようですが、気分転換のため外出をしてみましょう。外に出ると世の中の動きを肌で感じられて、嬉しくなります。殺伐とした病棟では感じられない空気を目一杯吸い込んで、気分転換し、月曜日からまたリフレッシュして頑張りましょう。

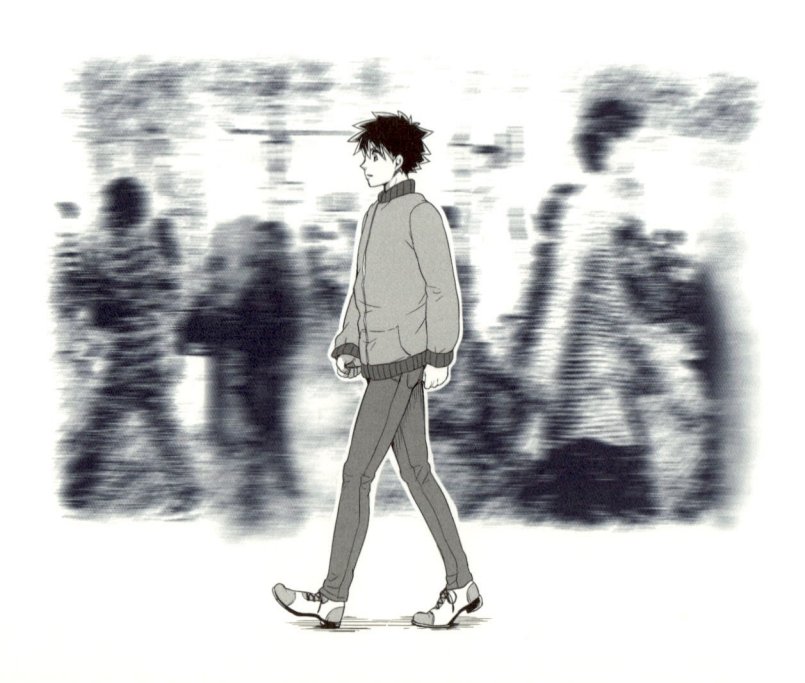

悟史の疑問 ● 030
社会人として社会情勢を知ることも必要です。

　研修医になると、どうしても忙しくなりますので、テレビを見る時間や新聞を読む時間はなくなります。病院と自宅の行き来だけになってしまい、世の中の動きに疎くなります。仕方のないことですが、余裕が出てきたら、政治や経済など世の中の動きにも興味を持ってください。

　医師は、どうしても医業だけになってしまい、社会的な常識がおろそかになってしまう方が多く見受けられます。「医者だから医学だけできればいいのだ」という小さな考えではいけません。もちろん本業の医学を頑張るのは当然ですが、医師である前に社会人である自覚も必要です。最低限の社会の動きや経済の流れ、世の中の動向は常識として知っている必要があります。

　医学だけの人間になってはいけません。バランスの良い人間、医師を目指してください。高校の同級生などほかの道に進んだ人と交流を持ったりするのも良いかもしれません。

　どうしても、医学の世界にいるとそれが中心になり、ともすると、世界は医学しかないのではないかと勘違いしてしまうことがあります。世界は、医学だけでなく広いのだということを常に頭に入れながら生活することが重要です。人間として器の大きな医師を目指してください。それが、患者さんへの対応などに影響し、引いては医師としての自分のためになるのです。

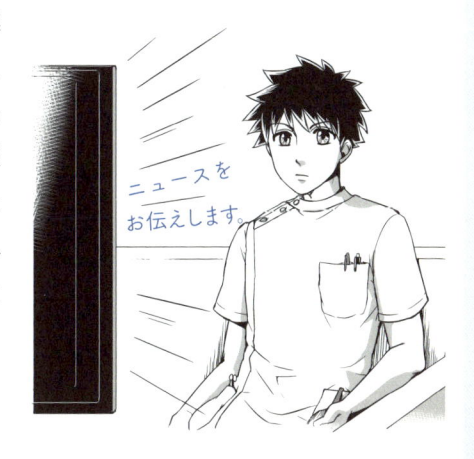

ニュースをお伝えします。

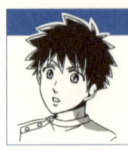

悟史の疑問 ◉031
外出中に病棟から自分で判断できない指示を求められたときはどうするのか？

　休日や勤務時間外に外出しているときに、病棟から電話がきて、患者さんの指示を求められたが、その判断が自分でできないとき、どのように対応すればいいのでしょうか。

　正解は「自分では判断できないので上級医に連絡し、また折り返し連絡します」と病棟には伝え、**自分で上級医に電話して指示を仰ぐ**ことです。そのときに、外部から上級医に連絡できるように、普段から上級医の連絡先は聞いて確認しておきましょう。また、上級医がどうしても手が離せない時間がある場合は、その時間帯も聞いておきましょう。大切なことです。

　看護師さんに、折り返し連絡する旨を伝えたら、「それならば、看護師の方から直接上級医に連絡します」と言われたらどうしますか。手間が省けラッキーだと思いますか。「お願いします」と言ってしまいますか。いいえ、だめです。超緊急時を除いては断りましょう。そのまま自分を通さずに上級医から病棟指示が出たとすると、もし同じことが起こった場合、自分の経験値は上がっていないので、どのような指示を出したらいいのかまた判断できないということになります。

　自分の経験値を上げる、勉強するという意味でも必ず自分から上級医に連絡し、自分の口で指示を病棟に伝えましょう。超緊急時にかかってきたときはどうするかって？　大丈夫、超緊急時には看護師さんは研修医と上級医に同時に電話をしていますから。

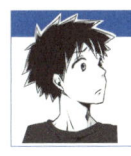

悟史の疑問 ● 032
病棟から電話があったら必ず患者を診察しに病棟へ行くべきか？

　外出時や帰宅時に電話があり、患者さんの病態を告げられたとき、その病態が問題ないと判断できなかったり、具体的な指示が出せなかったときは、できるならその日のうちに病棟へ行き、患者さんを診察することが望ましいでしょう。

　病棟からの電話は、「呼吸状態が少し変です」、「尿量が少なくて指示どおりにしましたが、まだ少ないです」、「ドレーンからの浸出が急になくなりました」など、重要なものであることが多いです。報告を受け、具体的な指示が出せず、不安な気持ちで「とりあえず様子をみてください」と伝えたときは、やはり自分の目で確認に行った方がいいでしょう。

　看護師さんは、自分の経験から、患者さんのこの病態、この病状は医師に報告をした方がいいと判断し報告していることが多く、<u>一番患者さんに近い人からの「何か変ですが」というメッセージは非常に的確であることが多いもの</u>です。必ず診察に行かなければならないわけではありませんが、できるだけ診察することをお勧めします。それを続けているうちに、緊急のコールと、それほど心配のないコールの違いがわかるようになっていきます。

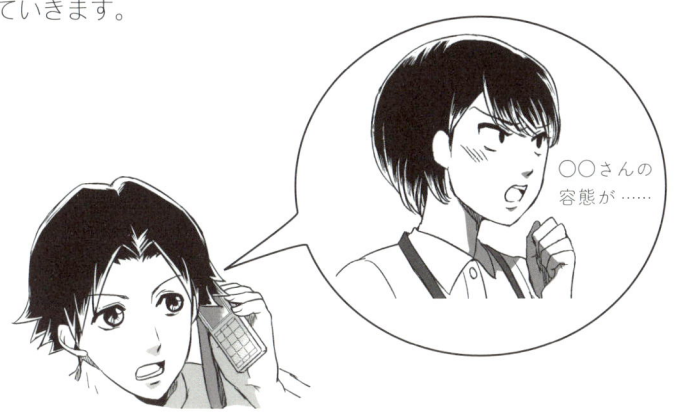

○○さんの容態が……

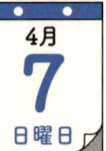

【9日目】

今日は日曜日。土曜日同様、ゆったりとした時間が流れた。昨日のことを池内先生に聞いたら、「大丈夫だと思ったからだよ」と、簡単な答えだった。

これが経験というものか。早く池内先生のようになりたいな。時間が空いたときに、池内先生に、どうしたら先生のような優秀な医師になれるか聞いてみた。

「僕なんかまだまだだよ」と言って答えてくれなかったけど、それでもあえて言うならと一言。

「とにかく走ったよ」☞033

なんのことかよくわからなかったが、とにかく面倒くさがらずに足を使って、いろいろなところへ行ったり、調べたりすることらしい。俺も池内先生のようになれるように、頑張って走ろう。

病棟業務が一段落したら、池内先生が「休みの日にできることはすべてやろう」と言っていくつかの仕事を教えてくれた。来週一週間分の患者さんの点滴指示、内服指示、来週入院予定の患者さんのチェックだ。

点滴指示や内服指示は締め切り時間があるそうで、それを過ぎてしまうと追加で出すのは面倒らしい。大きく病態が変わらない患者さんや、想像がつく人の点滴指示や内服指示を日曜日に出しておくと楽なのだそうだ。一人一人、指示を出して行った。☞034

それが終わると、来週入院予定の患者さんのチェック。☞035

入院予定表が電子カルテにあったので、それをメモしてそれぞれの患者さんの外来カルテをチェックした。

来週は、大腸癌の術前の人が1人と、胃癌の術前1人、胆石症の人1人、内痔核の人4人、化学療法の人2人、謎な人1人。結構いるな。

それぞれの患者さんの現症などをテンプレートに記入した。これで、

カンファレンスが楽になるらしい。
　入院前に出せる指示をできるだけ出しておいた。この作業を、休日にやっておくのが非常に重要だと池内先生。
　それが終わったら、サマリー書きをした。今週退院した患者さんのサマリーだ。これも研修医の仕事ということ。やること満載だ。☞036

　気づいたら夕方になっていた。日曜日なのに。昨日、外出しておいてよかった。今日は、また、病院とレジデントハウスの往復だけになってしまった。がっかり。
　夜に、ミーに久しぶりに電話した。ミーも大学で大変だと。でも上の先生がみんな大学の先輩で知っているから、みんな良くしてくれると言っていた。来週は時間が取れそうだから、東京まで出てきてくれると。楽しみだ～！　それを励みに来週一週間、頑張ろう。

033　「とにかく走る」ってどういう意味？　体力勝負だということ？　それなら僕も自信あるな。

034　確かに、時間のある休日に、できる仕事はやっておいた方がよさそうだな。具体的にはどんな仕事があるんだろう？

035　入院予定の患者さんもチェックすることができるのか。前もって入院患者さんのことを知っていた方が、心の余裕もできるね。でもどこに書いてあるんだろう？

036　サマリーって何だ？　これも研修医の仕事なのか。どうやって書くんだろう？

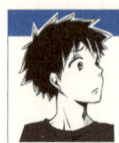

悟史の疑問 ◉ 033
「よく走ること」とはどのような意味か？

　優秀な専修医の先生に「どうしたら先生のように優秀な医者になれるのか？」と素直な質問をぶつけたことがあります。その先生の答えは、「よく走った」ということ。「とにかく走った」と。
　どういうことかと詳しく聞くと、「とにかく担当患者さんのところへ通った」と。それは、何かあったときにだけ患者さんのところに行ったのでなく、朝、昼、晩、時間があるときは患者さんを診察し、細かい変化を逃さないようにしたということでした。
　また、担当の患者さんが、検査室で検査をしていたら、なるべく足を運んで見学したり、担当以外の患者さんでも同じことをした。患者さんが急変し、緊急で画像をオーダーしたら、なるべく患者さんと共にCT、MRI室まで行き、検査結果をリアルタイムで見て、周囲の技師さんに聞いたり、それでも、その結果がわからなければ、放射線科の先生のところまで聞きに行った。病理の報告書の内容がわからなければ、病理室まで行って先生に顕微鏡で見て説明してもらったということでした。
　その先生曰く、「研修医は知識がない分、体を動かして、それを補わなければならなかった」と。その話を聞き、頭の下がる思いをし、自分のその後の研修生活を大きく変えた一言となりました。
　今は、電子カルテが普及し、以前より机の前で行う業務が多くなりましたが、やはり、基本は足を運び、いろいろなことを吸収するのが一番であると思います。上級医も知らない患者さんの情報を知っていて、「よく、そんなことまで知っているね」と言われたときは、心の中で静かにガッツポーズをしましょう。研修では足を使うことがポイントです。

悟史の疑問 ◉ 034
休日にやっておいた方がいい病棟業務は？

　病棟入院患者さんの点滴、投薬の指示には締め切りがあります。点滴指示は、通常、前日の夕方。内服指示は、定時処方（一週間常に飲む薬）は、決まった曜日が締め切りとして存在します。それぞれ、その締め切り時間を過ぎてからですと少し面倒な手続きになります。

　平日は、急変で忙しくなることもあるので、<u>大体のわかっている範囲の指示を休日に出しておく</u>のがいいかもしれません。病態が大きく変わらないで、常に同じメニューの点滴をしている人や、手術まで時間のある人の内服指示など、前もってできる仕事を、比較的時間の余裕がある休日のうちにできるだけ終わらせておくのも病棟業務をうまくやっていくコツです。

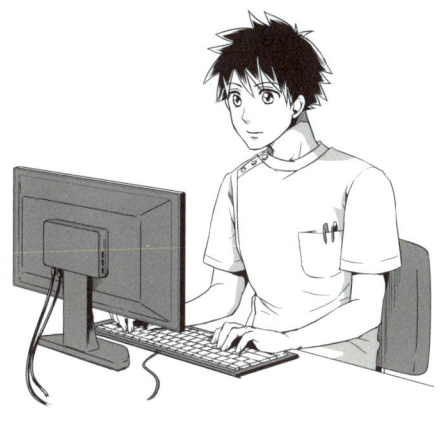

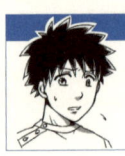

悟史の疑問 ● 035
入院予定患者表を探せ！

　その週に予定入院してくる人を前もって休日にチェックしておくことも、病棟業務を滞りなく行う上でとても大切なことです。少なくとも入院する前日にはチェックすることが必要です。当日にやろうと思っても、急変する患者さんがいたりしてできなくなることもあります。前もってできる仕事は、できるうちにやっておくことが重要です。

　入院予定患者さんのリストは電子カルテにあります。それを前もってチェックして、外来カルテから患者さんの現症や、検査データ、入院目的など詳細な情報を集めておきましょう。カンファレンスの準備や、入力可能な指示など前もってできるものはやっておきましょう。入院予定患者表は、プリントアウトして一部携帯しておくといいでしょう。ただし、個人情報なので、置き忘れたり、落としたりしないように気をつけてください。

> **悟史の疑問 ● 036**
> サマリーとは何か？
> 研修医が記載するものなのか？

　退院した患者さんに関するサマリーは、退院後すぐに書かなくてはいけません。サマリーには、入院中に行った治療内容を的確に記載する必要があります。形式は、その病院によって違いますが、病名、現病歴、既往歴、家族歴、生活習慣、入院経過、今後の予定などを記載します。患者さんの退院後、なるべく早く記載しましょう。次回の外来受診時までに終了していないと、前回入院時にどんな医療行為をして、今後の治療方針などが外来担当医師に伝わらなくなってしまいます。

　サマリーは研修医、専修医が書くことになっている科がほとんどです。電子カルテになりコピー＆ペーストが使えるようになったので、カンファレンスのときにテンプレートに記入した情報などをコピーすると楽に作成できるでしょう。

　今後の治療方針などがわからない場合は、適宜、上級医に質問して確認しましょう。

退院時サマリー

患者ID：	年　齢：	入院日：2014/07/07
患者氏名：	性　別：	退院日：2014/07/21
カナ氏名：	電　話：	
住　所：		
診療科：	主治医：	
病　棟：	担当医：	
病　室：	記載医：	

【入院時診断名】	胆石。
【退院時診断名】	胆石。
【入院までの経過】	〈主訴〉右季肋部痛。 〈現病歴〉既往歴のない50歳男性。2014/7/5に右季肋部痛が出現。○○医院を受診したところ、胆石と診断され、7/6に紹介受診となった。
【入院時現症】	〈入院時身体所見〉右下腹部に手術痕あり。 〈入院時検査所見〉GPT 80、他に特記すべき所見なし。
【既往歴・アレルギー】	〈既往歴〉40年前に虫垂炎OPE 〈アレルギー〉なし
【入院後臨床経過】	7/9手術。術後尿道カテーテル挿入による疼痛が強い以外は問題なし。経過良好にて、7/21退院。
【手術情報】	手術日：7/9 術　式：○○
【退院処方】	なし
【退院後予約情報】	再診予約・他科診外科外来共済　本
【転　帰】	軽快

サイン　Dr.

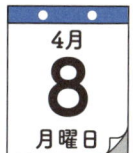

【10日目】

> 4月8日 月曜日

　今日の朝、ちょっとした事件が起こった。点滴に失敗した木月先生が患者さんから怒鳴られた。大腸癌の手術前の患者さんだったから、18Gの太い針で刺さなくちゃいけなかったみたいで、3回失敗したら、「いいかげんにしろ。俺は練習台じゃないんだぞ!!」と激しく怒鳴られたらしい。

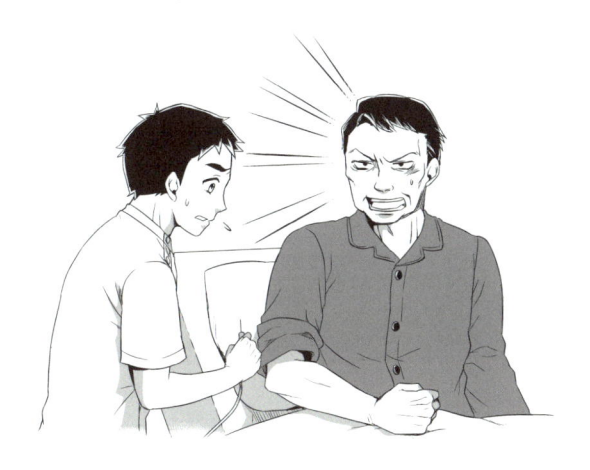

　結局、部長まで出てきてなんとか収まったみたいだけど。木月先生はそのあと少し落ち込んでいた。

　末梢の点滴ラインを確保するのは本当に難しい（☞巻末特集、p.301参照）。採血も難しいけど、点滴はもっと難しい。決して練習台ではないけど、患者さんにやりながら学んでいる感じだ。まだまだ全然入る気がしない。今日はたまたま木月先生が怒鳴られたけど、俺だっていつ怒鳴られるかわからない。
　一応、池内先生には「2回刺してだめだったら呼んで」と言われているけど、いつになったら自信をもってできるようになるのかな。☞037

「専修医になってもできない医者はいないでしょ。そのうちできるようになるから大丈夫だよ」って池内先生は言ってくれるけど。専修医じゃなくて、今すぐにうまくなりたい。

月曜日は、古木先生が外来なので、病棟に残された我々「子供たち」は、細かな病棟業務を中心に仕事をしていた。

今日は入院が2人。2人とも明日の手術の人だ。正確には、胆石症の佐藤さんは入院だけども、胃癌の勅使河原さんは内科からの転科だ。内科で検査入院していた患者さんだ。内科からの転科だと、術前の検査など全部やっていてくれて非常に楽ちん。

呼吸機能検査だけやってなかったみたいで、わざわざ消化器内科の関先生から電話が来た。丁寧な口調で良い感じの先生だった。お会いしたことはないけど、関先生は栃大（栃木大学医学部）出身なはずだ。あとで、ちゃんと挨拶しなくては。☞038

入院患者さんの指示出しをひととおり池内先生から教わった。本当にいろんなものを入力しなくてはならなくて、それを覚えるのが大変だ。
でもその前に、まず、電子カルテのどこにその画面があるのかわから

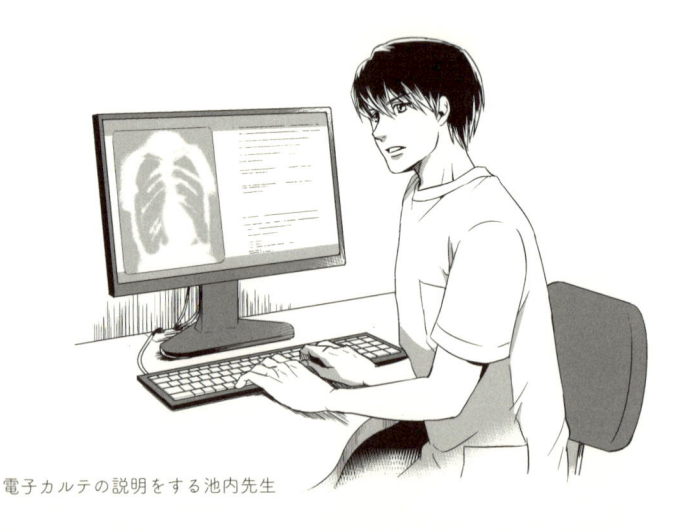

電子カルテの説明をする池内先生

ない。電子カルテになって便利になったみたいだけど、なんだかコンピューターに振り回されている気がした。☞039

　胆石症の佐藤さんは、高血圧と糖尿病があるので、他院からいろいろ薬を処方されていたみたいだ。薬を全部回収したけど、一包化されているものもあって、調べるのが大変だった。☞040
　病棟薬剤師さんと一緒に調べたので、そのおかげで病棟薬剤師さんと友達になれたので良かったな。胆石症の手術の前は、夕食以降は絶食になるので、食事指示も入れてみた。結構仕事したぞ。でも、絶食とか、絶飲食とか、内服のみ飲水可とか、紛らわしい言葉が一杯だ。☞041
　少しずつ覚えていこうと思う。

037　確かに患者さんも、何回も失敗されたら頭に来るよな。点滴とか、採血とか練習とかできないのかな？　うまくなるのに、なにかコツとかあるのかな？

038　他科の先生とも交流があるのか。いろんな先生がいるだろうけど、どうやって親しくなっていくのかな？

039　電子カルテなんて全くわからないや。手書きと何が違うのだろう。電子カルテを使っているときに注意することとかあるのかな？

040　入院中の薬の管理はどうなっているんだろう？　「一包化」って何？

041　絶食？　絶飲食？　内服のみ飲水可？　何が一体違うんだ？

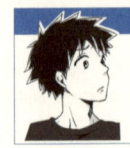

悟史の疑問 ● 037
点滴は何回までは失敗していいか？
上達のコツは？（☞ p.301）

　初期に研修医が行う医療行為の一つに、末梢点滴ライン確保、点滴があります。静脈採血のもう一つ上のランクの手技になります。採血より難しいので、ここでつまずく研修医も多々認められます。患者さんで血管がなかなかなくて、難しい人になると、何回やってもうまくいかず、泣きたくなります。でも、本当に泣きたいのはあなたではなく、患者さん本人なんです。そのことを忘れずに。

　経験に大きく左右される手技で、いろいろな患者さんをある程度経験しないと、なかなか上達しないものです。はじめからうまくいく人はいないので、失敗したときに必要以上に落ち込む必要はありませんが、一回一回何が悪かったのか、自分で検討することが必須です。ある程度やっていると、「これだ！」と思う瞬間がやってきます。ただ漫然とやっているだけではその瞬間はなかなかやっては来ませんよ。

　自分だけでは手に負えない手技をする場合、自分の中で、また指導医との相談で、何回までうまくいかなかったら代わってもらうか決めておいた方がいいでしょう。つい熱くなって、研修医が患者さんの左右の腕に10か所近くも針を刺して問題になったことがあります。

　難しい血管は、誰がやっても難しいものなので、難しいと判断したらすぐに「手を代える」勇気も必要です。ただ、すぐに代わってばかりいても上達しないので難しいところですが、問題は、手を代わってもらったときに上級医がどの血管にどのようにして入れるかを細かく見ておくことです。そしてわからなかったことがあったらすぐにその場で聞くことです。その繰り返しで、いつのまにかできるようになっています。

　どんなに自分はセンスがなくても嘆かないように。今まで末梢点滴ライン確保ができなかった研修医は一人もいませんので、必ずできるようになります。焦らず、頑張りましょう。

悟史の疑問 ● 038
他科の先生と友達になる方法。

　他科の先生と仲良くなることで、日常業務が円滑に進むようになることは周知のとおりです。全く接点のない他科の医師と交流を持つきっかけは、自分の担当患者さんが他科受診をするときが一番多いでしょう。そういう点でも、<u>他科依頼の手紙や、電話は失礼がないように気をつけたいです</u>。他科の先生に電話するときは、必ず相手の状況を聞き、今話をしても大丈夫であるかを確認してから話し出しましょう。返信の内容がよくわからなければ、直接話して受診結果を聞くことは一向に構いません。的外れな変な質問でなければ、熱心な研修医だと思い、丁寧に説明してくれるにちがいありません。

　そのほか、他科の先生とつながるきっかけになるのに、病院の中での同郷会があります。特に都会に出てきていると、出身大学が同じであることや同郷であることが強いつながりになることがあります。忙しい研修医生活であるとは思いますが、<u>同じ出身大学での会合などがあった場合、積極的に参加する</u>といいでしょう。意外なつながりが生まれ、その後の病院生活がより円滑になることもあります。

　各科ローテーションをすると、いろいろな医師に出会うことになるでしょう。時には、理不尽なことを言われたり、不条理なことを指示されたりすることがあるかもしれません。そのときは、上級医に相談して、むやみに自分ひとりで解決しようとしないことです。たとえ、自分が正しいと思っていても、病院内に敵を作ることは自分にとって得策では決してありません。自分が正しいと思っていても、周囲の意見は違うこともありますから、まずは信頼できる上司、同僚に相談してみてください。その上で、どうするかを判断しても遅くはありません。

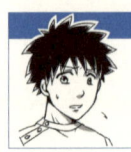

悟史の疑問 ◉ 039
電子カルテに振り回されないように。相手にしているのは、患者さんであって、コンピューターではない。

　電子カルテが普及し、かなり便利になり、研修医の業務は楽になったと言われています。確かに、サマリー記載などは、入院時に打ち込んだものがそのままサマリーに反映されて、無駄がなくなったとは思います。また、よく使う処置や、内服、点滴メニューをセット登録し、それを多用すれば非常に楽です。

　ただし、良いことばかりではありません。コンピューターをうまく使いこなせなければ、手書きのときよりももっと時間がかかり効率も悪くなります。若手の医師はそれぞれが電子カルテの裏ワザなどを持っています。それをなるべく早めに教えてもらい、うまく使いこなせるようになりましょう。

　電子カルテになったことで、検査結果も患者さんの血圧、脈拍などのバイタルサインもすべてを一度に閲覧できるようになり便利になりました。座ってコンピューターの前にいれば、欲しい情報はほとんど見ることができます。

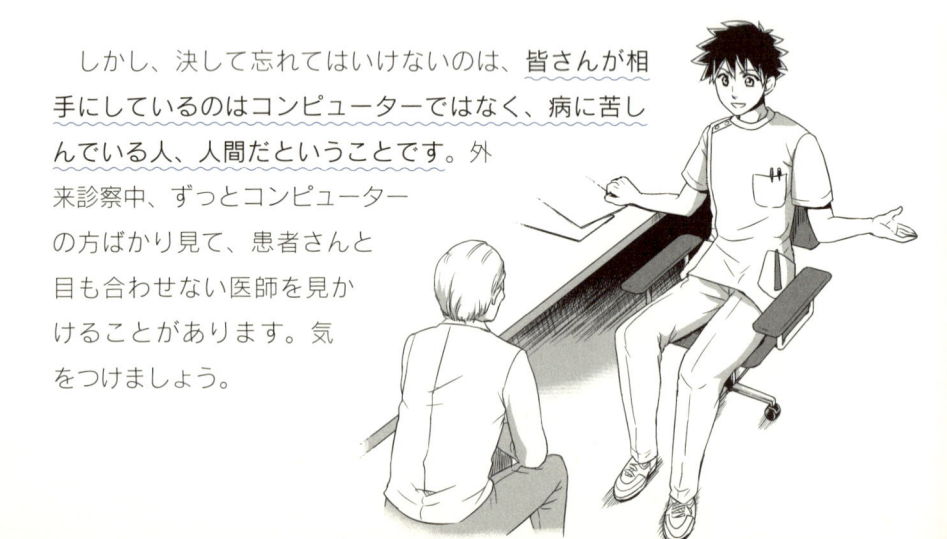

　しかし、決して忘れてはいけないのは、皆さんが相手にしているのはコンピューターではなく、病に苦しんでいる人、人間だということです。外来診察中、ずっとコンピューターの方ばかり見て、患者さんと目も合わせない医師を見かけることがあります。気をつけましょう。

悟史の疑問 ● 040
入院時持参薬はどうなるのか？　薬の「一包化」とは？

　患者さんが入院したときに確認しなければならないこととして、患者さんが常に飲んでいた薬があるかということがあります。持参薬と呼ばれるものです。他の病院で処方されたものや、自分の病院の外来で処方されたものなどさまざまです。その一つ一つを確認し、入院中も必要があれば内服を続けます。「一包化」と言って、服用時期が同じ薬や一回に何種類かの錠剤を服用する場合などにその薬を機械にかけて薬包紙にまとめて一袋にしているときなど、それぞれが何の薬であるかを調べるのに時間がかかります。薬剤師さんと相談しましょう。

　多くの病院は、入院後、持参薬を使わず、改めて入院してから処方することが多いです。他院で処方された持参薬を電子カルテ上に反映することが難しいことや、紛らわしくなり、間違いの元になるからというのが理由です。

　しかし、2012年の診療報酬制度の改定で、病棟薬剤業務実施加算の条件で「入院時に持参薬を確認し、内服計画を書面で医師等に提案すると共に、その写しを診療録に添付すること」が算定条件になったことや、DPC (Diagnosis Procedure Combination；診断群分類)の導入に伴い、入院医療費の定額支払い制度が導入される「診断群分類包括評価」に加わる病院が増加したことにより、持参薬を使用することが多くなってきています。

　DPCの場合、診療報酬の支払いが包括制であるため、新たに薬を処方することは病院側の負担となります。そのため患者「持参薬」がある場合、可能な限りそれを使用したいという考えは病院経営上の問題でもあるのです。

　持参薬を使用するか否かは別として、持参薬はすべて一度病院側で回収し、患者さんが勝手に内服しないように管理することになります。

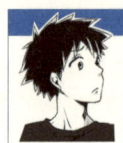

悟史の疑問 ◉ 041
絶食と絶飲食。内服のみ可とは？

　患者さんの病状によって、口から物を入れてはいけないときがあります。そのときに入れてはいけないものが、固形物だけなのか、水分もだめなのかによって、その言い方が変わります。

　食事を食べてはいけない状況を「絶食」、それに水分も口にしてはいけないものを「絶飲食」と呼んでいます。絶食でも水分は飲んで構わないときは「絶食、水分のみ可能」と表します。食事のほかに水分もあまりとってほしくはないけれども、薬を内服するときくらいの量であれば問題ないときは「絶飲食、内服時のみ飲水可能」などの指示を出します。透析患者さんなどで具体的に一日での総水分量の制限がある人には、「一日〇 mL まで」などと指示を出します。それぞれ、電子カルテ上に指示を出す場所があるので、その欄を見つけて的確な指示を出しましょう。

　患者さんにとって口から物をとれないということは、想像を絶する苦痛になります。絶食、絶飲食の指示が解除されたときは真っ先に指示を変更しましょう。決して忘れることのないように。患者さんに恨まれますよ。

【11日目】

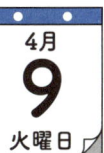

4月9日 火曜日

今日は手術日。手術のある日は、朝が忙しいので、少し早く病棟に行って、自分ひとりで患者さんを回診することにした。朝起きるのは大変だけど、チーム回診のときには、昨日の夜のことはある程度理解できている状態になっているので、より効率的に手術の入室まで働けたと思う。明日からも、早く来て「一人回診」することにした。☞042

チーム回診では、一人回診のお蔭もあって積極的になれた。患者さんへも自分から声をかけられるようになった。研修医だって患者さんから見たらひとりの医者なのだから甘えてなんかいられない。ガンガン行こうと思った。☞043

午前中に胃癌の手術、午後に胆石症の手術。胆石症は腹腔鏡を使うので、手術室での腹腔鏡の機械のセッティングなども学んだ。腹腔鏡は、傷が小さいので患者さんの負担も少なくて、退院も早くできるらしい。難しそうだったけど、患者さんに優しい手術だなと思った。早くやってみたいな。まずはイメージトレーニングを繰り返そう。

前から不思議に思っていたのだが、手術のときにトイレに行きたくなったらどうするんだろうか。

気になったので、池内先生に聞いてみた。「ははは」と爽やかに笑ったあと、「行きたくなることはあんまりないよ」とおっしゃっていた。実際のところはどうなんだろう。また、何かの機会に聞いてみよう。☞044

疲れて病棟に帰ってきたら、古木先生が「エッセン行こう！」と病棟にいらした。「エッセンって何じゃ？」と思いながら、池内先生の後を

> 山際先生、エッセン行こう！

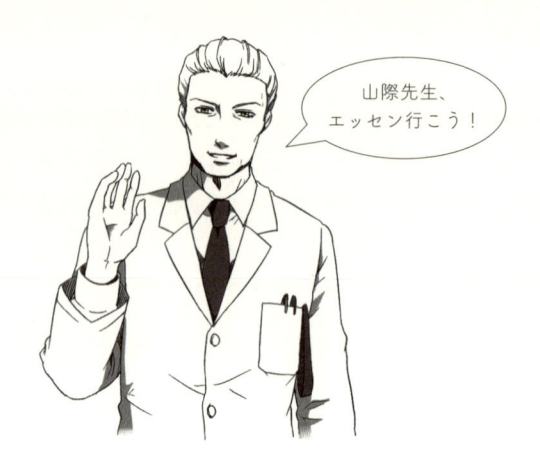

ついて行ったら社員食堂だった。エッセンとは「食堂」という意味か？
☞045

　すでに夕飯の時間でめちゃくちゃ腹が減っていたので、ただの「焼き魚定食」が、高級料理のようにうまかった。幸せとは身近にあるものだ。
　少しずつではあるが、毎日に余裕ができてきた。ミーはどうしているかな。会いたい。

042　ただでさえ研修医の朝は早そうなのに、その上、もっと早く行って、仕事するのか。大変だな。でも、それが研修医というものなのかな？

043　さすがは、親父だ。でも研修医で、そんなにでしゃばってしまっていいのかな？

044　確かに〜！　手術中はどうしているんだ？　病棟でもトイレに行きたくなったらどうするんだろうか？

045　エッセンって何？？　食堂のことなの？

> **悟史の疑問 ● 042**
> 朝、誰よりも早く患者さんの回診をしましょう。

　各科で、自分の受け持ち患者さんが振り分けられます。患者さんの数は、少ないと数人、多いときは数十人になります。その科によってまちまちです。振り分けられると、その患者さんの主治医になり、<u>退院まで責任をもってその患者さんの医療を行う</u>ことになります。

　研修医の場合、大抵は、上級医と共に患者さんの担当になるか、一人受け持ちであっても相談できる指導医が必ず一人つく形になります。外科などでは、数人の医師がグループで患者さんを受け持ち、研修医はそのグループの一番下に配属されます。

　当然ながら、受け持ち患者さんの病状はすべて把握する必要があり、研修医が一番患者さんのことを知っている必要があります。研修医は忙しいですが、上級医はもっと忙しく、病棟にいる時間は研修医が一番長いのです。できるだけ、患者さんのところに顔を出し、日々の変化を観察、診察しましょう。

　上級医と共に、また、<u>チームで毎日、多くは朝と夕方にラウンドといって受け持ち患者さんの診察を行います</u>。朝は、前の夜の出来事のチェックとその日の検査などの確認、夕方はその日の検査結果と一日の病状の確認などを行います。研修医はそのときに、患者さんの情報を確実に把握している必要があります。

　また、そのほかにも、自分で個人的にラウンドしてみましょう。朝のラウンドの前に、早く病棟に来て、温度板から病態を把握し、自分ひとりでラウンドしている研修医が多いです。皆さんもいろいろ工夫してみてください。

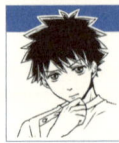

悟史の疑問 ◉ 043
チーム回診は研修医の腕の見せどころ。

　上級医との回診、チームでの回診、ラウンドは研修医の見せ場です。誰よりも患者さんのことを知っている研修医ですから、**自分が上級医に教えるんだくらいの気持ちで率先して前へ出ていきましょう。**そんな様子をみて、でしゃばっているなんて思う上級医は一人もいません。むしろ、やっと医師としての自覚が出てきたかと嬉しく思っているはずです。

　性格的になかなか率先して行動できない人もいると思います。大丈夫です。積極性とは何も、回診で一番前に出ることだけではありません。一つ一つの仕事に対し、積極的になれば、その姿は自分の気がつかないところで現れてくるものです。心配無用。例えるならば、売出し中の若手芸人のように遠慮なんていりませんので、「このチームは自分が動かしているんだ」ぐらいの気持ちで頑張りましょう。

　積極的になれば仕事は楽しくなります。楽しくなればしめたもの。楽しければ、新しいことの吸収も早くなりますし、勉強も苦にならなくなります。仕事は積極的に楽しくやりましょう。

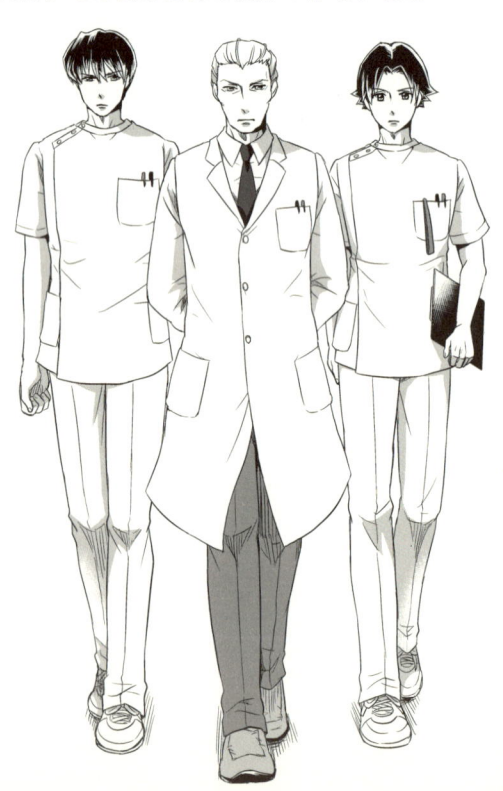

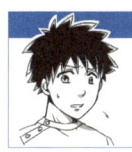

悟史の疑問 ◉ 044
手術中、病棟業務中にトイレに行きたくなったらどうするのか？

　素朴な疑問で、病棟業務中にトイレに行きたくなったらどうしますか。トイレに関しては、医師控室に併設して医師用トイレがあったり、看護師休憩室の近くに医療者用トイレがあるのでそれを利用しましょう。病棟に医療者用トイレが併設していない病院では、男性の場合、患者さん用トイレを利用しているのを見かけますが、あまりお勧めはできません。少し足を運んででも医療者用のトイレを利用しましょう。

　さて、手術中のトイレはどうしているのでしょうか。手術時間が5時間以上の長時間に及ぶことも決して珍しくありません。その場合、トイレには行けるのでしょうか。正解は行けません、というか行きたくなりません。なぜなのでしょうか。手術中は、結構、汗もかき、水分も取れないので体としては脱水傾向にあります。そのため、トイレにはあまり行きたくなりません。

　それでも、研修医の場合、あまり慣れていないこともあり、どうしてもトイレに行きたくなることもあるでしょう。お腹の調子が悪いときもあるでしょう。その場合、遠慮なくトイレに行きたい旨を術者に伝えてください。それで怒られることは決してありません。むしろ緊張した空気が和やかになることもあります。

　清潔手袋をはずし（通称、手を下す）トイレに行ってください。終わったらまた、自分で手洗いをして戻ってくればいいです。手袋が一枚無駄になるなんて考える必要はありません。むしろ我慢しながらそのまま居続けて、集中力が欠ける方がよっぽど良くないですよ。

悟史の疑問 ● 045
「エッセン」とはどのような意味なのか？

　エッセンとは、ドイツ語の"essen（食べる）"から転じて、医師の間では「食事」のことを表します（☞p.238参照）。

　例えば昼時に「エッセン行こう」と言えば、「お昼食べに行こう」という意味になります。絶食の患者さんがいる中で、「ご飯行こう」と大きな声で言えないときなど、非常に便利です。上級医から、「エッセン行こう」と誘われたら元気について行きましょう。誘ってもらえず、お腹がすいたら、「エッセン行きませんか？」などと使ってみてください。

　昼食は、通常は上級医師、同僚と院内の職員食堂に食べに行きます。まれに、上級医が外来などで昼食を食べる時間が取れないときなどは、自分ひとりで食べることになります。一人でとなると、どうしても取るタイミングが難しくなりますが、積極的に院内の売店やコンビニなどへ行き食事をしましょう。昼を抜いて頑張るのが、「研修医としてカッコイイ」などと馬鹿な考えは決してしないように。腹が減っては戦はできません。

　もし、どうしても売店などに行く時間がない場合に備え、ポケットに飴やスニッカーズなどの携帯食を持ち歩いているのもいいでしょう。外科をローテーション中は、手術が終わるまで食事ができませんので、昼食が夕方になってしまうこともあります。そんなときでも飴などがあると便利です。手術中には舐められませんが、終わってすぐに舐めれば血糖値が上がり、楽になります。

　手術が終わった後、上級医が、すぐにコンビニでおにぎりやサンドイッチをグループ分買ってきてくれることも多いですね。とにかく、研修中はなんとかして、毎日しっかりとした食事をとることを目指してください。

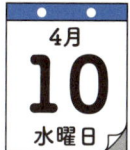

【12日目】

4月10日 水曜日

　今日は、少し落ち込むことがあった。検査中心の日なので比較的ゆったりとして病棟業務をしていた。昼に急に、古木先生が病棟に来て、「昨日の勅使河原さんのハーベー（ヘモグロビン）はいくつだった？」と聞かれた。

　実は勅使河原さんは術前に病変から出血していて、もともと貧血だったのだ。輸血をしてから手術をしようか迷うような値で、結局輸血せずに手術を行った。術中出血量はあまりなかったので大丈夫だとは思ったが、今日のヘモグロビン値が重要でそれを古木先生は聞きたかったのだ。そんなことを理解せずに、わからなかったから適当に「14です」と答えてしまった。実は今日のヘモグロビン値は「7.5」で、脇にいた池内先生に即座に訂正された。

　そのあと、輸血をするかどうかの話し合いがあり、古木先生に静かな口調で注意された。「嘘をつくな。わからないならわからないと言え。いい加減に答えるなら、答えない方がよっぽどいい」

　至極まっとうな意見、忠告であったので、余計に落ち込んだ。自分は患者さんの命を預かっているんだという気持ちを、常に持っていないといけないと思った。046

　落ち込んでいると、私服の木月先生が、「ありがとうございました～」と言って病棟に入ってきた。「どうしたの？」と聞くと、「銀行に行ってきた」とのこと。確かに、銀行は昼しか開いてないし仕方ないけど、あ

まりにも俺との温度差を感じた。☞047

　点滴も失敗したし、採血もうまくいかなかった。俺ってセンスないのかな。俺なんかが、点滴したら患者さんがかわいそうだと思って萎縮してしまう。俺らしくないし、こんなことではダメだとはわかっているのだけれど、なんか、少しだけブルーになる一日だった。☞048

　おっと、ひとつだけ良いことがあった。午後に皮下埋没型中心静脈ポートを手術室で、池内先生と二人で挿入していたときに、2例目を少しやらせてもらえた！！
　なんでも1例目をしっかり見ていたから、やらせてくれたらしい。☞049　嬉しかった。もちろんまだまだ自分ひとりではできないけど、小さな一歩だけど、前進した気がした。いろいろあった一日だった。

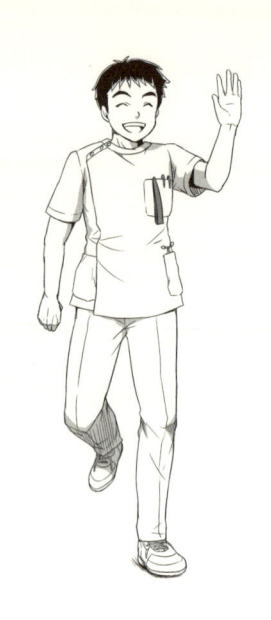

	046	確かにそうだ。医師は患者さんの命を預かっている職業なのだ。曖昧なことはいけないということなのかな？
	047	木月先生、いい味出してるな。どうしても昼間に外に出なくてはならないこともあるよね。その場合どうするんだろう？
	048	採血とか、点滴とか、最初からうまくいかないとわかっていても、失敗が続くとさすがにめげそうだな。そんなとき、どうすればいいんだろう？
	049	手技とか、検査とか、いろいろ早くやらせてもらいたいな。自信にもなるし。どうすれば、早くやらせてもらえるんだろう？

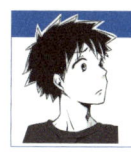

悟史の疑問 ◉046
わからないことは「わからない」とはっきり言う。嘘が一番良くない。

　わからないことを聞かれたときに、いい加減に答えないというのも非常に重要なことです。よく考えてみると当たり前のことですが、わからないことをわからないとはっきり言う勇気がなく、うやむやにしているのが一番悪く、信頼も失うことになります。

　例えば、「受け持ち患者の〇〇さんの今日のWBC（白血球）は？」と急に聞かれた場合、とっさに思いつかなければ、それは、「すみません、今わかりません」と答えるべきです。

　この何気ない上級医と研修医の会話ですが、たくさんの意味が込められています。
　上級医としては、受け持ち患者さんのその日のデータを隅々まで覚え

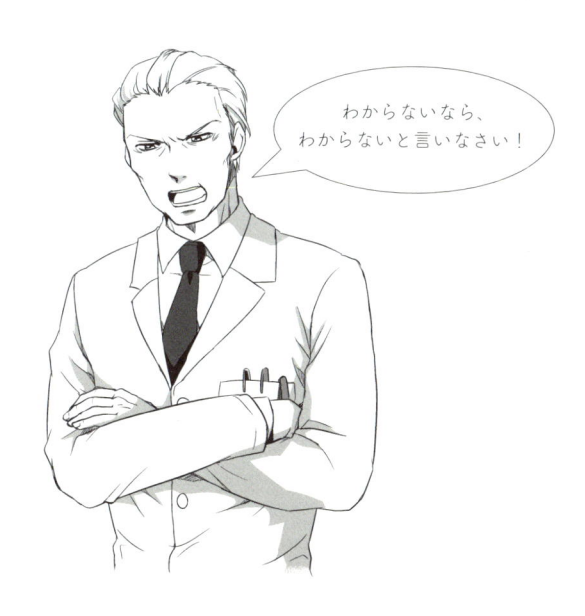

> わからないなら、わからないと言いなさい！

ておけとは、さすがに思っていません。その日の多くのデータの中で、「この〇〇さんのWBCの値は、その値によりその後の治療方針が決定したりする、その日に採血で得た中で一番重要なデータで、知っていなければいけないのだよ」ということを伝えたいという気持ちで質問しています。上級医としては、〇〇さんのWBCのデータの重要性を研修医が理解しているか、覚えていないにしても、どこかにメモしているかなどを確認しているのです。

　研修のはじめの頃は、とにかく、採血ひとつにしても、なぜその検査をその日に行うのか理由がわかりません。上級医としてはそのデータを質問することで、データの重要性に気づいてほしいと思っているのです。

　また、知らなかった場合、それをうやむやにしないかどうかも判断しています。上級医は、実はそのデータをすでに知っていて（重要なデータなので知らないはずはないのです）、研修医がいい加減に答えないかを試しています。もし、このとき、いい加減な適当な値を研修医が言った場合、その研修医の評価が決まり、その後、その研修医の言っていることの信頼性はゼロになります。

　もちろん知っているのが一番良いのですが、知らないことをはっきり「知りません」と言う勇気も大切です。知らなかったことを反省し、次に生かせばいいのです。いい加減に対応していると、いつまで経ってもいい加減なことしかできない医師になってしまいます。

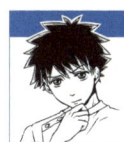

悟史の疑問 ● 047
研修中、平日の昼間にどうしても院外に出たいときはどうするのか？

　研修のために引っ越しをしてきた場合など、なにかと銀行や役所に行かなければならないことがあると思います。できれば、研修の始まる少し前に引っ越しを終了し、事務手続きも研修開始前に終わらせておくのが理想です。しかし、仕事が始まらないとできない手続きもあるかもしれません。

　銀行や役所は昼間の時間しかやっていなくて困ることもあるでしょう。そんなときは、正直に上級医に相談してみましょう。おそらく、みんな同じように困った経験があり、快く勤務時間内でも手続きをできる時間をくれるでしょう。何事も相談です。

悟史の疑問 ● 048

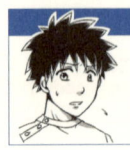

手技に悩んだとき、自分はうまいのだと暗示にかけることも時には必要です。

　点滴、採血などで失敗が続くとさすがにめげることがあります。失敗して何度も刺してしまうと患者さんがかわいそうだと思うこともあるでしょう。でも、採血で痛い思いをして患者さんがかわいそうなのではありません。失敗することがかわいそうなのです。深く考えすぎて、自分はセンスがないんじゃないかと悩む人もいるでしょう。でも、大丈夫、悩むことはありません。はじめからできる人は一人もいないのですから。

　誰しもが、多かれ少なかれ、このような経験をし、手技の技術を自分のものにしていっているのです。あまり悩みすぎないこともアドバイスとして挙げておきます。楽天的すぎるのもよくありませんが、考えすぎるのもいけません。時には、「自分はできるんだ、センスがあるんだ」と暗示をかけて行うことも大切なことです。

　心優しい人が、自分がやると失敗するので申し訳ないと自分を責めすぎて、かえってそれで萎縮し、だめになっているのをたまに見かけます。自分なんかに点滴をされて患者さんがかわいそうだなどと勘違いしている人がいますが、患者さんにとってかわいそうなのは、失敗することです。「自分はできる」と暗示をかけ、思い切って施行すると案外うまくいくことがありますので、時には暗示も必要です。

悟史の疑問 ◉049
早く検査や手技をやらせてもらうためには、どうするのが一番か？

　研修医の方たちは、早く検査や手技を身につけて一人前の医師になりたいと誰しも思っているでしょう。そのため、「どうしたら検査や手技を早くやらせてくれますか」と質問されることがよくあります。また、質問をせずに、陰で「あの先生は何もやらせてくれない」と愚痴を言っているのを聞くこともあります。検査や手技を早く経験させてもらう方法は何でしょうか。

　答えは簡単です。あなたが上級医になったときを想像すればいいのです。自分の患者さんに行う検査や手技を、研修医に経験させてあげようと思ったとき、どのようなことを考えますか。おそらくは、まず、研修医がその検査や治療方法を完璧に理解していないとやらせないと思います。理解しているかの判断はどこでしますか。研修医がその検査、手技を見たことがあるかは最低条件として、そのアシストを完璧にできているかなどを判断材料にしていることが多いです。まず、自分でその検査、手技を勉強すること、そして見ること、疑問に思ったことがあったら聞くこと、触ることです。

　検査、手技の準備をひとりですることをお勧めします。<u>準備が完璧にできる人は、その検査、手技を理解しているということにもなるから</u>です。自分の頭の中で検査、手技の過程をイメージし、準備をすることにより、手順を確実に身につけることができるからです。IVH（中心静脈栄養）のカテーテル挿入を経験したいと思ったら「準備をやらせてください」と言って何度かやってみるといいと思います。そうすることで、必要なものがわかってきて、トラブルがあったときはどうするかまでイメージできるようになるのです。そのような努力はきっと上級医に伝わり、い

つしか、チャンスは巡ってくるでしょう。口を開けて待っているだけではだめです。

　もう一つ大切なこと、「見る」という行為について。上級医がやっているのをはじめは脇で見ていることになりますが、そのときに、次は自分ひとりでやるかもしれないと思いながら見ていると、「見る」ということが、充実したものになります。
　昔はよく、「手技は2回目は自分ひとりでやらされることがあるかもしれない。そのとき、最低限のことができないと、もうしばらくそのチャンスは巡ってこないと思え」と厳しいことを言われていましたが、そのくらいの高い意識で他人がやっていることを「見る」ことが必要なのです。
　あなたが行っていることが「見る」ではなく、「見学」であったならば、いつまで経ってもあなたにチャンスが来ることはないでしょう。

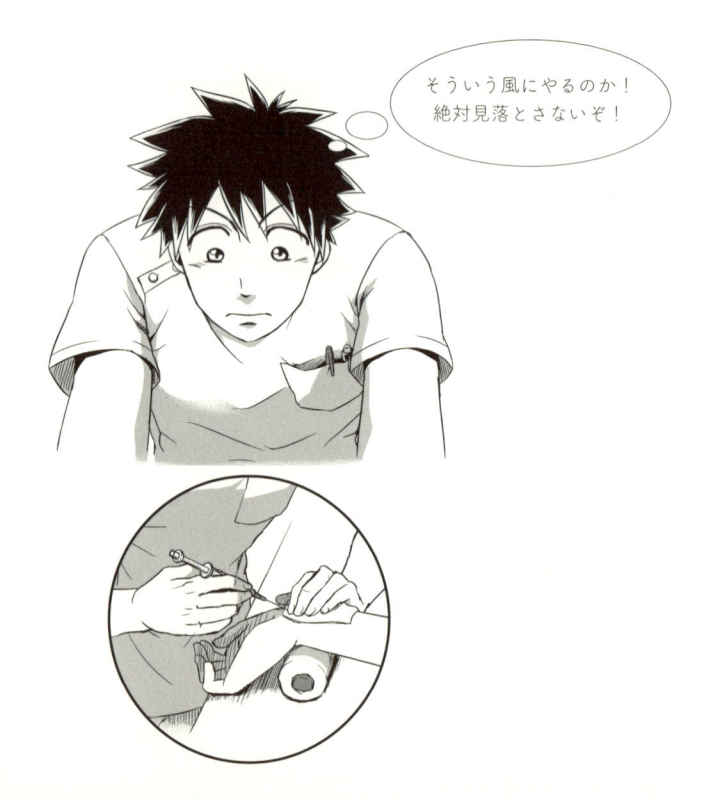

そういう風にやるのか！
絶対見落とさないぞ！

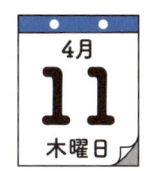

【13日目】

4月11日 木曜日

　相変わらず、病棟では、看護師さんに怒られてばかりだ。点滴が終わったあとのゴミをそのまま放置してしまったこととか、怒られて当然のことが多いけどね。でも、わからないことを、「なんでそんなことも知らないの」と言われて怒られるときは、少しむかつく。
　実際の現場でのことは学校では教えてくれなかったことばかりだ。もう少し、大学でも教えてくれればいいのにと思う。
　しかし、看護師さんに露骨に嫌な顔されたりするとさすがに、なんかへこむな。指示をお願いしても、冷たい人もいるし。「この雑用をするのは、研修医だから当たり前でしょ」なんて言われることは日常茶飯事だ。
　「研修医は、小間使いじゃないぞ〜！」って思うときもあるけど、じっと我慢。明るく「はい、わかりました〜」なんて言っている。大人の俺。
☞050

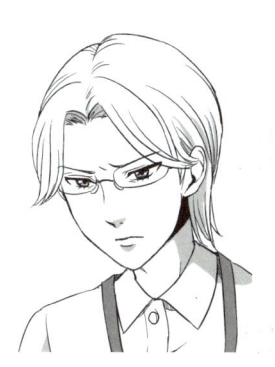

石原主任

　少し余裕が出てきて、周りがようやく見えるようになってきたためか、病棟のいろいろな新しいことに気づいた。車いすやストレッチャー、点滴スタンドは奥の個室の前に置いてあることや、患者さんのシーツやタオルは処置室の棚にあること、針やシリンジ、セッシ（鑷子）やはさみの場所もわかるようになった。ガーゼやテープ類も。
　見てみると病棟にはかなり多くの物品が置いてあることがわかった。どこに何が置いてあるかを把握しておくのは大切だな。☞051

　ふらふら病棟内を散策していたら白衣の色が違う看護師さんに出会った。タオルを運んだりして大変そうだったけど声をかけてみると、

"看護助手"という職業の人だった。☞052

　リボンをつけたかわいい制服を着ている女の人が、ナースステーションの入り口付近にいることにも気がついた。病棟クラークさんらしい。研修医の事務的業務も頼むとやってくれることがあるみたいだ。

　木月先生は、もうすっかり仲良くなって、楽しそうにおしゃべりしていた。さすがや。☞053

　医師と看護師だけではなくて、多くの人が患者さんに関わっていることがわかった。また、このような人たちに支えられて診療ができていることも忘れないようにしようと思った。

	050	やはり、看護師さんは厳しい人が多いのかな？　ちょっと心配だな。看護師さんとうまくやる方法とかないのかな？
	051	病棟にはいろんなものが置いてあるんだな。その場所を知っているのも研修医として重要なのか。でも、どうやって調べるんだろう？
	052	看護助手さんとは？　何をする人なのかな？
	053	病棟クラーク？　クラークって何？　どんな意味なの？

悟史の疑問 ◉ 050
研修医と看護師さんとの関係は？

　研修のまずはじめに人間関係で悩むとしたら、それはおそらく看護師さんとの関係でしょう。研修カリキュラムがしっかりしてきた現在では、上級医は、研修医には丁寧である施設がほとんどでしょう。なかには研修医をお客さん扱いするところもあるくらいです。ここで、「研修医は看護師さんとの人間関係に悩むでしょう」などと書くと、「看護師さんは、厳しくて、怖くて、いじめられるのでは」と思いがちですが、そうではありません。

　看護師さんたちも基本的には、研修医に対し、丁寧で優しい方たちです。ただ、看護師さんのカリキュラムの中には、新人の看護師さんの教育は入っていますが、研修医の教育は入っていないのです。

　そして、当たり前のことですが、看護師さんの仕事は、患者さんに良い医療を受けてもらい、早く元気になってもらうこと、そのお手伝いをすることなのです。そのため、研修医が妨げになるようなことがあれば、厳しくならざるを得ないのです。何もできない研修医は、はじめのうちはどうしてもその妨げになってしまうことがあります。

　しかし、毎年、研修医をみている看護師さんはそんなことはわかっています。問題は、研修医も必死に患者さんを良くしようと思っているかということです。そのように思って

木田病棟師長

いないことを、看護師さんは"妨げ"だと感じるわけです。気に入られようと、看護師さんに口先だけでご機嫌をとる必要など全くありません。ただ、全力で患者さんの病気を良くしようと思って行動していれば、きっとわかってくれるはずです。

　ある日、物静かな研修1年目の先生が、突然、病棟師長さんに「看護師さんにやってくれと言われましたが、こんなことは医師の仕事でないと思います。看護師さんがやってください」と、病棟で言っている事件に出くわしました。その場はなんとかおさめて、あとでその研修医に詳しく話を聞くと、確かに研修医の言うことにも一理あり、病棟師長さんに上級医から進言したことがありました。しかし、このような解決法はあまりお勧めしません。

　とにかく、コメディカル関連で困ったことがあった場合、上級医に相談してください。自分が正しいと思っていても、物事の一部しか見えていないこともあるので、経験豊富な上級医への相談が第一です。

悟史の疑問 ◉051
病棟での物の置き場所を知れ。

　病棟業務を円滑に進めるためには、病棟の物の置き場所を知ることが肝腎です。病棟ごとに、車いすやストレッチャー、点滴スタンドの置いてある場所は決まっています。タオルや、シーツ、横(よこ)シーツなどの棚も決まっています。

相談室	病室	病室	病室	デイルーム	EV	機械室	病室	病室
					EV			
リネン庫		浴　室		配膳室	ナース	男子トイレ	汚物室
器材倉庫		洗髪室			ステーション	女子トイレ	
病室	病室	病室	病室	病室	処置室	病室	病室	相談室

　研修医は「車いす持ってきて」、「タオル持ってきて」など、よく考えると、医者の仕事じゃないなと思うこともやらなければならないことがありますが、その場合など<u>物の置き場所を把握していると非常にきびきびと動くことができます</u>。最初は何となく役に立っているなと実感するだけでも嬉しくなり、小さな自信になったりします。針やシリンジ、輸液ライン、輸液ポンプ、シリンジポンプ、セッシ、はさみの位置などもわかるようになってくれば一人前です。

　<u>時間があるときに自分で探検してみる</u>のもいいですし、看護助手さんなどがいたら積極的に話しかけ教えてもらうのもいいかもしれません。残念ながら、どの病院でも、置いてある場所のリストや地図などは見たことはありません。自分の足で調べるしかありませんね。

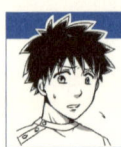

悟史の疑問 ● 052
看護助手さんとはどんな人？

　病棟には看護助手さんがいることもあります。通常、看護師とは色が違うか、見分けがつく白衣を身に着けています。業務の内容は病院・部署にもよりますが、入院患者さんの配膳、補助が必要ならば食べさせたり、不自由な人には食器を片付けたり、シーツ交換や身の回りのことを何でもしてくれます。そのほか、包帯や消毒綿など、薬外の医薬品の準備・消毒、手術室担当なら血の付いた手術着を洗い、新しい物の準備などをしてくれています。おむつ交換や汚物処理もしてくれたりします。非常に体力的にもきつい仕事です。

　研修医はあまり接点がありませんが、このようにたくさんの人たちが一人の患者さんに関わっていることを忘れてはいけません。決して、医師が一人で患者さんの治療をしているのではなく、多くの人たちが皆で、協力しながら治療しているのです。

悟史の疑問 ● 053
病棟クラークさんとはどんな人？

　病院によっては、白衣を着ていない事務の制服を着ている人が、入り口付近に座っているのに気づくでしょう。その方は、医療クラークさんです。医療クラークとは、医師が行う事務作業を補助するスタッフのことで、「医師事務作業補助者」が正式名称です。通称、医療クラークや病棟クラーク、メディカルアシスタント、メディカルクラークと呼ばれています。

　病棟クラークさんは、病棟のナースステーション内にて事務処理を行っています。具体的な業務内容は電話応対、カルテ管理・整理、検査データ処理、フィルム管理、診断書など文書類の授受や確認、入院案内、患者さんやその家族対応、医師や看護師のサポートなどです。

　ここまで書くとお気づきの方も多いと思いますが、そうです！　この病棟クラークさんを上手に使うことが、研修医の雑用を少なくするポイントなのです。病棟クラークさんがやってくれる業務内容は病院ごとに違うこともあるので、何をどこまでやってくれるのかを早めに判断し、なるべくやってもらえることは頼みましょう。

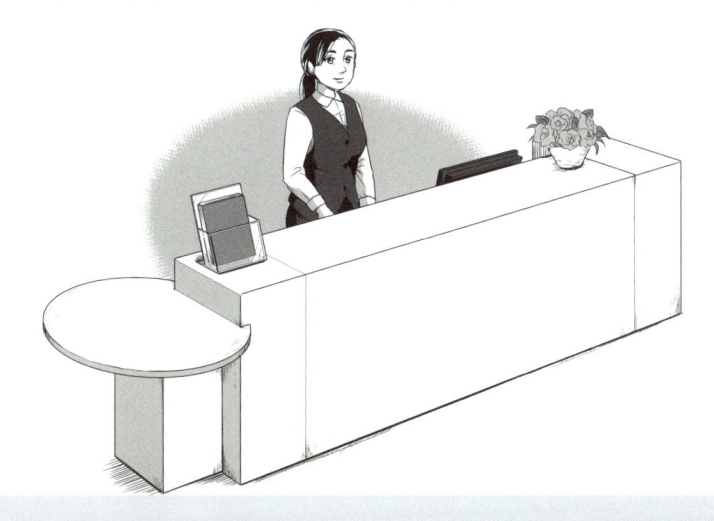

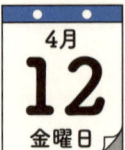

【14日目】

4月12日 金曜日

　朝、廊下で循環器内科をローテートしている大村先生に会った。最初の研修以来で久しぶりだった。少し疲れている顔をしていたので「大変なの？」と聞いてみると、受け持ちの患者さんがICUに入っていて、レジ（レジデントハウス）には帰っていないとのことだった。ほとんど寝ていないらしかった。

　他人事ではないけれど、大変そうで、心配してしまった。俺は忙しいけど寝る時間がないほどではないな。みんな頑張っているな。俺も頑張らねば。☞054

　今日は怒涛のヘモオペ（内痔核の手術）4連発。指示出しなどはクリティカルパスなので、ボタンひとつで終わって楽なのだが、4人連続で、点滴のラインを確保しなければならないのだ。☞055

　かなりしんどかった。でもヘモの人は若い男の人が多いので血管も立派で入れやすかった。なんと4連続成功!!　センスあるかもと数日前の自分は棚に上げ……。

　オペはスーパー外科医古木先生。執刀によりパンパンパンパンと終わってしまった。カッコイイ……。早く俺もあんな外科医になりたいな。

　午後、木月先生のBチームが透視室でイレウス（腸閉塞）の人にイレウス管を入れるという情報をゲットしたので見に行ってみた。☞056

　行ったら「暇なら手伝え」と涌井先生に言われて、結局みっちりお手伝いもした。はじめてだったので新鮮でとても勉強になった。

　激しく蛇行する拡張した小腸の中をイレウス管がサーフィンするように進んで行った。拡張した小腸の内容液を吸っているときは「いいことしてるな〜」と嬉しかった。

予定していたところまで無事に行けたみたいで、みんな満足そうな顔をしていたな。これで患者さんが良くなれば嬉しい。医者は本当にやりがいのある職業だ。

病棟に帰ろうとしたら涌井先生に、「お前、バッジしてなくて、ダメじゃないか！」と怒られた。

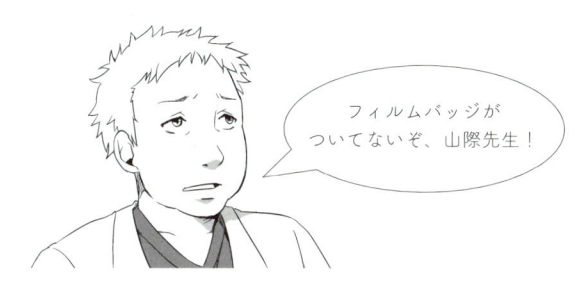

> フィルムバッジがついてないぞ、山際先生！

「バッジ？？？」という顔をしていたら、説明してくれた。

医師は全員、その月に被曝した放射線量を測定するために、被曝量測定バッジ（フィルムバッジ）を付けなければならないとのこと。透視など放射線を浴びるときには必ず装着しなければならないと。「外来にあるから取ってこい」と言われ慌てて取ってきた。

本当にわからないことばかりの毎日だ。☞057

---

054 研修医は忙しいから、寝る時間もないのかな？　僕は体力的には自信あるけど？　奈津とか女の子は大丈夫なのかな？

055 クリティカルパスって何だ？　「ボタンひとつで終わる」とはどういう意味だ？

056 他のチームの関係ない患者さんの検査とかも参加していいのかな？　なるべくいろんな経験をしたいしね。さすがは親父だ。

057 フィルムバッジって何？　病院で被曝することなんてあるの？　被曝するのはどんなときなんだろう？

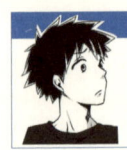

悟史の疑問 ◉ 054
研修医に眠る時間はあるのか？

　皆さんの中には、研修医は研修が忙しくて、寝る暇もないと思っている方もいると思います。先輩の話などを聞くと、大変で四六時中病院に泊まっていて寝る暇がなかったなどと言われて、研修医になることが怖くなることがあるかもしれません。でも、大丈夫です。いくら忙しくても、一睡もできないことは通常業務では普通はありません。あっても、とても忙しい当直や、急変した人がいて数か月に一度くらい寝られない日があるくらいで、<u>毎日寝る暇がないなどということは決してありません</u>ので心配しないように。

　思い出話をするとどうしても辛かったことを思い出し、いつもそのような感じだったと勘違いして先輩たちは話しているだけです。忙しくて寝られなかった辛い思いより、患者さんにありがとうと言われたり、医者になって良かったなと思うことの方がたくさんあります。研修医生活は輝いていて、やりがいのある毎日です。

> **悟史の疑問 ● 055**
>
> 「クリティカルパス」って何もの？

　クリティカルパスとは、スケジュール表（パス表）を利用して医療の内容を最適化したもので、評価・改善を行うことで**医療の質を向上させるマネジメントシステム**のことです。一定の疾患や検査ごとに、その治療の段階および最終的に患者が目指す最適な状態（到達目標）に向け、最適と考えられる医療の介入内容をスケジュール表にしたものです。入院から退院まで、食事や点滴、内服、処置などすべてスケジュール表になっており、そのとおりに、電子カルテもセット化されています。

　例えば内痔核の手術前の人が手術前日に入院してきたら「内痔核（前日入院）」のセットを展開するボタンを押せば、それだけで、退院指示まですべてオーダーされる優れものです。研修医にとっては非常にありがたい存在です。

　クリティカルパスは、もともと工業界において生産性を上げるために開発されました。各工程の順番や時間の経過をフローで示し、作業開始から終了までの時間的効率性を追及したもので、クリティカルパスと呼ばれています。この工業界における作業開始から終了までの工程を医療現場の患者さんの回復過程に置き換えた考え方が医療界におけるクリティカルパスなのです。

　このパスを導入すると、研修医の仕事が楽になるというほかに、さまざまなメリットがあります。まず、医療ケアに関わる全職種の代表がチームを作りパス表を作成することにより、**お互いの役割が明確になる**ことです。また、研修医の余計な仕事が減ることにもなります。そしてそのパス表を使用してチームが協力し治療やケアを行うことで、**医療が標準**

化されると共にチーム医療が推進され、質の高い医療を提供することができます。

　入院から退院までの流れがわかっていない研修医にとってはよりわかりやすく勉強になります。そのほか、病院経営の改善や、患者やその家族にとっても治療経過や内容がわかりやすく、安心して質の高い医療を受けられるようになるなどメリットはたくさんあります。

　デメリットは、パスに頼りすぎて流れを理解できているつもりでも、実はできていないことがあることです。パスのない疾患の患者さんになると途端に何もできなくなる研修医もいます。そのようなことがないようにパスに頼り切りにならず、一つ一つの医療行為の意義や意味を理解しながら医療行為を行っていきましょう。

痔の手術を受けられる患者様へ　　　　　　　　　　　　　年　月　日

	患者氏名 ＿＿＿＿＿＿＿殿　病名 ＿＿＿＿＿＿＿		担当医師 ＿＿＿＿＿＿＿　担当看護師 ＿＿＿＿＿＿＿		
日　付	／	／	／	／	／	／
経　過	入院当日	手術当日(術前)	手術当日(術後)	1日後	2日後	5日以降
安静度	フリー	歩行して入室	ベッド上安静	フリー	フリー	フリー
検　査 処　置 薬　剤	採血 血圧測定 心電図 除毛	点滴 浣腸	点滴 痛みあれば除痛	抗菌薬投与	フリー	退院
食　事	絶飲食	絶飲食	麻酔醒めたら飲水可	常食	常食	常食
排　泄	フリー	入室前に排尿	手術室で導尿	フリー	フリー	フリー
入　浴	入浴	不可	不可	ウォシュレット	フリー	フリー
説明・指導	主治医による説明		主治医による手術の結果報告		退院に向けた説明	
看護記録						

> **悟史の疑問 ● 056**
> **時間のあるときは他チームの手技、検査時は見学を！**

　各科をローテーションすると自分が担当になる患者さんの数は、それぞれの科で5〜10名くらいでしょうか。グループで診療している場合などは、20〜30名になることもあるでしょう。
　いずれにしても、2年間で自分が受け持ちになる可能性のある患者さんの数は限られています。自分が受け持たなかった病態は、全く勉強する機会がなくなるという危機感を持ち続けることも必要です。自分の患者さんで施行しなかった検査や処置は、ものによると一生見ることができない可能性もあります。

　ですから、ローテーションしているときに余裕ができてきたら、その科の自分の受け持ちでない患者さんのこともチェックしてみましょう。もし、珍しい検査や処置をしているのであれば、見学させてもらったりして、いろいろ自分から新しい世界を広げていきましょう。ただいるだけでは、必ずしも誘われるかどうかはわかりませんのでご注意を。
　検査、処置というものは、一度見たことがあると、その検査や処置について少しでも話ができたりしますが、全く見たことも聞いたこともない場合は、話すらできません。一度の経験でも、かなり自分のレベルアップになります。すべては、より良い研修をするためです。

　基本に戻りますが、なぜ、このようなことをして、より良い研修をしようと努力をする必要があるのでしょうか。周りから「あなたはできる医者だね、優秀だね」と言われるためですか。違いますね。将来、もしかすると、あなたの経験不足や努力不足で救える命が救えないことがあるかもしれない。そんなことがあってはいけないから努力するのです。人の命を救う医師という職業はそういうものです。

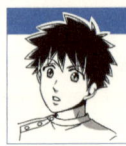

悟史の疑問 ● 057
被曝量の測定バッジ（フィルムバッジ）とは？

　病院から医師全員に、毎月、被曝量測定バッジが配布されます。それを身に着けて、**毎月の放射線被曝量を測定している**のです。医師が日常業務中に放射線に被曝する可能性があるのは、透視を使用する検査（消化管造影や血管造影など）、CT、レントゲン撮影中にどうしても付き添わなければならない場合、レントゲンのポータブル撮影時などです。

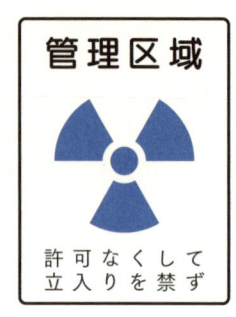

　それぞれ、被曝量を減らすために、**三原則の「時間・距離・遮蔽」**に気をつけます。**必ず遮蔽用の鉛エプロンを使用しましょう**。甲状腺を守るネックプロテクターもあるのでそれも使用しましょう。透視検査など自分で時間を調整できるものはなるべく短時間の放射にするよう努力します。ポータブル撮影時はプロテクターなどは使用しませんが、十分な距離をとることが重要です。

　プロテクターを使用するとき、フィルムバッジはプロテクターの中用と外用があるので、間違わずに身に着けましょう。
　月に一度回収し、その被曝量が本人に報告されます。**いろいろな検査に立ち会うことの多い研修医ですから必ず着ける**ようにし、きちんと提出してください。

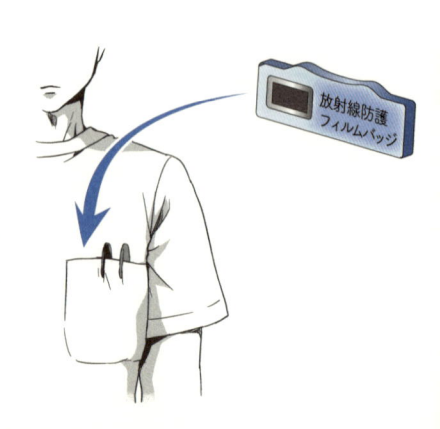

【15日目】

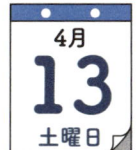

4月13日 土曜日

　今週もあっと言う間に終わってしまった。本当に一週間が終わるのが早い。それだけ充実しているということなのか。土曜日なのでゆったりできた。
　池内先生も今日はデート（笑）なのか、回診したら、そそくさと昼前に帰られた。帰り際、「勅使河原さんは、昼から開食で流・流・3・3・5・7・常で食上げしておいて！」と言って嵐のように消えて行ってしまった。
　「は〜い！」なんて良い子に返事はしたものの、意味が全くわからず、木月先生とそれから金田一晴彦、いやもとい、金田一耕助状態。
　絶食だったので食事を開始しろという意味だと思うけど、その後がわからない。「食上げとは？　どこかに上げるのか？」とばかなことを言っていたら、涌井先生がやってきて、「お前ら、あほか？」と言われ教えてくれた。
　「流・3・5・7・常」とは食事の形態だそうだ。言われてみれば納得の出来事。またひとつ賢くなった土曜の昼。☞058

　午後は、都内のホテルで「研修医のための輸液講座」があるから行こうよと、木月先生から誘われたので行ってきた。☞059
　とても勉強になった。こんなにためになる研究会があることをどこで知ったのかと思い、木月先生に聞くと、研究会のお知らせが研

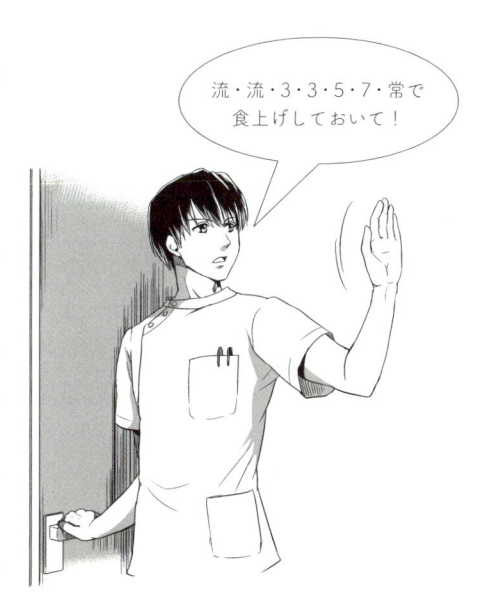

「流・流・3・3・5・7・常で食上げしておいて！」

修医室に張り出されていたらしい。チェックが甘かったか。

　研修会には他の病院の研修医もたくさん来ていて、質疑応答ではみんな鋭い質問をしていて、刺激になった。全国には俺と同じような研修医が一杯いることを忘れていた。みんな頑張っているんだ。俺も頑張ろうと改めて思った。

　研修会の後に食事会があってそこで、山本記念病院の研修医、山本君に出会った。「山本記念で山本かよ」って突っ込んだら、「皆に言われる」と笑っていた。俺と同じように、地方から東京に勝負に来ている男気のある研修医だった。
　病棟業務のことなど話したら、うちの病院とかなり違うことがわかった。病院によって、いろいろなやり方があることがわかった。とりあえず、うちの病院のやり方をまず覚えなくては。
　いろいろ楽しい話をして、また連絡し合うことを約束し、連絡先を聞いて今日は別れた。良い友達に巡り合えた気がした。☞060
　明日はついにミーが来る!!　楽しみ!!　レジに帰って1週間分の洗濯をして、明日に備え、部屋を片付けた。☞061
　少し疲れた。ミー、おやすみ。

058　何だ？　しょくあげ？　食事の形態と言われても何のことだかわからないぞ？

059　研究会って何？　休日にやっているの？　お知らせが来るのか？　でも病院外だとなかなか行きづらそうだな。

060　なかなか難しそうだけど、他の病院の研修医と交流を持つのは良いことのような気がするけど、本当のところは、どうなんだろうか？

061　洗濯とか、部屋の掃除とか、やる暇がなさそうだな。研修医はみんなどうしているんだろうか？

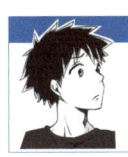

悟史の疑問 ● 058
食上げ（しょくあげ）とは？

　消化管手術後には、絶食の状態からいきなり固形物を食べてはいけないことがあります。胃切後の場合などは、胃の大きさが術前より小さくなってしまっているので「分食（胃切後食）」と言って、一回の食事量を少なくし、食事の回数を増やし一日のトータルで必要量を摂取するという食事方法になります。

　食事を流動食から開始し、徐々に固形食に変えていく方法を、一般に「食上げ」と表現しています。手術後の**開食（食事を始める）**のタイミングは日々の診察の中で上級医が判断します。「昼から流動食」などと言われたら、すばやくメモし、電子カルテで「流動食」の食事のオーダーを入力しましょう。

　また、「1日アップ」、「3食上げ」などと言われることもあります。食

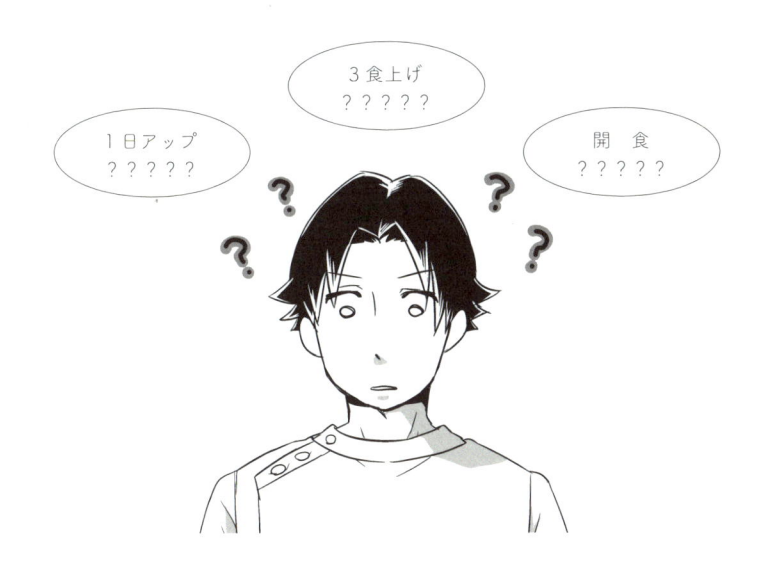

事の形態は基本的に、流動食、三分粥、五分粥、全粥、常食とだんだんと固形度が上がっていきます。

「1日アップ」、「3食上げ」とは、流動食を3回食べたら（1日食べたら）三分粥にする。その繰り返しで、**それぞれの食事形態のものを3回食べたら（1日食べたら）次の食事形態にアップしていくこと**です。

「2食上げ」なら2回食べたら、「2日アップ」なら2日食べたらそれぞれ食事形態を1ランクずつ上げていくことを意味します。細かい指示はそのつど上級医から出るので、聞き逃しやオーダーし忘れがないようにしましょう。病院や科によって言い方がさまざまあると思うので、その言い方に早めに慣れることです。

絶食のために投与していた点滴でのビタミン剤は五分粥までは保険上認められますが、全粥や常食のときに投与していると算定されませんので注意してください。

病院によって、食事オーダーの締め切り時間があります。朝食なら前日の夜、昼食は午前10時など。締め切りを作ることで、栄養科がその日の病院全体の食事量を把握できるようにするためです。基本的にはそのオーダーを過ぎてしまうと、もう食事は出せませんが、自分のミスでオーダーし忘れた場合など、一つくらいであれば、直接栄養科に電話してお願いすると作ってくれることもあります。だめもとで電話してお願いしてみるのもいいかもしれません。こんなとき、日頃の栄養科への接し方でいろいろと対応が変わってくることもあります。

悟史の疑問 ● 059
研究会とは何か？

　研究会には、製薬会社主催のものや、関連病院が行うものなどさまざまなものがあります。研究会は、そのときのトピックスや、最新の治療薬、治療法の話を聞けることが多く、参加すれば非常に勉強になります。多くは、週末平日の夜に開催されており、その情報は、医局や病棟などに「研究会のお知らせ」として掲示してあります。

　研修医は積極的に研究会に参加した方が勉強になるので、できるだけ参加したいところです。しかし、現実的には、研修医が、平日の夜になかなか参加することは難しいです。そこで、行きたい研究会があった場合は、上級医を誘ってみましょう。上級医も一緒に行ってもらえると研修医も研究会に参加しやすくなります。また、上級医から研究会に誘われたときは、必ず行った方がいいでしょう。それくらい、研究会には行く価値があると思います。積極的な参加をお勧めします。

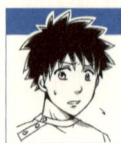

悟史の疑問 ● 060
他医院の研修医との交流を持ちましょう！

　自分の病院の研修カリキュラムが一番良いと思っていて、そのなかでも自分はかなり優秀な研修医だと思っていたとしても、<u>外に目を向け、他の病院の状況を常に意識していた方がいいです</u>。井の中の蛙ではいけません。自分で正しいと思っていたことが、その病院だけにしか通用しないことだったり、当たり前のことが他の病院では全く違ったりすることは多々あります。

　他の研修医と交流することで、自分より他の病院の研修医がいろいろな症例を受け持ち、いろいろな経験をしていることを知り、刺激を受けることも非常に有用です。時たま昔の友達や、同じ大学出身で他の病院で研修している人と交流することは良いことなので、積極的に交流しましょう。いろいろな輪がそこから広がっていくことがあります。

悟史の疑問 ◉061
洗濯する時間や部屋の掃除の時間はあるのか？

　研修の忙しさはその科によりまちまちですが、やはり外科などの忙しい科になると、なかなか自分の時間が取りづらくなります。家へは疲れて帰って寝るだけになってしまうこともあるでしょう。さて、そんな研修生活の中で、自分で洗濯、掃除をする時間はあるのでしょうか。心配無用です。どんなに忙しくても、そこまで忙しいことはありません、洗濯するくらいの時間はあります。ICUに重症患者さんがいて張り付きになっていても、状況を上級医に話せば、なんとか時間をくれます。

　さて、研修医の洗濯事情ですが、研修医専用宿舎（レジデントハウス）ですと、<u>共用で24時間使用可能の洗濯機や乾燥機がある</u>こともあります。共用の洗濯機に洗濯物を入れっぱなしにしていると、次に使う人が、その洗濯物を乾燥機に移しスタートボタンを押しておいてくれたりします。それでもなお、そのままにしておくと、乾燥機を次に使う人が洗濯物を外に出しておいてくれたりします。洗濯機に入れて放っておくだけで、乾燥まで終わっていることもあったりします（笑）。さすがに畳んではくれませんけどね。

　部屋の掃除の時間もありますから大丈夫です。心配無用です。問題は掃除をする気があるかですが……。

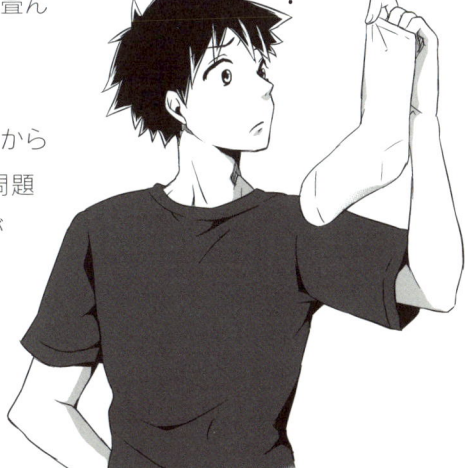

この日記は、今の僕には刺激的すぎだった。

　親父が事故で亡くなった当時、僕は3歳。はっきりしている親父の記憶は皆無に等しい。
　僕の知っている親父はすべて祖母から教えてもらったものだ。「患者さんに愛されて、優秀で立派なスーパー外科医だった」とのこと。親父の位牌の前で、いつも手を合わせながら話してくれた。

　実は僕は、母が親父のことを話すのを見たことがない。見たことがないどころか、祖母が親父の話をすると、母は、いつも気がつかれないようにその場を外していた。
　その様子を気にした祖母は、母の前では親父の話をすることやめた。そして、いつしか、この山際家の中で親父のことを話す人間はいなくなっていった。

　医学部に合格したとき、母は涙を流して喜んでくれた。
　ポリクリが終わり外科医を目指すことを伝えたとき、母は「まずは、医者になることだね」って笑っていた。
　一体母はなぜ、今、僕にこの日記を送ってきたのだろうか？

「あれ？」
　大切に何重にも重ねられ包装されていた茶封筒の中に、小さなメモを見つけた。母の字だ。
　そこには一言だけ、こう書かれていた。

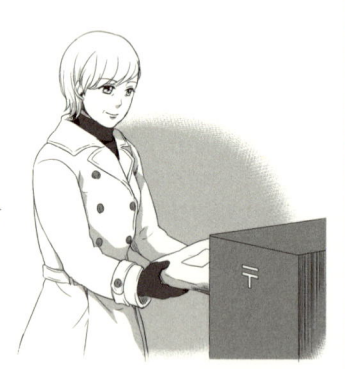

「薫の日記」を送ります。

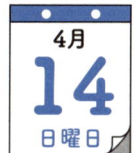

【16日目】

　今日はついにミーに会える日。病棟回診を終えて、昼前に病棟を出た。いや、出させてもらった。来週の入院患者さんのチェックが終わらなかったけど、夜にまた帰ってきてやることにして早めに帰らせてもらった。
　俺が遠距離恋愛中であることは、もうすでに公認で、みんな、「あとはやっておくからいいよ」といって暖かく送り出してくれた。

　実は、研修が始まってから、病院から駅まで以上、病院から離れたことがない。とにかく不安なのだ。もし、遠くに行っていたときに病棟から呼び出されたりしたらどうしようとか、知らない薬の名前とか言われて、わからなかったらどうしようとか。別に、近くにいれば薬の名前がわかるわけではないのだけれど。☞062
　駆け付けられる距離にいないと安心できない。そのうち気持ちに余裕が出てくれば遠くまで出歩けるようになるんだろう。今の俺の研修医としての実力が駅までということだ。ということで、ミーには駅まで来てもらうことにしていた。

　少しはカッコイイ恰好をしなくちゃなと、ナフタリンの匂いが強く残る春物のセーターを取り出し、右手の袖を通したその瞬間、携帯PHSがけたたましい音を立てて鳴り出した。病棟からだ。
　「関さんが、急に倒れちゃったんだよ。先生呼ぶか迷ったんだけど、今CT撮っているんだ」
　電話の向こうで池内先生が申し訳なさそうに言った。☞063
　次の瞬間、俺はストレッチャーを押していた。緊急で撮影した造影CTや緊急検査の結果から、「厳重、様子観察」の結論を出したときには、もうすでにすっかり日が陰っていた。

消音にしていた俺の携帯には着信が4件。あわててレジに帰ると、ミーが待っていてくれた。嬉しかった。2週間ぶりだったけど、なんだか1年以上会ってない感じだった。心なしかミーは大人っぽくなっていた。気のせいかな……。

　一緒に、2週間前と同じ、「海鮮居酒屋オホーツク」で今度は、社会人のカップルとして楽しい時間を過ごした。ミーも毎日大変らしい。

　楽しい時間はあっという間に過ぎ、「春限定ポッキーを買ってくれないと許さないよ」とかわいく微笑む彼女は、「帰りの電車で食べるから」と大事そうにそれを鞄に入れ、人混みに消えて行った。また、明日から頑張ろうと思った。

　そうそう、ストレッチャーを押しているときに、佐貫さんにまた注意されたんだった。患者さんの頭を先にして押そうとしたら、すごい剣幕で怒られた。「あんた、逆にしたら、まずいでしょ！！」
　どういう意味だったんだろう？　☞064

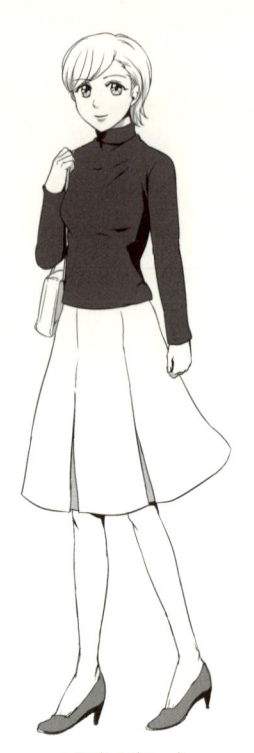

山際恵子（ミー）

- **062** 病棟から電話が来て、知らない名前の薬について話されたらどうすればいいんだろう？　外出するときは、たくさん本を持っていかないと落ち着かなさそうだな。

- **063** 久しぶりのデートなのにかわいそう。でも研修医だったら仕方のないことなのかな？

- **064** ストレッチャーで患者さんを運ぶときに、頭の方向なんて決まっているの？　どっちが前なの？

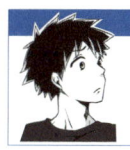

悟史の疑問 ◉ 062
病院外にいるときに電話で知らない薬の名前を言われたとき、どうするか？

　病棟から電話がかかってきて、知らない薬を言われるとドキドキするものです。素直に「その薬は何でしたっけ？」と聞ければいいのですが、なかなか電話だと聞けないものです。何度か病棟で聞いたことがある名前だったり、当然皆が知っているべき薬であったりすると、なおさらです。

　そこでお勧めなのが、その科で汎用する薬剤表を携帯用に自分で作成し持ち歩くことです。その薬剤表を持つことで、気持ちの面でも落ち着きができ、いいでしょう。各科で汎用する薬剤は大体決まっていて大体20種類くらいではないでしょうか。それを列挙し、効能、効果、投与法まで書いておくと便利です。ゆっくりデートするためにも必須アイテムになること間違いなしです。

レンドルミン		入眠導入剤
リスミー ユーロジン サイレース	ベンゾジアゼピン系	導入剤
ニトロダームTTS	硝酸薬	狭心症、心筋梗塞
アダラートL	Ca拮抗薬	高血圧
コニール	Ca拮抗薬	高血圧
カマ	酸化マグネシウム	緩下剤
マーロックス	水酸化マグネシウム	胃・十二指腸潰瘍、胃炎
ペンタジン、ソセゴン	オピオイド	鎮痛
インダシン坐薬 25、50 ボルタレン坐薬	アリール酢酸	消炎、鎮痛
アタP（アタラックスP）		不安・緊張
セルシン	ベンゾジアゼピン系	緊張、不安、麻酔
テノーミン	β遮断薬	高血圧、狭心症、頻脈
ムコソルバン	気道潤滑薬	去痰
テオドール	キサンチン誘導体	気管支喘息
メジコン	中枢性非麻薬性鎮咳薬	咳

悟史の疑問 ● 063
病棟で急変したりしたときに研修医が呼ばれないことは悲しいこと？

　もし、病棟で患者さんが急変したのに研修医が呼ばれないことがあったならば、これは非常に悲しいことです。研修医は経験を積み重ねなければ、自分の進歩は全くありません。経験こそが自分の財産になるのです。たまに看護師さんが急いでいるときなど、研修医を飛ばして、上級医に直接意見・指示をもらっているのが見受けられます。

　研修医からすると、これは非常に危機的な状態です。確かに、看護師さんの立場からすると、基本的に何も知らない研修医のいつ来るかもわからない指示を待つよりは、上級医に電話した方が、看護師さんは楽なのです!!

　もし看護師さんが自分に電話してくれないのであれば、強く看護師さんに主張すべきです。「自分を呼んでくれ」と。「自分でわからないことがあったら、自分が上級医に連絡して聞くから」と。とにかく、経験がすべての研修医、そこは強く主張すべきです。

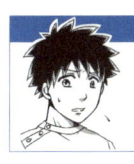

悟史の疑問 ◉ 064
患者さんをストレッチャーで移送するときの頭の方向は？

　ストレッチャーに患者さんを横にして移送するとき、基本的に足を進行方向に向け、頭を進行方向とは逆の方向に向けます。一人でストレッチャーを使用するときは、進行方向とは逆の患者さんの頭側に立ちストレッチャーを押して移送します。一番の理由は、移送中に常に患者さんの容態を観察することが可能で、話しかけもでき、患者さんにも安心してもらえるからです。そのほか、頭を前にして進むと患者さんから見た景色の流れが普段と逆になるため患者さんの気分が悪くなりやすいことと、先が見えないため不安になりやすいことなどが理由と考えられます。患者さんの観察、不安解消のため必ず足を先にして移送してください。

　この「足先、頭後」の移送の方向が、逆になるときが一つだけあります。それは、病院で亡くなった患者さんの遺体を移送するときです。病棟から安置所へ移動するときや、霊柩車へ移動するときは、頭を先に移送します。火葬場の炉に入る方向のためだとか諸説ありますが、はっきりとした理由はわかりません。

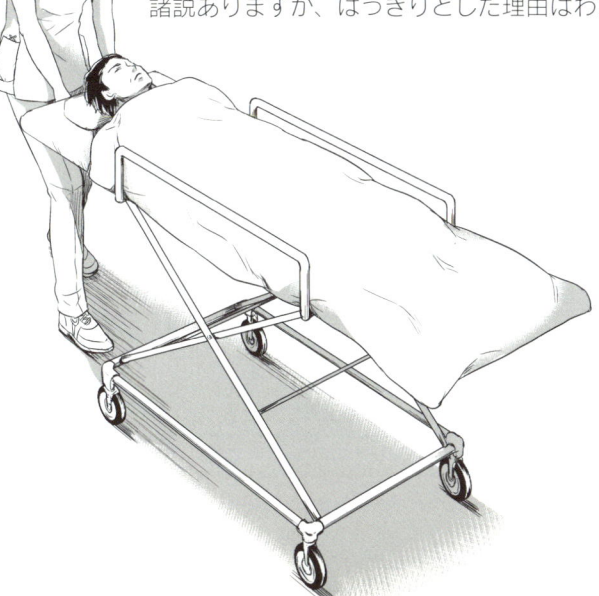

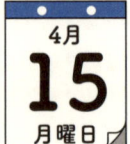

【17日目】

4月15日 月曜日

　昨日のことは何だったのかというほど、関さんは病棟中に聞こえるのではというくらい大きな声で笑っていた。とりあえず良かった。

　今日は、古木先生が外来だからと余裕をかましていたら、夕方に古木先生から「ヘルニア嵌頓がいるから、準備して」と緊急手術の電話が来た。「緊急入院だけでも大変なのに、緊急手術だ～！」とうろたえていたら、池内先生が、「せっかくだからやってみる？」などといつもの笑顔。

　それから、走った、走った。とにかく、いろんなところに電話して、いろんなところに行ったりして、大変だった。☞065

　検査室にも検体を届けにはじめて行った。はじめてのところは挨拶が肝腎なので、しっかり挨拶したらみんな良い人だった。「緊急手術なんでしょ。頑張ってね」と逆に励まされてしまった。俺が手術するわけではないけど、嬉しかった。☞066

　やっと準備が終わって、入室になる最後の肝腎なときに患者さんの奥さんが行方不明になって、みんなで院内中探したりして大騒ぎだった。☞067

　それでも、患者さんと一緒に手術室に入るときは、やり切った感があり、充実感に浸ってしまった。手術も始まっていないのに。少しずつだけど役に立っている気がして嬉しかった。

　手術が終わって、奥さんに説明しようとしたら、また行方不明。「なんなんだ、あの人は！」と思い探したら、普通に病棟の食堂にいらした。失礼。☞068

　嵌頓していた小腸は、腐りかけていて小腸の部分切除も行った。「た

だの大腿ヘルニアで、小腸切除にもなってしまい大変ですね」と言ったら、池内先生に「勉強が足りないな」と軽く注意された。そうだ、そうだ、調べなくては。

「今日、持った疑問は、その日中に解決しなければ一生調べない」

池内先生の座右の銘らしい。寝る前に調べよっと。え〜と、大腿ヘルニア、大腿ヘルニア……と。☞069

065 緊急手術は大変そうだな。どこに連絡するのか？　何をすべきか？全くわからないな。

066 病院内にはいろいろな部署があるんだな。はじめてのところに行くときは、挨拶が基本なのかな？

067 院内で患者さんや患者さんの家族を探すときはどうしたらいいんだろう？

068 患者さんの家族は、手術中どこで待っているんだろう？　ドラマとかだと手術室前の廊下だけど。

069 忙しい研修生活で、その日のうちに調べるのは大変そうだな。あとでじゃだめなのかな？

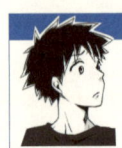

悟史の疑問 ◉ 065
緊急手術のとき、どこに連絡すればいいのか？

　外科のローテーションが大変な原因として「緊急手術」の存在があります。文字どおり緊急ですから、前もって予定して準備ができないこと、また、予定していたことができなくなることが大変になる大きな理由です。しかし、患者さんを自分の手で救っている実感を持つことができ、やりがいのある仕事でもあります。研修医として、普段、身につけたいいろいろな能力をいかんなく発揮し頑張りましょう。

　まず、緊急手術時に連絡すべきところは病棟の看護師、手術室の看護師、担当の麻酔科医、術後ICUに入室する場合は、ICUの看護師などです。緊急入院の場合は、入院予定の病室に入院後緊急手術になる旨を、麻酔科医と手術室看護師には病名・手術名・手術時間・手術の必要性を端的に伝え、手術の申し込みをします。ICU入室予定の場合も、看護師に病名・手術名などのほか、入室予定時間を伝えましょう。

　連絡先は大体それくらいですが、そのほか、研修医は麻酔に必要な検査を行うことや、患者さん、その家族への術前説明の準備など行うことがたくさんあります。

　<u>できるだけ短時間に効率的に行う必要があり</u>、はじめのうちはなかなか難しいですが、メモを取るなどしてなるべく早く仕事内容を覚えてください。研修医は、手術自体はあまりタッチしないので、<u>手術までが大きな活躍の時間です</u>。入室まで全力疾走でいきましょう。

悟史の疑問 ◉066
はじめて行く場所では、必ず挨拶をしましょう！

　病理検体を届けたり、血液などを検査室へ届けたら必ず「今度入りました一年目の○○です。お願いします」と元気に挨拶しましょう。一言挨拶しておくだけで、その後困ったときなど助けてくれます。「お前、誰だ」というやつには助けは来ません。
　「今の誰？　へぇー、4月から来た研修医なんだ」

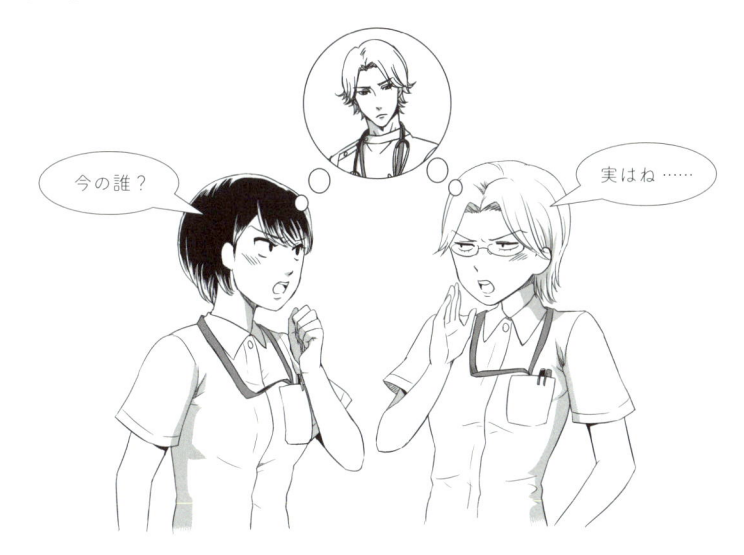

> 今の誰？

> 実はね……

　こんな恐ろしい会話を、コメディカルの人から聞いたことは、何度もあります。この研修医は、ただ挨拶をしなかっただけで、かなりの損をしています。

　自分の心がけひとつで今後の研修生活を良くも悪くもできるので、最低限、新しく行く場所では挨拶しましょう。社会人としての最低限のマナーでもあります。明るく、元気に挨拶をしていると、きっと、いつか自分が困ったときに助けてもらうことができますよ。

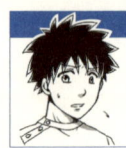

悟史の疑問 ◉ 067
院内での、人の探し方。

　院内で人を探すとき、どうしたらいいでしょうか。医師を呼び出したいときは、院内PHSを各医師が持っているので、それで連絡をとればいいのですが、患者さんや患者さんの家族を探したいときは大変です。病室以外の病棟内では、食堂、談話室、エレベーターホールなどにいることが多いのでそのあたりを探し、それでも見つからず緊急の場合は、総合受付や院内放送担当部署に電話するのがいいでしょう。すばやく、全館にウグイス嬢が、院内放送を流してくれて事無きを得ます。

　医師も、PHSを忘れたり、充電が切れていたり、電源が入っていないと全館で呼び出され恥ずかしい思いをするので注意しましょう。全館放送で探される医師は大抵決まっていて、「また充電してないのかな？　呼び出されているよ」と思われ、他人からみるととても楽しいことですが……。

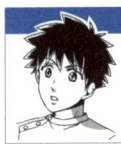

悟史の疑問 ◉ 068
手術中、患者さんの家族はどこで待っているのか？

　手術中、患者さんの家族は、病棟のベッドサイド、待合室、食堂、手術室の待合室などで待つことになります。
　患者さんの家族が、心配しながら、暗い手術室の前の廊下に座りいつ終わるかわからない手術を待つ。
　しばらくすると、"手術中"のランプが消え、術者が登場。
　「無事に終わりました」と低い声で家族に伝える。

　ドラマでよくみる光景ですが、実際には、緊急手術時でもこのようなことはなく、手術室やICUの待合室で待つことになります。手術中に家族を呼び出して説明することはあまりありませんが、万が一に備え、<u>術中には必ず連絡がとれる状況を作っておくのが肝腎</u>です。どうしても来院できない場合や、病院を離れる場合は必ず連絡先を聞いておきましょう。

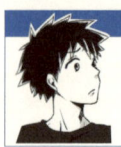

悟史の疑問 ◉ 069
研修中の勉強法のコツは？

　研修中は日々わからないことに遭遇します。いろいろなことを勉強する毎日です。研修中の自己勉強については、研修医の方はみな苦労しているようです。日常業務が終わったあとでは、どうしても疲れ切っていて寝るだけの生活になってしまい、きちんと机に向かう勉強ができません。

　そこで重要なのは、ちょっとした時間にすばやく調べたり、寝る前に5分でいいので、その日にわからなかったことを調べる習慣をつけることです。そうすることでかなり有意義な研修生活を送ることができ、優秀と言われる医師に近づくことができます。

　人間は悲しいもので、「時間がないから勉強ができない」と思ってやらなかった人は、その後、時間を作れるようになっても勉強しないことが多いようです。忙しい中でも、なんとか自分で時間を作り、小さな勉強を積み重ねた人は、研修に少し余裕ができてきて時間が作れるようになると、しっかりとした勉強を行えるようになります。勉強を行う習慣がついているかが重要です。

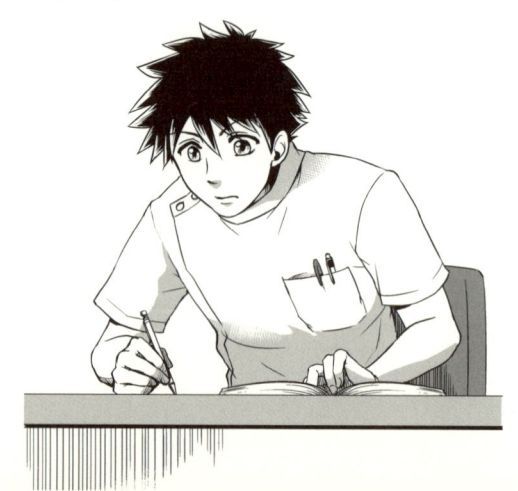

【18日目】

4月16日 火曜日

　俺は「ドラえもん」らしい。朝の包交のとき、ポケットから、固定用のテープや、シルキーテックス（絆創膏）を次から次に取り出したら、古木先生に「お前のポケットはドラえもんか！」と突っ込まれた。一応、お褒めの言葉と受け取った。

　そう言われてみれば、役に立つかなと思っていろいろなものが入っているな。ポケット版の本とかも持っているし。失敗したときのために点滴の針を持っている自分に気づき、「失敗が前提か！」と小さく突っ込みを入れた。☞070

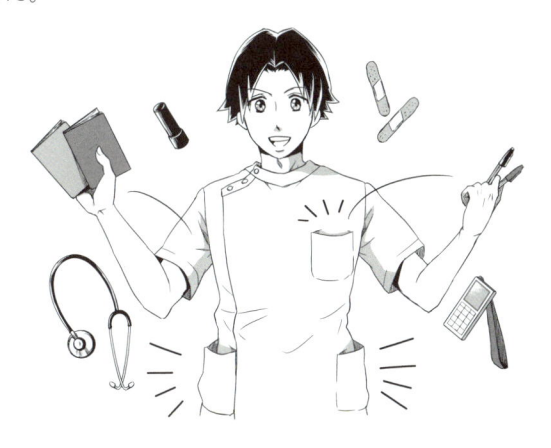

　今日のオペはS状結腸癌の萩原さんと、直腸癌の石井さん。手術は見ていて本当に面白い。視野展開をずっとしているのが、少し苦痛だけど、古木先生のケリー捌きを見ているだけで非常に勉強になる。たまに見えないときは台ももらえるし、手術の時間は楽しい時間だ。☞071

　術後に、池内先生と検体整理を行うのが、また非常にためになる。手術中には聞けなかったことを聞けるし、切除した標本で池内先生は丁寧に説明してくれるのでありがたい。

血管の出し方などを教えてもらい、失敗しても血が出ないから安心してはさみの使い方の練習ができる。検体整理でみんな練習しているそうなので、しっかりとやっていきたいと思った。☞072

　ただでさえ、手術の日は病棟業務を終わらせるのが大変だけど、明日はカンファレンスなので、なおさら病棟業務後はその準備で大変だった。
　カンファでの発表を先週までは池内先生がやっていてくれたけど、明日からは俺がやらなければならない。
　具体的には、術前の患者さんのプレゼンや、担当患者さんのプレゼン。結構な量だ。遅くまで池内先生が指導してくれた。本当にありがたい。これで明日はばっちり、か？☞073

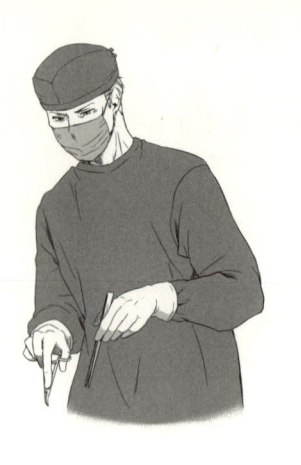

070 研修医はいろんな物を持っているんだな。ほかには何を持っているんだろう？

071 やっぱり手術は楽しいのか。ところで、台って何だ？

072 検体整理とはなんだ？　随分勉強になると書いてあるけど。どんなものなんだろう？

073 カンファレンスの準備とは何をするんだろう？　というか、カンファレンスとは何をする場所なのかな？

悟史の疑問 ◉ 070
研修医の普段の持ち物は？

　研修医の持ち物は何でしょう？　研修医はとにかくポケットの中にいろいろな物を入れていて、なんでも出てくる様から、「ドラえもんのポケット」と言われることもあります。その内容は、黒赤ボールペン、マジック、ペンライト、携帯ノート、輸液の組成表、抗菌薬感受性表、研修医マニュアル、薬剤のハンドブック、癌取扱い規約ハンドブックなど。失敗したときのために点滴針を持っている人や、ガーゼ交換時に使うテープや、皮膚保護剤を持っている人もいます。

　あと、**必須なのは自分の名前の印鑑**。これは、入院時診療計画表から、診断書、麻薬処方せん、退院時治療計画書などいろいろな文書を発行し患者さんに渡すときに、必ず自分の印鑑を捺印して渡すためです。ボールペンのお尻のところに印鑑がついているカッコイイものを持っている人もいます。

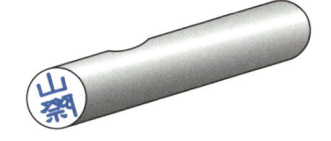

　とにかく、研修医は、いろいろなものをみんなポケットに入れています。**必ず携帯しておかなければならないものというのは、聴診器、印鑑**くらいで、ほかは研修を続けていくと次第に持っていると便利だと気づくもので、そのつど、入れるようにしておけばいいのではないでしょうか。

悟史の疑問 ● 071
手術の「足台」とは？

　手術中に研修医のできる最大の仕事は、手術の視野展開です。展開鉤といわれる鉤を持って、術者に指示された姿勢で、じっと動かず視野を保っていることが主な仕事になります。その姿勢を保つため、手術野が見えなくなることもあります。研修医の立場での手術は、人によっては、非常に苦痛を伴う仕事かもしれませんが、手術というものは見ていると面白いものです。なんとか自分で、手術野が見られるように努力しましょう。

　「足台」という台がありそれに乗ると術野を上から見ることができます。足台には高さがいろいろあり、必ず、手術室の壁際に置いてあります。慣れてきたら自分が立つ位置に前もって足台を置いておきましょう。手術中に足台に乗りたいときは、外回りの看護師さんに「足台ください」と言えばもらえます。

　何をしているのか見えずに数時間いるのは、苦痛を伴いますし、なにより患者さんの医療に参加していないことになります。手術に積極的に参加することで、その後の術後管理にも力が入ってくるものです。積極的な参加を心がけましょう。

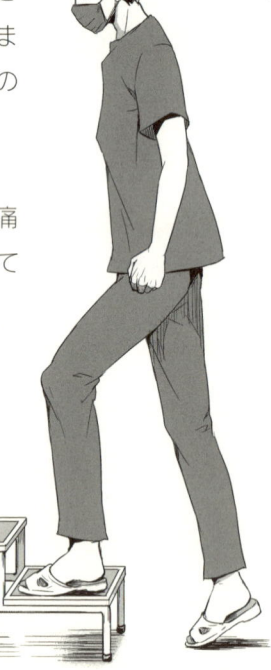

悟史の疑問 ◉ 072
検体整理とは？　その注意点は？

　手術を行い検体が提出される場合、術後にその検体を病理検査に提出します。心臓外科のバイパス手術のように、手術後、検体が出ない手術の場合は行いません。主には、悪性疾患の病変摘出手術後に行われます。検体を病理検査に提出することで、病変の深達度などの情報を得られることや、摘出リンパ節に転移があるかなどを調べることができます。この結果により、病気の進行度が決まる非常に重要な作業なのです。

　この検体整理は、通常、手術後すぐに研修医や若手医師により行われます。長時間の手術のあとなど、体力的にもきつい時に行わなければならないもので大変です。しかし、前述したとおり、この結果により病気の進行度が変わるので、検体整理をいい加減にやってしまうと、術後の治療方針までも変えてしまうことになります。

　極端な場合、自分が転移リンパ節をしっかりと提出しなかったために病気の進行度を早期と誤って判断してしまい、補助的抗癌剤療法を行わなかったがために、再発を起こしてしまう可能性もあります。そのことを肝に銘じ、どんなに疲れていても、しっかりと検体整理は行うべきです。もし、自信がないのであれば行うべきではありませんし、やってはいけません。それだけ有用なものなのです。

悟史の疑問 ● 073
カンファレンスの準備とはどのようなものか？

　カンファレンスにおける研修医の行う仕事でまず一番重要なのは、病棟患者のプレゼンテーションです。前回のカンファレンスから今回までの間に起こった患者さんの病態の変化を端的に説明する機会があります。それが、受け持ち患者のみのこともあれば、病棟患者全員の場合もあり各科、各病院で違いますので、よく上級医に聞きましょう。

　大体は、はじめてのカンファレンスのときは若手の医師が行ってくれて来週からは研修医がやることと言われます。しっかり聞いていましょう。そのほか、外科の場合は術前患者のプレゼンテーションを行います。受け持ち患者で術前の人がいたときは、主訴、現病歴、既往歴、家族歴、身体所見、検査、予定術式などのプレゼンテーションを行います。

　病院により若干違いがあるので、はじめてのプレゼンテーションのときは、必ず上級医にあらかじめ指導してもらいましょう。学生と違い、手取り足取り教えてもらえる環境にあるとは限りません。忙しい上級医をつかまえて、なんとか指導してもらうようにしましょう。ひとりで準備しても必ず撃沈されますので注意してください。

　カンファレンスの仕事には、抄読会もあります。抄読会は、研修医に限らず、医局員全員か、若手医師のみでローテーションで行っているところがほとんどです。いきなりやらされることはありませんが、ローテーションしている期間に必ず一度は回ってきますので、先にやっている人をよくみて発表の仕方を学んでおきましょう。

　抄読会での題材については、与えられることもあれば、自分で興味のあるものを見つけてくる場合もあります。自分で選ぶ場合は、担当患者さんの疾患に関連している内容のものがいいでしょう。診療してみて興味を持ったなどの理由をつけて。図書館に行き、いくつか自分で論文を選んできて、実際に読む前にその論文で良いか上級医に相談した方が確実です。

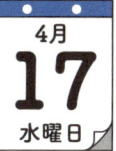

【19日目】

4月17日 水曜日

　今日は、GIF（胃カメラ）やCF（大腸カメラ）などの内視鏡検査が中心の日。池内先生はGIFの手技を会得中。古木先生はCFのスペシャリスト。研修医の俺はその前処置・指示出しスペシャリストと言いたいところだが、前処置だけでも結構複雑で難しかったりする。

　なんかいいものないかなと病棟内をウロウロしていたら「検査別前処置リスト」なるものを見つけた。かなり使えるのでコピーしておいた。そのほか、いろいろ探してみると使えそうな資料があったのでそれもコピーした。なんでも使えるものは使わないと。☞074

　検査の前処置の中で複雑なのが食事の指示だ。検査によって、食事を中止にしておかなければならないものがあったりする。GIFだと前日の21時以降は絶食になるとか、CTは撮影部位とその条件によって違うみたいだ。

　この前は、俺のミスで、造影CTの人に朝ごはんを出してしまい、結局、その人は午後の遅い時間まで撮影できなかった。一つ一つ覚えなければならなくて大変だ。

　一回やったことは、できるだけメモして次には自分だけでできるように努力している。何事も経験と努力ということか。☞075

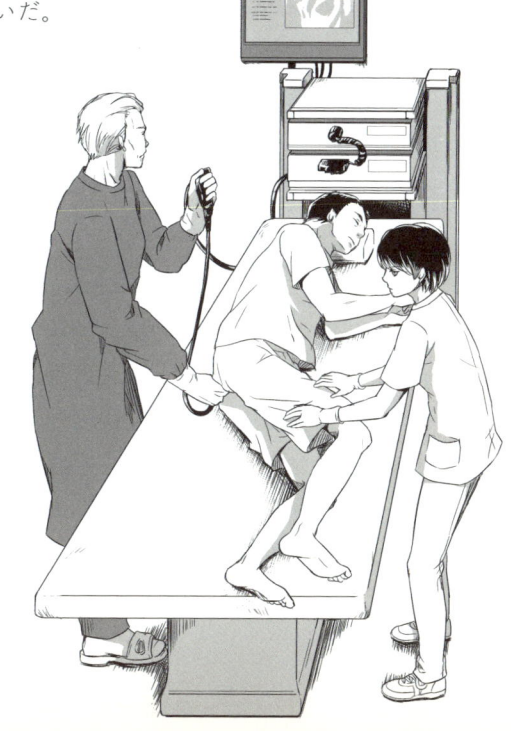

内視鏡検査も見学に行きたいけど、行こうと思うと、看護師さんに仕事を頼まれたりしてなかなか行けない。特に水曜日は木月先生のチームが手術日なので、木月先生のチームの患者さんの点滴刺しや、採血も頼まれるから大変だ。
　俺が手術日にもきっと木月先生がやってくれているんだろうから、やるのはいいけど、看護師さんも少しは点滴刺しとかやってくれないのかなと思う。☞076
　今は練習したいから嬉しいけど、正直、忙しいときは勘弁願いたいときもある。まあ、仕方がないことなのかな。

　どうでもいいと言ったら怒られるけど、印鑑を押さなければならないことが多い。入院診療計画書などの患者さんに手渡すものから、診断書や外泊許可書などなど。今日は印鑑をレジに忘れてきたので、いちいちサインするのが大変だった。☞077
　なにをしたわけでもなく、一日が終わってしまった。でも研修医としての仕事はしているのか？　これが研修医というものなのか？　まあ、こんな日もあるだろう。明日は、手術日。また気持ちを切り替えて頑張ろうと思う。

074　なるほど、電子カルテになったけど、まだ手書きの資料などあることもあるのか。病棟内をいろいろ探ってみたら使えそうなものがあるのかな？　例えばどんなものがあるんだろう？

075　検査によって食事をどうするかとか、どこかに書いてないのかな？　一つ一つ聞くしかないのかな？　効率的じゃないし、大変だな。

076　看護師さんは採血はしてくれるけど、点滴のルート確保はしてくれないのかな？　大学の先輩は採血もしてくれないと言っていたけど。

077　印鑑なんかが必要なのか。意外だな。

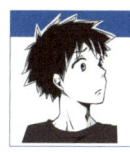

> **悟史の疑問 ● 074**
> **病棟にある役に立ちそうな資料はコピーして持ち歩きましょう。**

　電子カルテになりコンピューターの中に多くの情報が入っているようになりましたが、病棟には手書きの便利な資料がまだまだたくさん存在します。各病棟には、病棟別にルールがある場合があり、そのルールを記したものや、検査の方法、その病棟特有の検査、手術の前処置の方法などいろいろなものがあります。

　新人の看護師さん用に作られたものの中には非常にわかりやすくできているものがあります。看護師さん用に作られて置かれているので、多くは医師が勤務するブースではなく、看護師さんが勤務するブースや受付などにあります。病棟が静まり返る夜間で、時間があるときなど探ってみるのもいいかもしれません。

　そのほか、意外と役に立つのは、看護師さんの勤務表です。看護師さんの顔と名前が一致するようになれば、その勤務表から、その日に働いている看護師さんが誰なのかわかり、いろいろと便利なことが多いですね。

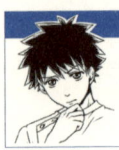

悟史の疑問 ◉075
検査の前に食事をしていいかの判断は？

　検査によっては、その前の食事が絶食になる検査や、飲水も禁止になる検査があります。禁止し始める時期（例えば検査の前日夜何時から禁止なのかなど）、禁止の期間（検査後何時から経口摂取可能なのか）など検査によってまちまちです。造影剤を使用するかどうかで変わってくる検査もあり、それを一つ一つ覚えるのは大変な作業です。

　しかし心配は無用。検査のオーダーを電子カルテで出すと、検査の承諾書と共に、検査の説明の紙がプリントアウトされ、そこに検査前に注意することとして経口摂取の可能時間の記載があることがほとんどです。プリンターから出てきた紙を患者さんに渡せばそれでオッケーということなのです。あとは自分で、食事指示画面からそれぞれの食事オーダーを出しましょう。それを繰り返していると、知らぬ間に検査に伴う食事オーダーがわかってきます。

　たまに説明書が出ない検査もあり、その場合は、上級医や検査室に直接問い合わせてみるといいでしょう。せっかく検査をオーダーしていたのに、患者さんが間違えて食事をしてしまったために中止せざるをえないときもあります。食事のオーダーを入力するのを忘れないように気をつけましょう。

> **悟史の疑問 ● 076**
> **看護師さんは点滴ルート確保や採血はしてくれないのか？**

　大学病院などでは、看護師さんが点滴ルート確保から採血まで全くやってくれないことがあります。一方、一般病院では、採血から点滴のルート確保まですべて看護師さんがやってくれるところもあります。また、iv (intravenous infusion) と言われる静脈内注射も、すべてやってくれるところもあれば、全くやってくれないところもあったりします。どうしてこのような違いが出てくるのでしょうか。看護師さんは一体どこまでやっていいものなのでしょうか。

　平成19年に厚生労働省から「医師及び医療関係職と事務職員等との間等での役割分担の推進について」という通達が出されました。その中の「医師と看護師等の医療関係職との役割分担－2) 静脈注射」では、

> 　「医師又は歯科医師の指示の下に行う看護職員が行う静脈注射及び、留置針によるルート確保については、診療の補助の範疇に属するものとして取り扱うことが可能であることを踏まえ、看護職員の積極的な活用を図り、医師を専門性の高い業務に集中させ、患者中心の効率的な運用に努められたい。
> 　なお、薬剤の血管注入による身体への影響は大きいことから、『看護師等による静脈注射の実施について』(平成14年) において示しているとおり、医師又は歯科医師の指示に基づいて、看護職員が静脈注射を安全にできるよう、各医療機関においては、看護職員を対象とした研修を実施すると共に、静脈注射の実施等に関して、施設内基準や看護手順の作成・見直しを行い、また、個々の看護職員の能力を踏まえた適切な業務分担を行うことが重要である。」

と記載してあります。

　結論から言うと、看護師さんでも静脈注射および留置針によるルート確保はできます。そして、看護職員を対象とした研修を実施し、施設内基準や看護手順の作成・見直しをしっかりと行えば薬剤の血管注入も可能です。反対に、看護師の仕事量の増加を嫌った場合や、研修自体を実施できない、施設内基準や看護手順の作成・見直しができない施設では、薬剤の血管注入はできないということです。しかし、**研修医にとって、すべて看護師さんにやられてしまうのも死活問題です**ので、「なんでやってくれないんだ」と憤慨するのは、十分自分の手に技術がついてからの方がいいでしょう。

悟史の疑問 ◉ 077
病棟に自分の名前の印鑑を一つ置いておく。

　研修医の必須の持ち物として自分の印鑑を挙げておきましたが、できれば、病棟にも一つ置いておくと便利です。とにかく、自分の名前が入っている文書を発行するときは、必ずと言っていいほど自分の印鑑を捺印することになるので、常に印鑑が必要になります。

　たまたま、手術着のまま病棟に来てしまって（感染対策の観点から、病棟に手術着のまま来てはいけません。長袖白衣の下に着ているのも感心はしません。当直中にパジャマとして使用するのもだめです）、白衣がないときなど、病棟に印鑑を置いておかないと仕事にならなくなるので、置いておくことをお勧めします。スタンプタイプの簡易印鑑で一向に構いませんので。

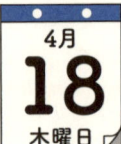

【20日目】

 4月18日 木曜日

　今日は手術日だったけど、爪が伸びていることに病院に来てから気がついた。まあ、研修医だからいいかなとも思ったが、池内先生に話をすると、手術室に爪切りがあることを教えてくれた。☞078
　入室後の時間があるときに手術室のナースステーションに行ってみた。そう言えば、手術室の看護師さんにも挨拶をしていないのでそれも兼ねて。☞079
　手術室には、病棟と同じく師長さんがいらした。ニコニコして、優しそうな師長さんだった。木田師長に通じるものがある。やはり師長までなる人はみんな人格者なんだな。
　挨拶はてきめんだったみたいで、その後、「先生も栃木出身なんですか？」と声をかけてきてくれた看護師さんが3人もいた。つぶやきシローだけじゃなくて、結構、栃木はメジャーなんだ。

　手術は腹壁瘢痕ヘルニアの修復術だった。腹壁瘢痕ヘルニアのヘルニア門を塞ぐのに、メッシュという人工物を使っていた。人体に入れても問題ない素材でできているらしい。
　触らせてもらったけど思ったよりも軟らかかった。でも、こんなのを入れたら痛くないのかと心配になった。「穴があったら、ふたをする」というなんとも原始的な発想だが、この単純なところがまたおもしろい。
　池内先生の見事な手さばきを堪能しながら終了した。「やっぱり、先輩うまいですね」と心から池内先生に言ったのに、「ばかにすんな」と突っ込まれた。

　手術が終わり、たまった病棟業務をすばやく（？）片付け、カルテを書いていると☞080、木月先生が、下のコンビニでコーヒーを買ってき

てくれた。

　「やっぱコーヒーはブラックでしょ」と笑いながら二人で飲んでいたら、佐貫さんがやってきて叱られた。病棟は飲食禁止らしい。なら、書いといてくれればいいのに。知らなかったよ。☞ 081

　最近、佐貫さんに怒られなかったのに、失敗だ。二人で「どうも、すみませ〜ん」と声を合わせたら、また叱られた。失敗。

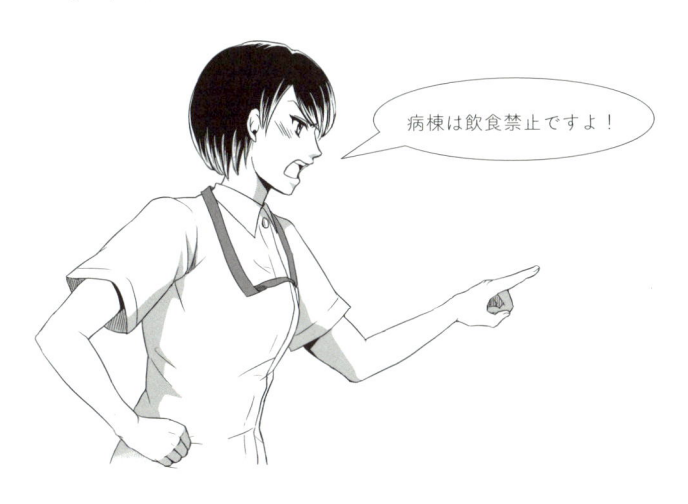

> 病棟は飲食禁止ですよ！

---

078 爪切りは意外な盲点だな。手術室にあるのか。でもなんで手術室にあるのかな？

079 当然だけど、手術室にも看護師さんはいるから、挨拶は必要だな。手術室関係で他には挨拶するところはないのかな？

080 電子カルテの書き方はどうすればいいんだろうか？　特殊な書き方などあるのかな？　研修医がカルテを入力していいのかな？　上級医のチェックとかあるのかな？

081 病棟は飲食禁止なのか。どこで食べたり、飲んだりすればいいのかな？

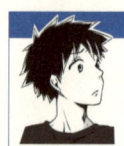

悟史の疑問 ● 078
医師には爪切りなどの身だしなみも必要です。

　どんなに忙しくても身だしなみはきちんとしましょう。一番大事なのは、白衣です。なかには汚い白衣を着ている人を見かけますが、白衣の洗濯は病院で責任を持ってやってくれるので、こまめに提出し、<u>最低限、白衣はきれいで清潔なものを身に着けましょう。</u>

　そのほか、盲点は爪です。医療従事者は手が基本で、診察も手技もすべて手で行います。その手、特に爪が伸びていたり、汚いことは問題外です。こまめに爪切りは行いましょう。
　爪切りが見当たらず、どうしても爪を切る必要がある場合は、手術室に置いてあることがあるので聞いてみましょう。手術の前に、爪が伸びていることに気づき切る医師がいるので、そのような医師のために常備されていることが多いのです。

悟史の疑問 ◉ 079
手術室に入る科をローテートしたときの注意点。

　手術室の看護師さんも病棟と同じように、看護師長、副師長、主任が存在します。外科系のローテーションになったら、時間のあるときで構いませんので、挨拶をしておきましょう。また、麻酔科の先生や、できれば部長先生にも挨拶をしておくと、その後の関係もうまく行きます。わざわざ挨拶だけのために麻酔科医局に出向くことはないと思いますが、自分の患者さんに麻酔をかけてもらうときには、きちんと挨拶をしましょう。のちに麻酔科をローテートしたときのためにも効果的です。

　それ以前に、社会人のマナーとして、同じ空間で仕事をすることになる人たちには、挨拶することが基本です。明るく元気に挨拶しましょう。手術室に入室するときに「お願いします」と一礼して入る研修医も中にはいます。どこまで行うかはその人次第ですが、皆が気持ち良く、協力して患者さんの医療（手術）ができるようにする努力は必要ですね。

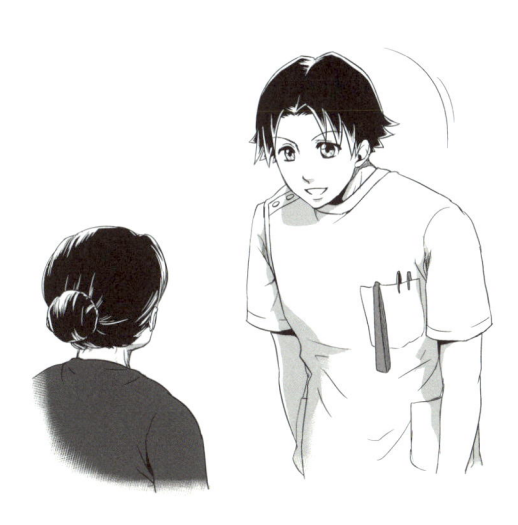

悟史の疑問 ● 080
カルテの書き方は？

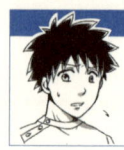

　カルテの書き方について。以前の紙カルテと違い、最近はすべて電子カルテになっていますが、基本は何も変わっていません。やはりSOAPの4つの項目に分けて考え、書くといいでしょう。

　S（Subjective data）：主観的データ。患者さんの話や病歴など。
　O（Objective data）：客観的データ。身体診察・検査から得られた情報。
　A（Assessment）：SとOの情報の評価。
　P（Plan）：前三者をもとにした治療方針。

　そのほか、週単位でサマリーを書いておくとわかりやすいです。電子カルテでコピー＆ペーストが使えるようになったのでカルテ、サマリー書きが非常に楽になりました。電子カルテ導入の利点です。

　各科により、書き方を決めているところや、指導医によって書き方が違ったりしますので、それぞれ学んで、そのなかで自分が一番良いと思った書き方を見つけるのがいいでしょう。

SOAP カルテの例

【S】 まだ傷は痛みますが、じっとしていれば大丈夫です。
　　 排ガスがありました。お腹がすきました。
　　 痰が少し出ます。

【O】 POD 5（胃切術後 5 日）
　　 #バイタル　BP 130／70、HR 60、BT 36.5℃
　　　 胸部所見；normal vesicular sounds
　　　 腹部所見；normal gurgling sounds
　　 #創部、ドレーン
　　　 正中やや下方に発赤あり。圧痛なし。
　　　 ドレーン排液；淡淡血性、少量。
　　 #L／D（採血結果）
　　　 WBC 6,800／mm^3、RBC 450万／mm^3、Hb 14.5g／dL、Plt 24万／mm^3
　　　 CRP 0.8mg／dL
　　　 Na 144mEq／L、Cl 102mEq／L、K 3.8mEq／L
　　　 AST 30IU／L、ALT 30IU／L、γ-GTP 35IU／L
　　 #胸部 Xp；clear
　　　 腹部 Xp；colon gas（＋）、small intestinal gas（－）、niveau（－）

【A】 #幽門側胃切術後 5 日目
　　　 術後経過順調。吻合部問題なし。
　　 #呼吸器
　　　 レントゲン、検査値から、肺炎、無気肺などは認めない。引き続き喀痰排出を促す。
　　 #創　部
　　　 正中創部の創感染に注意。要観察。

【P】 #明日の様子で流動食を開始する。
　　 #ドレーンは浸出量を見て抜去へ。

悟史の疑問 ● 081
病棟業務中、喉が乾いたらどうするか？

　病棟業務中に喉が乾いたらどうしたらいいでしょう。飲み物を飲めばいいのですが、病棟での飲食が全面的に禁止な場合があるので注意が必要です。病院によって、また病棟によってもまちまちですが、割合としては、全面禁止のところが多い気がします。昨今は院内感染対策の観点から、また、病棟の一角で患者さんに病状説明を行っているときに食べ物の匂いがしては良くないとの観点から、そして、絶食の患者さんがいるからという理由で全面的に飲食禁止のところがあるので注意が必要です。

　その場合、医師控室などで飲食しましょう。水は飲めるので耐えられなかったら、水道の水を飲んでください。以前、水を飲むのに、コップがなくて、検尿用のコップで飲んでいた研修医はしばらく嫌われ者になっていましたが……。

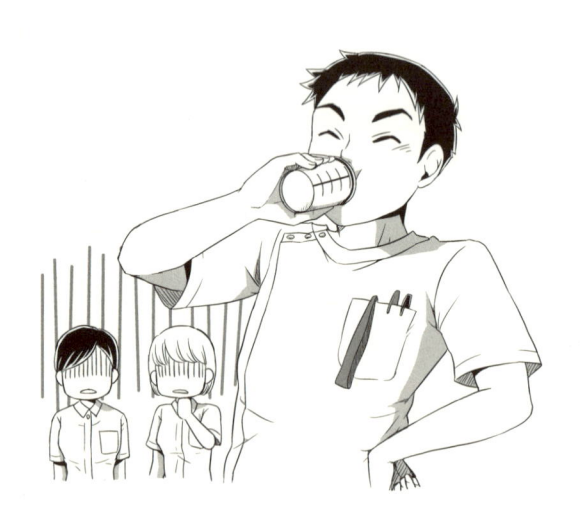

医師594 医学生のための医師国試過去問サービス サイトの特徴

過去問10年分解き放題！

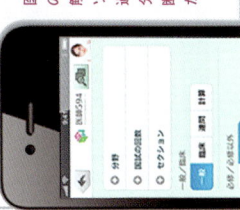

医師594は過去10年分の過去問をオンラインで解くことができる新しいソーシャル医師国家試験過去問サービスです。
分野、回数、難易度、診断名などで検索することができます。

間違えた問題は自動保存！

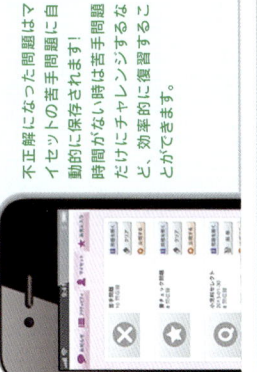

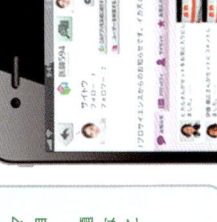

不正解になった問題はマイセットの苦手問題に自動的に保存されます！時間がない時は苦手問題だけにチャレンジするなど、効率的に復習することができます。

友達をフォローしよう！

一人で過去問を解くのはもちろん、友達と過去問セットを共有することができます。ユーザー検索で友達を探してフォローしてください。勉強会メンバー全員で登録しよう。

人気のセットを共有しよう！

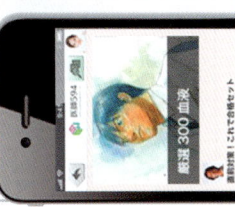

医師594はみんながオリジナルの過去問セットを公開しています。
気になるセットを見つけてお気に入りに登録すれば、マイページからいつでも人気セットを解くことができます。

自分だけのセットを作ろう！

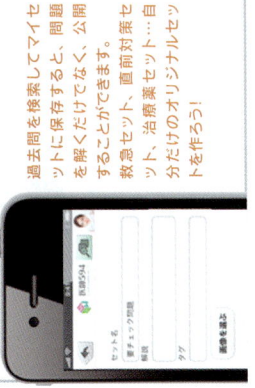

過去問を検索してマイセットに保存すると、問題をまとめるだけでなく、公開することもできます。直前対策や救急セット、治療薬セット…自分だけのオリジナルセットを作ろう！

PC、スマフォどっちも使える！

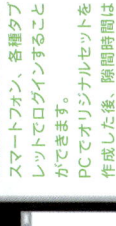

新規登録をすると、PC、スマートフォン、各種タブレットでログインすることができます。
PCでオリジナルセットを作成した後、隙間時間はスマートフォンで！
PC版は近日公開！

LibroScience

運営：株式会社 リブロ・サイエンス（医書出版）
東京都新宿区西新宿 2-3-3 KDDIビルアネックス2階
TEL & FAX 03-5326-9788　（〒163-8510）

3 さあ、過去問を解こう！

医師594はPC、スマートフォンで過去問を解くことができる新しい医師国家試験過去問サービスです。救急セット、直前対策セット、禁忌肢セット、治療薬セット……など自分だけの問題セットを保存することができます。移動中や寝る前の隙間時間にいつでも国試対策！

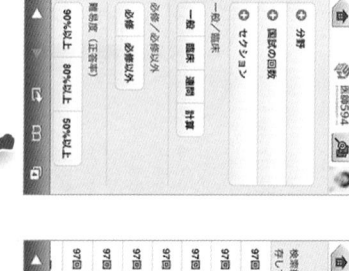

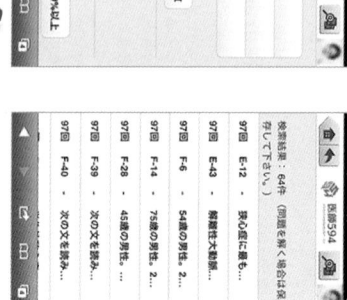

医師594は、医師国家試験対策用のwebサービスだ！ 国試に向けて自由に医師594を活用しよう！

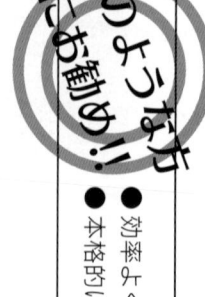

- 効率よく過去問を解きたい方
- 隙間時間を活用したい方
- 本を読む時間がない方
- 本格的に国試対策を始める方
- 勉強会で問題を共有したい方

このような方にもお勧め！

詳細はこちら

https://www.594online.net/

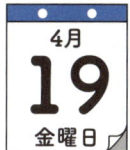

【21日目】

4月19日 金曜日

　櫻田さんの調子が朝から悪かった。大腸癌多発肝肺転移の患者さんだ。受け持ちになったとき、もうすでにベッド上しか動けない状態だった。でも、話もできたし、明るく冗談も言っていた。
　櫻田さんは俺に点滴の刺し方を教えてくれた。点滴がなかなかうまくいかなくて悩んでいたとき、俺に、「先生、私の血管難しいから、私ので練習するといいよ」と言って、快く自分の手を差し出してくれた。
　失敗しても「大丈夫、もう一回やってみよう。ほら、ここ、ここ。この血管、良さそうだよ」と違う方の腕を出してくれた。
　血管の弱い櫻田さんの点滴はよく漏れた。そのつど、わざわざ「山際先生じゃないと嫌だ」と言って他の医者に刺されるのを拒んでいたらしい。息を引き取ったあと、夜勤の看護師さんが教えてくれた。

　ここ数日、尿量が急激に減少して、血圧も低めになっていた。夕方の回診を終えたときくらいから急に呼吸状態が悪くなり、夜の11時過ぎに息を引き取った。最後は、旦那さんと2人の娘さんに囲まれて眠るように息を引き取った。
　モニターで心電図のフラットを確認し池内先生にコールした。
☞082
　池内先生はすぐに来てくれて、死亡確認が行われた。先生は丁寧に最後の診察を行うと、自分の時計を確認し、静かに死亡を宣告した。
☞083

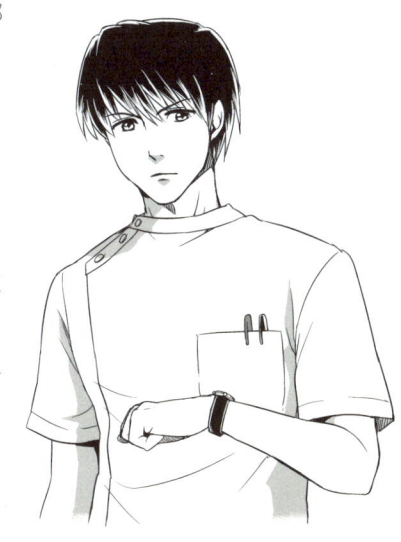

「本当にありがとうございました」と言葉を振り絞る娘さんの頬には大粒の涙がこぼれていた。
　俺は泣きそうだった。いや、泣いていた。こんなにも、患者さんの死とは悲しいものなのか。医師を続けるのが不安になるくらい辛かった。そんな気持ちの俺の肩を、池内先生が大きく叩いて頷いた。☞084

　勤務室に戻ると、池内先生は死亡診断書を出し、一緒に書こうと言って、書き始めた。☞085
　大腸癌肝・肺転移が主病名。55歳という若さであった。今までの櫻田さんの人生がこんな紙一枚で終了してしまうのが、なにか空しい気がした。
　もう俺にできることは何もなかった。せめてもと思い、寝る前に、
　「櫻田さん、ありがとうございました」
　心の中で呟きながら目を閉じて明日に備えた。

082　死亡確認は研修医が行ってはいけないのかな？　上級医を呼ばないといけないのかな？

083　死亡確認の方法は決まった方法があるのかな？　また、注意することなどあるのかな？

084　親父を亡くしていながら、僕は死というものがわからない。人の死とは、どういうものなのか？　きっと想像もつかないくらい辛いことなのだろう。

085　死亡診断書は研修医が書いていいのかな？　役所に提出する大事なものだよね。

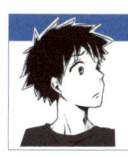

悟史の疑問 ◉ 082
死亡確認は研修医が行っていいのか？

　死亡確認は、研修医が行っても問題はありませんが、実際に行うことはあまりありません。通常、死亡確認は上級医が行います。もし、上級医が病院を離れているときは、上級医の到着を待ち、確認を行いましょう。確認自体は、呼吸停止、心拍動停止、対光反射の消失の確認などを行うことで、それほど難しいことではありませんが、そのタイミングや最後に家族に話す言葉など、経験が少ない研修医ではなかなか難しいものです。

　死亡の確認は日常診療の延長ではありません。家族にとっては一生の中で最大の出来事なのです。そのことをしっかり理解し、数々の場面を経験し、上級医の確認方法を見て学び、自分なりの死亡確認の方法を身につけてください。自分の家族であったらどう思うかなど、常に自分のことのように接していくのが重要です。

悟史の疑問 ● 083
死亡確認の行い方は？

　死亡確認のやり方は人それぞれです。上級医になってしまうと他の医師がどのように行っているかは、なかなかわかりません。研修医のうちに、自分なりのやり方を見つけましょう。大抵は、はじめて立ち会ったときの上級医のやり方をそのまま継承してくことになりますが、機会があればいろいろな上級医のやり方を見て経験するといいと思います。

　死亡確認に正しいやり方などはありません。患者さんの家族を尊重する神聖なやり方が良いと思います。頸動脈を触れて拍動のないことを確認し、聴診器にて呼吸音、心音の消失の確認、睫毛反射・対光反射の消失の確認を行い、それぞれが自分の耳、目で確認できない旨を家族に伝え、自分の時計で正確な死亡時間を告げます。

　気をつけなければならないこととして、はじめに心電図モニターをベッドサイドに置いてそれが平坦になったことを確認しますが、電源を入れたままにすると、死亡確認後に電気的な散発的スパイク（突出）が出ることがあります。心電図上、脈が平坦化しても数分は様子を見ていた方がよく、死亡確認時は心電図の電源を切っておいた方が無難です。

　また、呼吸が停止しても、最期に大きな息をすることがあります。二酸化炭素が溜まるためにこれを排出するための延髄反射です。これも、呼吸停止後しばらくしてから認められることがあるので、呼吸停止後しばらく時間をかけた方が賢明です。

　家族は、患者さんの死を頭では理解できても、体が理解できていない時間があります。呼吸停止や、心電図の平坦化を認めても、数分様子をみて、家族の心の準備を待つ時間を作ってあげてもいいと思います。もし、確認を急いでしまうと、確認後に、心電図にスパイクが出たり、大きな息をすることがあって家族に「まだ、生きているのでは」と思われてしまいます。焦らず、ゆっくりと丁寧に確認は行ってください。

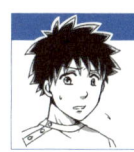

> **悟史の疑問 ● 084**
> 患者さんの死について、落ち込んでいる暇はありませんが、いつまでも最初の気持ちを忘れずに。

　医師は患者の死に対し、ある意味ドライに対応しなければならないこともあります。学生時代は人の死に直面することは全くない生活でしたが、医師になると、否応なしに人の死に立ち会うことになります。自分が一所懸命治療してきた人の死は自分の無力さを知ることになり、本当に辛いものです。「もし、自分が担当でなかったらもう少し生きられたんじゃないか」とか、「あのときもう少しこうしていれば良かった」とか、いろいろなことが頭の中を駆け巡り、はじめのうちは涙が出そうになることもあります。実はこの感覚が、非常に大切です。

　この"人の死"という出来事が、研修が進むと忙しい日常診療の中のほんの一部になってきてしまいます。確かに、お見送りをしてすぐに病棟に戻ると、あなたは次にあなたの助けを待っている患者さんたちにすぐに向き合わなければならず、感傷に浸っている時間はありません。

　でも、どんなに忙しくなっても、どんなに立場が上になっても、はじめてお見送りをしたときのあの感情を決して忘れてはいけません。人の死は非常に大きな出来事です。医師にとっては、たくさんの担当患者さんのうちの一人の死であるかもしれませんが、患者さんの家族にとっては愛する家族を失うことであり、想像もつかないほどの悲しみです。いつも、気丈にムンテラを聞いていた息子さんが、ひとり待合室で泣いているのをみたりすると身が引き裂かれる思いをします。
　医師は患者さんが亡くなる瞬間だけ見届けることになります。しかし、本当に大変なのはその人がいなくなってからです。そのことを理解し、患者さんの家族へ最大限の配慮をすることが必要です。

悟史の疑問 ● 085
死亡診断書は研修医が記載していいのか？

　通常の診断書同様、研修医が書いていけないことはありません。しかし、保険会社の診断書と違い、死亡診断書は公文書にあたり、より重要なものです。保険会社へ提出する診断書では問題ないことでも、もし死亡診断書に虚偽の記載をすると、虚偽診断書等作成罪が適用され、3年以下の禁錮又は30万円以下の罰金になります。できればはじめのうちは、研修医は作成せず、上級医に任せた方が安心です。

　厚生労働省の定めた臨床研修の到達目標には、死亡診断書、死体検案書その他の証明書の作成も含まれています。また、数年もすれば自分も上級医として作成する立場になるので、上級医が作成しているのをみて、<u>いずれは上級医の指導の下に作成してみるといい</u>と思います。病理解剖を行った場合は、記載する場所があるので、追記することを忘れないようにしましょう。

死 亡 診 断 書 (死体検案書)

| 氏　名 | | | 1 男
2 女 | 生年月日 | 明治　昭和
大正　平成
(生まれてから30日以内に死亡したときは生まれた時刻も書いてください) | 年　月　日
午前・午後　時　分 |

| 死亡したとき | 平成　　年　　月　　日　　午前・午後　　時　　分 |

死亡したところ 及びその種別	死亡したところの種別	1病院　2診療所　3老人保健施設　4助産所　5老人ホーム　6自宅　7その他
	死亡したところ	番地 　　　　　　　　　　　　　　　　　　　番号
	(死亡したところの種別1～5) 施設の名称	

死亡の原因

◆Ⅰ欄、Ⅱ欄ともに疾患の終末期の状態としての心不全、呼吸不全等は書かないでください

◆Ⅰ欄では、最も死亡に影響を与えた傷病名を医学的因果関係の順番で書いてください

◆Ⅰ欄の傷病名の記載は各欄一つにしてください

ただし、欄が不足する場合は(エ)欄に残りを医学的因果関係の順番で書いてください

Ⅰ	(ア)直接死因		発病(発症) 又は受傷から死亡までの期間	
	(イ)(ア)の原因		◆年、月、日等の単位で書いてください ただし、1日未満の場合は、時、分等の単位で書いてください (例:1年3か月、5時間20分)	
	(ウ)(イ)の原因			
	(エ)(ウ)の原因			
Ⅱ	直接には死因に関係しないがⅠ欄の傷病経過に影響を及ぼした傷病名等			

| 手術 | 1無　2有 | 部位及び主要所見 | 手術年月日 | 平成
昭和　年　月　日 |
| 解剖 | 1無　2有 | 主要所見 | | |

| 死因の種類 | 1病死及び自然死
外因死　不慮の外因死　2交通事故　3転倒・転落　4溺水　5煙、火災及び火焔による傷害
　　　　　　　　　　6窒息　7中毒　8その他
　　　その他及び不詳の外因死　9自殺　10他殺　11その他及び不詳の外因
12不詳の死 |

外因死の 追加事項 ◆伝聞又は推定情報の場合でも書いてください	傷害が発生したとき	平成・昭和　年　月　日　午前・午後　時　分	傷害が発生したところ	都道府県 市　区 郡　町村
	傷害が発生したところの種別	1住居　2工場及び建築現場　3道路　4その他(　)		
	手段及び状況			

| 生後1年未満の
病死した場合の
追加事項 | 出生時体重
　　　　　グラム | 単胎・多胎の別
1単胎　2多胎(　子中第　子) | 妊娠週数
満　週 |
| | 妊娠・分娩時における母の病態又は異状
1無　2有　3不詳 | 母の生年月日
昭和
平成　年　月　日 | 前回までの妊娠の結果
出生児　　人
死産児　　胎
(妊娠満22週以後に限る) |

その他特に付言すべきことがら

上記の通り診断(検案)する　　　　　　　　　　　診断(検案)年月日　平成　年　月　日
(病院、診療所若しくは介護
保健施設等の名称及び所在地又は医師の住所)　　　本診断書(検案書)発行年月日　平成　年　月　日

(氏名)　　　　医師　　　　　　　　　　　　　　印

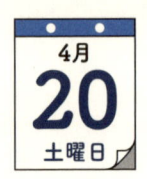

【22日目】

「ところで、先生たち、外科学会に入会した？」

朝、病棟にいきなり入ってきて、池内先生が大声で叫んだ。びっくりした俺と木月先生は「いいえ」と答えるのが精いっぱい。

池内先生の説明は詳しくはわからないところもあったが、とにかく、早く入会しておかないと、あとでいろいろな専門医資格を取得するのが遅れるということだった。☞086

ほかにもいくつか入会した方がいいものがあるけれど、とりあえずは外科学会に入会するのがいいと言われた。

「この紙に名前とか書いて、部長に推薦状をもらわないとダメだよ」

紙を渡され、なんか、あやしい通販の宣伝と似ているなと思ったが、池内先生が言っていることなので本当なのであろう。そもそも専門医とは？ 専門医になるとどんな良いことがあるんだろう？ ☞087

そんな疑問を投げかけようとしたところで、朝の回診が始まった。

どうやら、来週末に外科学会が開催されるようで、池内先生は、その準備をしていて俺たちのことに、気づいてくれたみたいだった。ありがたい話だ。学会のこととかは言われないとわからないし、部長の推薦状が必要だが、今日は休日なので月曜日に直接お願いすることにした。

部長のことをひと口で表すと、"スラムダンクの安西先生"のような人だ。はじめて見たとき、あまりのそっくりさにびっくりした。

木月先生に言ったけど、スラムダンク自体がわからないらしく、残念ながら俺だけで部長に会うたびに、安西先生を楽しんでいる。

いつの日か「桜木君、あきらめたときがゲームセットだよ」と言ってもらおうと思っている。怒られるかな。

とても天下の東都大学出身とは思えない気さくな良い人だ。患者さんからも絶大な信頼を得ているそうだ。見ならわなければ。
　うちの病院の外科医局は部長の性格を反映してか、非常に和やかで雰囲気が良い。医局によりぎくしゃくしているところもあるそうで、外科は良いなと思う。☞088

　土曜日は余裕があるので、病棟に置かれている医学書のチェックをした。病棟の医師勤務室にある本棚には、前から思っていたのだが、非常に役に立つ本がたくさん置いてある。なかには自分で買いたいと思うものもあり、一つ一つ中身をチェックした。
　実際に臨床の現場で必要としている情報は、国家試験勉強で使った参考書には全く記載されていないことがほとんどだ。本屋に行っても必要な本を見つけることができないので、こうして先輩が使っている本をチェックするのが一番効率が良い本の探し方だ。☞089
　もっともまだ本屋には行けていないけど。明日にもはじめて、新宿に行ってみよう。

086　学会は、医者になったらみんな入会するものなのかな？　絶対に入会しないといけないのかな？　どの学会に入会した方がいいのかわからないよ。

087　学会の専門医とはどのようなものなのかな？

088　部長とは？　医局とはなんだ？　そういえばサッカー部の椿先輩は、整形外科の医局長だと言っていたな。医局長とはなんだろう？

089　臨床に役に立つ本は、どのようにして探せばいいんだろう？　病棟には医学書が置かれていることがあるのか。そこにある本を参考にすればいいのかな。

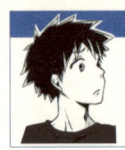

悟史の疑問 ◉086
研修医の入会すべき学会は何か？

　研修医になり、驚くことの一つとして学会の数の多さがあります。特に、ここ数年、学会の数が増えてきていて、どの学会に入会したらいいのかわからないと思います。そもそも、学会に入会するメリットは何でしょう。

　学会に入会すると、定期的に学会誌が送られてきます。その学会誌には、最新の医療情報や珍しい症例が掲載されていたり、最新の治療方法などの特集がされていたりしてとても役に立ちます。学会発表するときもその会員でなければできません。また、学会には専門医制度などがあり、一定期間学会の会員で、一定の症例を経験し、学会の行う試験に合格すると、その学会の専門医を名乗ることができます。その先には指導医というものもあります。どちらも学会の会員でなければなれません。

　このように、学会に入会するといくつかのメリットはあります。しかし、大抵の学会は会費を年間1万円以上徴収しているので、多くの学会に入会するとその費用もばかになりません。

　では、研修医はどの学会に入会すべきなのでしょう。まず、自分が将来何科になるのか、何科系になるのかによって違います。内科系になる人は内科学会、外科系になる人は外科学会、そのほかの人はその領域の一番大きな学会に入会することをお勧めします。しかも、なるべく早く入会した方がいいでしょう。なぜならば、それぞれの専門医の資格を得るには、卒業後の年数を問われるほかに、入会後の年数を問われるからです。入会が遅くなると、専門医になる資格を得るのも遅くなってしまいます。どの科に進むか決めている人は早めに入会することをお勧めします。

悟史の疑問 ◉ 087
学会の専門医とは？

　多くの学会は、前述のとおり専門医制度を持っていて、所定の条件をクリアすると、専門医や指導医を名乗ることができます。大抵の医師は、この専門医を持つことを目指し、取得します。

　では、この専門医、指導医というのは取得するとどんなメリットがあるのでしょうか。答えは、メリットはあまりありません。自分の経歴に「○○学会専門医」と記載できるだけです。確かに、「○○学会専門医」と名乗れるとその専門医になる試験や条件が厳しい学会であれば、それなりのステイタスが与えられることになります。しかし、多くの学会の場合は、少し面倒な手続きと合格率が7割以上の試験で資格を得ることができるので、あまり意味がありません。

　自分のポリシーから学会の専門医資格、指導医資格を持たない医師の中でも優秀な医師はたくさんいます。症例を多く経験できない病院では、専門医の資格を得ることができないなどの問題もあり、専門医資格そのものをもう一度考え直す必要があると思います。

　そのほか、病院が、各学会の研修指定病院になるために「その学会の指導医が常勤していること」や、「専門医が何名以上常勤していること」などを条件としている学会があります。そのため、病院としては、学会の資格を持っている人を重宝することはあります。しかし、それを持っているからと言って給料が良くなるなどのメリットはありません。

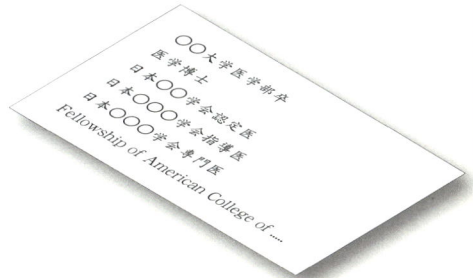

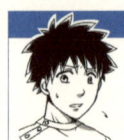

悟史の疑問 ● 088
部長とは？　医局とは？　医局長とは？

　一般病院の各診療科の医師は、その診療科で医局というコミュニティーを作っています。少ない科で2、3人、多いと10人以上で医局を作っています。それとは少し違うのですが、大学病院などになると、講座ごとに医局を作っています。大学に勤務している医師だけでなく、外部病院に出向で出ている人も含まれ、数十人になることもあります。

　ここでは、一般病院の医局について少し説明します。一般病院の各診療科は一番上に部長がいます。小学校のクラブ活動ではないので、副部長はいません。次に医局員の統括を行う、医局長がいます。医局員のまとめ係でいろいろな雑用もやってることが多いです。その他が、医局員です。医局員はその病院の常勤医であることが多いので、ローテーションをする研修医が、医局員としてみられることは通常ありません。

　医局によっては、医局費を毎月徴収しているところもありますが、研修医が徴収されることはないわけです。各診療科ごとに部屋を分け与えられ、その部屋に各診療科の先生がデスクを置いて仕事をする環境があり、この部屋のことを医局という場合もあります（外科医局、呼吸器内科医局など）。

　一緒に、働いているんだという連帯感を持てるところが良いところでしょうか。お互いの関係が希薄になってきている現代では、それは形式的なものになっていることも多いようです。

悟史の疑問 ◉089
研修に役に立つ本の見つけ方。

　各科には、大なり小なり本棚があり、そこに各科で非常に役に立つ医学書が並べてあります。普段から上級医の先生が使用するものなので、使いやすくまとまった本を見つけることができます。ひととおり置いてある本に目を通し、気に入ったものがあれば自分で購入してみたらどうでしょうか。実際に臨床で使用するため、使いやすい本が置かれているので参考書選びに非常に役に立ちます。

　病棟や科によっては、研修医の使えるロッカーや本棚のスペースを与えてもらえることがあります。自分用に使い慣れた教科書や参考書を病棟に置いておくことが可能なので、積極的に持ち込みましょう。書籍は常に新しいものが出版されるので、常に情報交換をして、良いものを手に入れましょう。

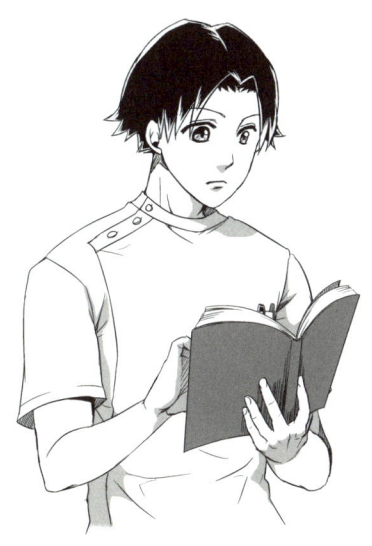

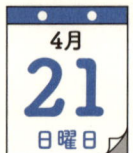

【23日目】

4月21日 日曜日

今日は、池内先生に、「俺、外科当直で病院にずっといるから、適当に帰っていいよ」なんて、嬉しいことをおっしゃていただけたので、病棟業務もそこそこに、レジに戻った。

今日は医学書を買いに新宿に行こうと思っていた。電車に乗ったところで、朝の回診で杉浦さんのドレーンを入れ替えたのを、看護師さんに報告しなかったことに気がついた。つい3日前に佐貫さんから「包交でやったことはなるべく報告してください」と怒られていたのでなんとか病棟に連絡しなくてはと思い電車を降りた。☞090

「新宿、すげ〜」

田舎者の俺には刺激が強すぎた。医学書を扱う本屋に行くまでにかなり迷ってしまった。"思い出横丁"とかいうなんだかわからないけど、ちょっと良い感じの場所を通ったり、アルタの前を通ったときは、芸能人がいないか探してしまった。

田舎者が浮かれていると、突然PHSが鳴った。電話の向こうですまなそうな声で、池内先生が言った。

「ごめん。これから、アッペ（急性虫垂炎）で緊急手術」☞091

麻酔科の先生に「最終経口摂取時間は何時？」といきなり聞かれた。

「へ？　最終ケイコウセッシュ時間？？？」

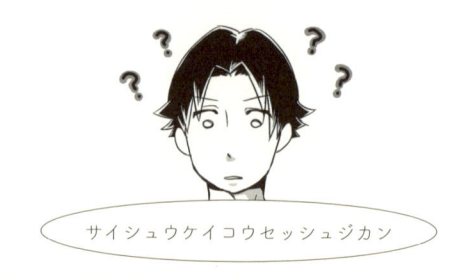

サイシュウケイコウセッシュジカン

突然聞かれて、俺の頭の中にクエスチョンマークが３つくらい出てきた。
「11時です」
　池内先生のすばやい返事に、また驚いた。
「ケイコウセッシュ」が「経口摂取」であることに気づくのに時間はかからなかった。手洗い時に池内先生が丁寧に教えてくれた。☞092

　緊急入院で外科病棟が空いていなかったので、患者さんは血液内科の病棟に入院した。知らない看護師さんばかりだし、物もどこにあるのかわからなくて大変だった。
　びっくりしたのは外科病棟と点滴の指示受け締め切り時間が違うことだった。そんなもの病院全体で統一すればいいのにと思ったが、素直に従った。
　研修も進んできて、無駄な争いをしないのが一番だということに気づいてきたのだ。俺って大人！☞093

090　外出先から病棟に電話をかけるためにはどうしたらいいのだろう？　そもそも電話していいのかな？

091　院外にいるときは、病院から自分の携帯電話にかかってくるのかな？　緊張するな。

092　最終経口摂取時間？　なんでそんなことが必要なの？

093　自分の科の専用病棟以外に患者さんが入院することがあるのか。慣れない病棟だと戸惑うことも多いのかな？

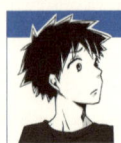

悟史の疑問 ◉ 090
外出先から病棟に電話をしたい場合はどうするのか？

　休日や、勤務時間外で外にいるときに、病棟に電話をしたい場合とはどのような場合でしょうか。患者さんに出し忘れた指示を担当看護師さんに伝えたいときなどがこれに当たります。

　それでは、実際にはどこに電話をかければいいでしょうか。一番良いのは、病棟直通の電話番号にかけることです。それがなかったり、わからなかったら、代表に電話して病棟につないでもらうことです。そのとき必ず自分のことを名乗らないとつなげてはもらえませんので注意してください。

　病棟直通の電話番号があるかどうか、病院にいるときに確認しておいてもいいと思います。院外から医師が病棟に連絡することは日常茶飯事なので、気にせず行ってください。

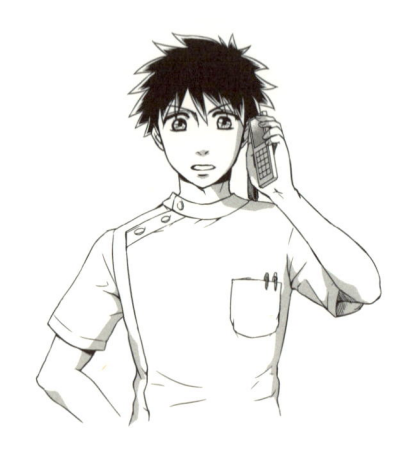

> **悟史の疑問 ◉ 091**
> 院外にいるときに、病棟から呼ばれるのは携帯電話？ PHS？

　研修医の人は、はじめのうち、携帯電話の音にびくびく怯える時期があるでしょう。院外にいるときに、病棟からのコール（call、問い合わせ）は、院内 PHS が院外でも使えればその PHS にかかってきます。使えなければ自分の携帯電話にかかってきます。院内にいるときと違い、<u>院外の場合、気を許しているときにかかってくることが多いので、かなりびっくりします</u>。寝るときは枕元に置いて寝たり、入浴時は音が聞こえるように近くに置いておいたりと、皆いろいろ工夫しているようです。

　研修初期は電話での問い合わせに的確な返答できず、びくびくしてしまいます。でも、誰もが通ってきた道ですし、すぐに慣れるので心配はいりません。PHS の充電が切れてしまい行方不明になってしまう医師がたまにいるので、<u>充電だけはこまめに行いましょう</u>。なかなか家に帰れなくて充電できずに切れてしまう人もいるので、他の研修医と協力して、病棟などに充電器を用意してもいいかもしれません。

悟史の疑問 ● 092
緊急手術では、最終経口摂取時間の問診が重要です。

　緊急手術になったときは、各所への連絡や検査、術前説明など行わなければならないことがたくさんあります。研修医は、手際良く動かなければなりません。ピンチのときこそ、自分の能力をいかんなく発揮するチャンスです。普段から学んできた知識、技術を使い、また、築き上げてきた人間関係をフル活用しましょう。

　その忙しい状況の中で、必ず確認しておかなければならない重要なことがあります。それは患者さんの"**最終経口摂取時間**"です。
　全身麻酔の手術の場合、経口摂取時間が近い患者さんでは、**導入時に嘔吐し誤嚥の危険があります**。そのため、そのような患者さんに全身麻酔をかける場合、クラッシュ導入という、意識低下から気管内挿管、カフへ空気注入までの時間をできるだけ短くする導入方法で行います。

　胃の中に食物など吐く物を持っている患者さんのことを"**フルストマック**"と呼んでいます。一般に、水分は飲んでから1時間、固形物は4～6時間で十二指腸に到達します。最終経口摂取時間から少なくとも6時間は経っていないと危険だということです。腹膜炎などで腸管の動きが悪い場合はより時間がかかることも考慮しなければなりません。

　家族歴や既往歴、内服薬などは、必ず聞く習慣ができているので忘れないのですが、**最終経口摂取時間は忘れがちです**。患者さん自身が話をできない状況のときもあり、家族、付き添いの人に聞いておかないと、入室後、わざわざ聞きに行かなければならなくなることもあります。注意しましょう。

悟史の疑問 ◉ 093
自科専用病棟と他科との混合病棟の違い

　総合病院の場合、通常、病院は各階で病棟に分かれています。各階の中でも、東西、南北、1、2号館などいくつかに分かれて病棟を作り出している場合もあります。それぞれの病棟は、入院患者さんの数の多い科ですと1つの科が使用し、複数の科が共同で使用する混合病棟では、多いときでは3つくらいの科が共同で一つの病棟を使用しています。

　<u>自分のローテーションしている科がどの病棟に位置しているかは、はじめに理解しなくてはいけない基本中の基本です</u>。注意すべき点としては、外科で女性患者さんだけ婦人科の病棟に入院する場合や、化学療法のための入院患者さんは血液内科と同じ病棟になるなど、その病院特有のルールもあるので早めに理解しましょう。

　混合病棟の場合、看護師が科ごとに担当が分かれていることが多いので、そのシステムの理解も必要です。病棟により、物品の置いてある場所が違っていたり、指示受けの締め切り時間が違うこともあります。「**郷に入れば郷に従え**」で、その病棟のルールに合わせる努力をしてください。「自分の病棟ではこうやっているから」という傲慢さは許されないし、嫌われます。気をつけましょう。

When in Roma, do as the Romans do.

【24日目】

4月22日 月曜日

　金曜日に櫻田さんがお亡くなりになった後、実は、あることが行われていた。病理解剖のお願いだ。古木先生は、悲しみに暮れるご家族を集め、櫻田さんの癌との格闘の歴史を静かに話し始めた。それは、確実に櫻田さんが生きたという歴史であった。

　話が終わり、長い沈黙の後、古木先生は至極、丁寧に病理解剖をお願いした。☞094

　母、妻の死をまだ正面視できていない家族にとってそれはある意味辛く、厳しいお願いだった（だったように思えた。少なくとも俺には）。しかし、しばらく考えたいと時間を置いたのち、櫻田さんが残したこの家族は、「医学の進歩のため」と解剖を快く承諾してくれた。

　俺の心の中で、何かが大きくうごめいた。もし自分が櫻田さんの息子であったら、苦しみぬいた母にこれ以上、かわいそうなことはできないと反対すると思ったからだ。

　もちろん、現在の医学が、数々の方のご厚意による病理解剖で進歩してきたことは十分理解している。医師としては病理解剖を勧めなくてはいけないこともわかってはいる。でも、俺はできるのか？　やれるのか？

　それから数日が経っても結論は出ていなかった。ただ、櫻田さんの家族が出した結論を無駄にせず、しっかりと病理解剖を行わなければと思った。

　朝一番に、病理の先生に連絡をして、午前中に行った。

　癌は想像以上に櫻田さんの体をむしばんでいた。辛くて何度も目を背けそうになった。学生時代にやった解剖実習では決して感じなかった気持ちだった。

病棟にあった死亡診断書に、病理解剖の結果を追記した。解剖は昼過ぎに終了し、霊安室から櫻田さんをお見送りした。涙が出そうだった。☞095

　でも必死にこらえた。患者の死のたびに号泣している医者など聞いたことがなかったし、かっこ悪いと思ったからだ。

「櫻田さん、先生方にお世話になったので自分が死んだら病理解剖をして先生方の役に立ててもらいたいって、娘さんに言っていたんだって」

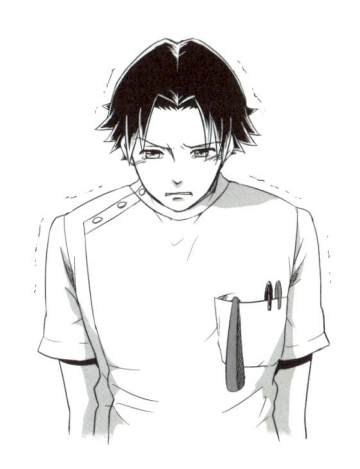

　病棟へ戻るエレベーターの中で狩田さんがこっそり俺に耳打ちした。

「そんなのありかよ」

　俺は誰にも気がつかれないように、こっそり涙を拭いた。

---

094 病理解剖をお願いするのは、上級医がするのかな。研修医は病理解剖にどのように関わるんだろう？

095 お見送りとは何だ？ 霊安室は病院のどこにあるんだろう？

悟史の疑問 ● 094
病理解剖（ゼク）について。

　病院で患者さんが亡くなった場合、医師はその死因の本当の原因を明らかにするために患者さんの遺族に病理解剖をお願いすることになります。これは義務にはなっていませんが、<u>現代の医学は、数々の患者さんの厚意による病理解剖で発展してきた</u>ことは周知のとおりです。その患者さん一人の病理解剖から新しいことがわかることは少ないですが、その積み重ねで医学は進歩してきました。そういった観点からも、病理解剖をお願いすることになります。

　日本の病理解剖率、剖検率は先進国の中では最低レベルです。発生頻度の低い疾患や、治療に難渋した症例などは積極的に行いたいところです。研修医が直接患者さんの遺族に解剖を頼むことはありませんので、その場の流れに身を任せましょう。ただ、新医師臨床研修制度の中に、病理解剖症例を利用したCPCレポートの作成が必修化されています。日本内科学会も内科専門医や臨床研修病院の指定に一定の病理解剖を義務化していますが、必ずしも研修中に解剖に立ち会えるとは限りません。

　病理解剖は、死んだ後もまだ体を傷つけ痛い思いをさせてしまうという気持ちが強いために、遺族が承諾してくれることはあまりありません。それでも、一所懸命治療をしてきていると、そんな姿勢を見ていてくれた家族の方は、先生のためならと承諾していただけることもあります。ありがたいことです。傾向として、今まで一度もお見舞いに来なかったような親族が大きな声を出して死亡後にやってくると、その人が反対して承諾いただけないことがあります。こちらとしても、厚意でやらせてもらうことなので強引には頼みません。どうしても献体をお願いしたいときは「今後の日本の医療の発展のために」と頼むと承諾していただけることもあります。

　逆に、遺族が死因の解明を望んでいるときは、病院は病理解剖の提案、

その他の死因解明に必要な措置についての提案をして、その実施を求めるかどうかを検討する機会を与えるべき義務があると、東京地裁で判決が下された判例があります。**遺族が希望したときは、速やかに準備をしましょう。**

　病理解剖は死体解剖資格を持った病理医が行います。承諾いただいたときは、承諾書にサインをもらい、病理医に連絡します。承諾書には、脳の解剖を希望するかどうかの欄があるので記載を忘れないように。一般的には、頭の疾患でなければ行わないことが多いです。

　病理医に連絡すると、準備をしてくれて数時間で終了します。必ず、担当医が1人以上ついていなければならず、CPCレポート作成のこともあるので、研修医がつくことになります。その後、遺族にお返しすることになります。夜間に亡くなった場合は、次の日の午前中に病理解剖を行いお昼にはお返しできます。日中に亡くなった場合は、その後に数時間解剖を行いお返しすることになります。

病理解剖に関する遺族の承諾書

1. 亡くなられた方のお名前：＿＿＿＿＿＿＿＿＿＿＿＿　様
2. 死亡年月日：＿＿＿年＿＿＿月＿＿＿日
3. 死亡の場所

　　〇〇病院長　殿

　上記の遺体が死体解剖保存法（昭和24年法律204号）の規定に基づいて病理解剖されることを承諾致します。

　特記事項：（脳の解剖の是非、ご遺族の希望等の記載）

　病理解剖に関して上記の説明を受け、承諾しました。
　　　　年　　月　　日
　　　氏　名：＿＿＿＿＿＿＿＿＿＿＿＿＿＿　印
　　　死亡者との続柄：＿＿＿＿＿＿＿＿＿＿
　　　住　所：＿＿＿＿＿＿＿＿＿＿＿＿＿＿

説明者
　　所属：＿＿＿＿＿＿＿　担当医名：＿＿＿＿＿＿＿　印

悟史の疑問 ● 095
「お見送り」とは？

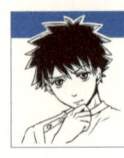

　お見送りとは、亡くなった患者さんを最後に病院の霊安室から送る悲しい儀式です。死亡の確認が終了し、病理解剖がない場合、早ければすぐに葬儀社が病院に来て患者さんが霊安室から帰宅します。

　霊安室は、病院により存在する場所は違いますが、大概は地下にあります。最近は、病院の最上階にあるところもあるようですが、人目につかないところにあるのがほとんどです。霊安室には、大きな冷蔵庫のような遺体保存室が数個あり、遺体を保存安置できるようになっています。死亡確認後、家族が葬儀社に連絡すると、すばやく引き取りに来院し、自宅へ移動します。

　お見送りは、主治医、担当医、病棟師長（夜間は当直師長）、担当看護師などで行います。必ず、葬儀社が全員揃っているか確認しますので、全員が揃うまで待ちましょう。勝手に了承し、お見送りの後、主治医が到着することなどないようにしてください。お見送りの霊柩車が、見えなくなるまで深く一礼してお見送りしましょう。

　通常、霊柩車には家族1、2名しか同乗できないので、そのほかの家族をそのあと案内します。遺体を乗せた霊柩車は、万が一のときの確認用に、公道は、死亡診断書と共に移動することになっているので、死亡診断書を渡すのを忘れてはいけません。自家用車での移動などでは、死亡診断書を携帯していないと、検問などで問題になることがあるそうです。ちなみに、遺体を葬儀社の車でなく自家用車で運搬するのは問題ありません。地方によっては今でも自家用車で帰宅する場合もあるようです。葬儀社は、通常、家族が前もって決めていて連絡していることがほとんどです。しかし、急な場合など、家族が連絡できる時間がなかったときなどは、病棟や事務に葬儀社の紹介がいくつかあることが多いので、相談してみてください。

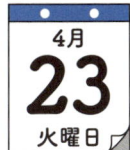

【25日目】

　今日ははじめての当直だ。この病院の当直体制は、外科系、内科系の上級医がそれぞれ一人ずつ当直をしていて、その下に研修医当直がいるという3人体制である。いやいや正確には2プラスαというところか。
　研修医は外科系だろうと内科系だろうと、どんな患者さんでもまずはじめに呼ばれる。患者さんの病歴を聞き、必要な検査を入れ、内科系か外科系かを判断して、上級医に電話をかけてみて診察してもらうというのが研修医の仕事だ。
　はじめての研修医当直なので、2年目の佐藤先生と一緒に行った。次回からは自分ひとりでやらなければならないのでしっかりと佐藤先生の行動を見て学んだ。
　佐藤先生は、内科志望でとにかく知識が豊富、救急患者さんも手際良く次々と診てこなしていった。来年になれば俺もあのようになれるんだろうか。少し不安になった。
　夜は当直室があり、トイレもシャワーもついていて快適だった。
☞096

　車のドアに指を挟んだ若い女性が来た。右手の人差し指がパンパンに腫れていてとても痛そうだった。出血や、神経障害はなさそうで、レントゲンのオーダーを立てた。
　明らかな骨折はなさそうだったが、佐藤先生は外科の上級医を呼ぶまで骨折の有無については患者さんに聞かれても答えようとしなかった。外科の先生が来て、レントゲンを見て、一言。
　「わずかな骨折がありますね」☞097
　骨折の判断は難しい……。

はじめはよくわからなくて、おろおろしていたが、徐々に役に立てるようになった。緊急検体を検査室に運んだりもした。
　検査科の中をはじめて見ることができた。いろいろな機械がたくさんあっておもしろそうだった。☞098
　検査科にも当直の人がいた。考えてみると当たり前だけど知らなかった。レントゲンの技師さんも当直していたし、当直はいろいろな人が協力して成り立っていることがわかった。

　朝方、喘息発作の人が来院し、「血ガスを測定して」と佐藤先生から言われた。
　動脈血を採血する方法は、大腿動脈からしか知らなかったので、「横になってください」と苦しんでいる患者さんに言ったら、「できない」と言われた。
　そりゃそうだ、起坐呼吸なのだから。困った。手首からなんて採ったことないよ。うろたえる自分を察してか、佐藤先生が来てくれてすばやく採血してくれた。ありがたかったが、少し情けなかった。
　今度から血ガス取るときは手首からも採るようにしたい。急患室にある測定器で測定しながら心に誓った。☞099
　はじめての当直でとても勉強になったが、次回からこれを一人でやらなければならないかと思うと非常に心配になった。

096　当直は忙しくて寝る時間はないのかな？　お風呂とか入れるのかな？

097　骨折の有無はレントゲンを撮ればすぐわかるものでもないのか？
　　　注意しなければならないな。

098　検査室とか、学生時代には行けなかったところは興味があるな。でも、研修医が行くこととかあるのかな？

099　動脈血を採血する方法はどんな方法があるんだろう？　血液ガス分析は自分で測定するのか。測定器はどこにあるんだろう？

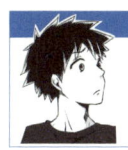

悟史の疑問 ● 096
当直はどれくらい忙しいのか？ 眠れるのか？ 風呂は入れるのか？

　病院により、当直の忙しさは違います。研修病院が、二次救急を担当しているのか、三次救急を担当しているのか。また、研修医を含め何人の医師が当直をしているのかなど、条件により忙しさは違ってきます。「当直中に眠る時間があるのか？」との質問にも、病院によって違うし、その日の患者さんの来院具合によって違うとしか言いようがありません。来院患者の数が少なく2人でも、夜中の2時、4時に来れば眠ることはできませんし、多くて10人以上でもすべて12時前の来院でその後、朝まで来なければ眠れるわけです。

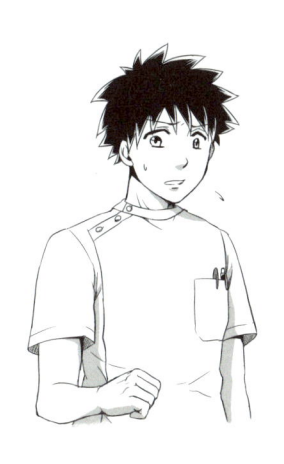

　当直中の服装はみなラフな格好でいます。病院から就寝用の服を用意されているところもあります。手術着を寝巻にしている人もいますが、病院によっては怒られるので注意を。当直中の入浴も、専用の風呂があったり、手術室のシャワーを使ったりまちまちです。入浴中に呼び出されたりすることを嫌って一日位いいやと入浴しない研修医も多いようです。

　当直中はいつ呼ばれるかわからないというなんとも気の休まらない状況が一晩続きます。眠りも浅い眠りになってしまいます。どうせ眠れないのならばと、ここで普段なかなかできなかった調べものをしたり、勉強する研修医もいます。眠れないのなら勉強するのも良し、呼ばれたときに備えて少しでも体力を温存しておくのも良し、それぞれ自分に合った当直の過ごし方を見つけてください。

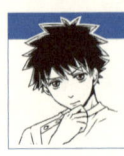

悟史の疑問 ● 097
骨折の判断についての注意点。

　救急病院、当直帯の患者さんでは、骨折疑いの患者さんを診察する機会が多くあります。患者さんを診察したら、骨折疑いの場所をレントゲンで撮影し、骨折の有無を確認します。そのときに、研修医の人は骨折の有無に関して断言しない方が得策です。明らかに骨折しているときに「骨折しています」と伝えるのは問題ありません。

　しかし、明らかな骨折を認めないときに、骨折なしと患者さんに伝えると、そのあとで整形外科の医者からわずかな骨折を指摘されたりすることがあります。その程度の骨折であれば、固定などで様子をみることで、骨折の有無によって治療方針に大きな差は出ないのですが、患者さんにとっては骨折がないと思っていたのに、骨折があると言われたことで、精神的な動揺が生まれてしまいます。

　どうしても告げなければならない状況のときは、自分は整形外科医でないことを伝え、「自分の目では明らかな骨折はない」と言うのがいいでしょう。

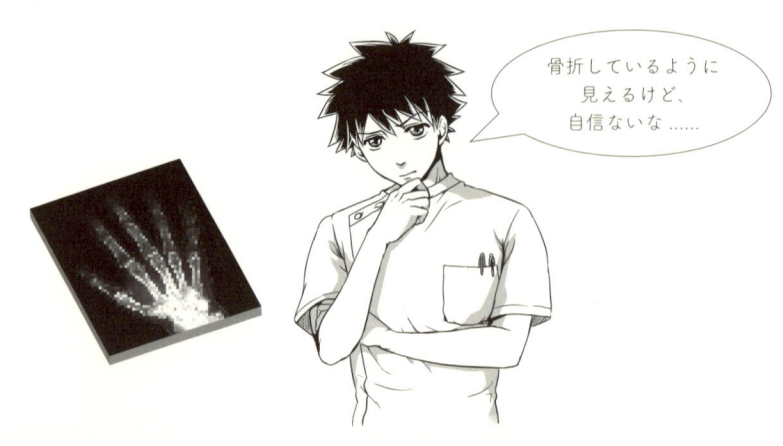

骨折しているように見えるけど、自信ないな……

| 悟史の疑問 ◉ 098
| 病院の検査室とは？

　病院内には、血算、生化学などの血液検査室、細菌検査などの細菌検査室、呼吸機能、心機能などの生理検査室など、検査室がいくつもあります。それぞれ、臨床検査技師、臨床微生物検査技師などが常駐しています。研修医が関わることはあまりないように感じますが、実は、緊急で採取した検体を直接持ち込んだり、検体の保管方法を聞いたり、患者さんと共に検査室に行ったりと、なにかと関わりのある場所です。

　足を運ぶと、実際に、検査がどのように行われているかがわかったり、採血後の検体の扱い方など技師さんから詳しく聞けることもあります。いろいろと自分の世界を広げることができるので、機会を見つけて見に行ってみましょう。

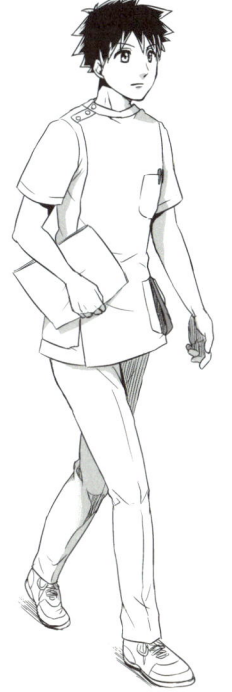

悟史の疑問 ● 099
動脈血採血の方法は？　測定場所は？

　血液ガス測定は動脈血を採血する必要があります。動脈血採血の方法は、いくつかあります。大腿動脈（鼠径部）、上腕動脈（肘）もしくは橈骨動脈（手首）などから採血する方法です。手技的には、大腿動脈からの採血が一番簡単です。腕の静脈が出なくて静脈血採血が難しい患者さんでは、大腿動脈から採血することもあります。しかし、必ずしも患者さんが横になれるとは限りませんので、上腕動脈や、橈骨動脈からの採血もできるようにしておきましょう。いつも甘えてばかりで大腿動脈からしか採血していないと、大腿動脈から採血できない状況が必ず来ますよ。

　血ガスの測定は、日中は検査科が行ってくれますが、夜間、休日など医師が測定しなければならないこともあります。急患室や、手術室には測定器が置いてあることがあります。測定の仕方は簡単ですので、一度上級医に聞いてみてください。いち早く結果を知りたい場合、自分で測定できるようにしておくと便利です。ガス分析だけでなく、ヘモグロビンや電解質も測定できるので、いち早く貧血の状況や電解質異常を判断したいときなどにも便利です。

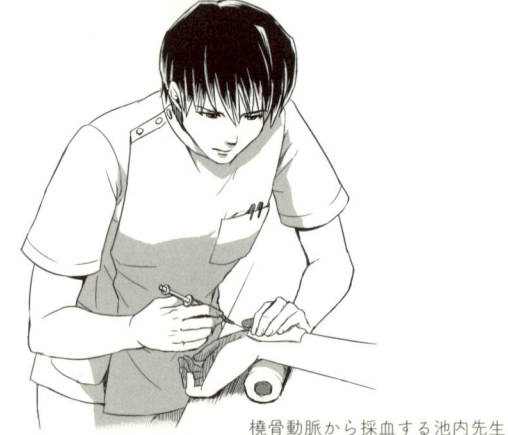

橈骨動脈から採血する池内先生

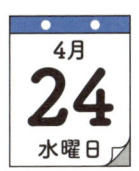

【26日目】

4月24日 水曜日

　カンファレンスの発表中、池内先生のPHSが鳴って、先生がどこかへ消えた。なんか嫌な予感がした。その予感は的中した。
「内科に大腸癌の穿孔の人がいて、これから緊急手術だから準備して」
　昨日も当直だったのに。しぶしぶ内科に診察しに行くと、腹を抱え痛みで何も話せない患者さんがそこにいた。

　近藤泰三さん、男性。80歳であったが、今でも自分で会社を経営しているそうでとても80歳には見えなかった。数か月前から下血を自覚したけど誰にも言わずにいたそうだ。「早く言えば良かったのに」と奥さんが手を握りながら話していた。
　確かにCTをみるとフリーエアーがあった。
「先生、助けてください」
　絞り出すように近藤さんは言った。
「よし、俺の手でこの人を救わなくては」
　決して俺が救うわけではないのにそんな気持ちが突然、湧き上がり、昨日一睡もできなかったことなど、どこかへ飛んで行ってしまった。

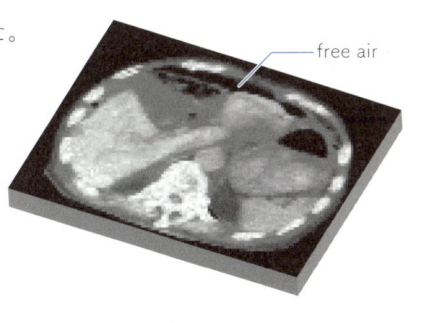

　手術は、癌を切除し再建した後、人工肛門を造設。最後に、手術室にある生理食塩水全部ではないかと思うほどの量で腹腔内を洗浄した。
　術後は全身状態が不安定だろうということでICUに入室した。はじめてのICUだ。緊張。☞100
　ICU病棟の指示簿は病棟よりも細かく、看護師さんも忙しそうでなにか少し冷たい気がした。質問も鋭い質問だったし。☞101

手術が終わり、ひと息つくと、もうすぐ明日。患者さんの状態も気になるし、今日も病院で寝ることにした。幸いICUには仮眠室なる部屋があって、そこで眠れそうだった。☞102

ICUにはいろいろな機械があった。人工呼吸器や透析（？）の機械など。

何か全くわからない機械があったので見ていると、人の良さそうなお兄ちゃんが声をかけてきた。その兄ちゃんは、その機械が大動脈内バルーンパンピングという恐ろしい機械であることを教えてくれた。

その兄ちゃんは臨床工学技士といういろいろな医療機器を扱う人だった。

「また、何かわからないものがあったら言ってね」なんて、非常に良い人だった。

研修医にとって先生とは何も上級医ばかりではないことを知った。☞103

明日は帰るぞ〜。

100　ICU病棟は普通の病棟とどのように違うのだろう？

101　ICUの看護師さんが冷たい？　どういうこと？

102　ICUには仮眠室があるのか。集中治療だから泊まり込む研修医も多いのかな？

103　病院の中にいる人すべてが、先輩だしな。周りの人すべてからいろいろなことを吸収する姿勢が大切なのかな？

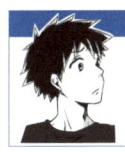

悟史の疑問 ● 100
ICU 病棟とは？

　病棟の中で、少し特殊な病棟に ICU 病棟があります。重症患者で、厳重な監視を必要とする病態のとき、入室することになる病棟です。心臓外科などの侵襲の大きな手術後は必ず入室します。病棟で患者さんの病態が急変し、厳重な管理・監視が必要になった場合も入室します。

　ローテーションの科や、その時期により、自分の患者が ICU に入室することがなく、研修が進むこともありますが、入室することになった場合、ICU の看護師長にも挨拶を忘れずに行いましょう。ICU も看護師の業務体制は一般病棟と同じで、病棟看護師長がいます。看護師の担当患者数が一般病棟より少なく、手厚い看護・監視ができるようになっているのが ICU 病棟であるという理解でいいと思います。より細かく、的確な指示を求められる病棟ですので、その機会を逃さず勉強してください。

　ICU の患者さんの病態は時間単位で激変することがあり、その病態変化を観察し続けることは非常に勉強になります。そのことをわかっているので、ICU に泊まり込む研修医は多いのです。

悟史の疑問 ● 101
ICUの看護師さんが厳しくて冷たく感じるのはなぜ？

　はじめのうち、ICUの看護師さんはなぜか厳しく、冷たく感じます。そのため、ICU嫌いや苦手になる研修医が多いので助言をしておきます。**ICUの看護師さんは決して、冷たかったり、厳しいわけではありません。** ただ、ICU病棟では、一般病棟より患者さんの病態がドラマチックに変化するため、中途半端な指示や、すばやく出されない指示では対応しきれないので、はっきりとした迅速な指示が求められます。どうしても研修医は、はじめのうち迅速に指示が出せないために、看護師さんも口調が厳しくなってしまうこともあるのでしょう。

　ICUなどでうまく立ち回るポイントは、反応を早く、良くすることです。自分で判断できないことは、うやむやにせず、「わからないので上の先生に聞きます」と言って自らその場で上司に電話して解決したり、やってほしいと看護師さんから言われたことの意味がわからなければ、「すみません。どうしたらいいかわからないのですが」とわからないので教えてほしい旨をはっきりと伝えることです。

　一番良くないのは、わかっているのか、わかっていないのかをはっきり伝えないことです。 わからなくてうろうろし、時間だけが経ってしまったり、「上の先生に確認します」と言っても、その後確認せず、そのままにしていたりするのが一番やってはいけないことです。看護師さんは、ずっとあなたからの指示を待ち続けることになり、その間も患者さんの状況はどんどん悪化しているかもしれないのです。

　よく、看護師さんの送りのときに、「その件は研修医の〇〇先生に確認しましたが、あとで電話をくれると言ってまだ来ていません」と言っているのを耳にします。そうなってしまうとダメな研修医のレッテルを看護師さん同士で送られているようなものです。十分に注意してください。ICUはみんな良い看護師さんばかりですよ。

悟史の疑問 ● 102
ICU 病棟には泊まるところはあるのか？

　前述したように、ICUは重症患者で、24時間厳重な監視・管理を必要とする病態のときに入室することになる病棟です。当然のことながら、起こりうることへの対処指示も細かくなり、コールされる（呼び出される）回数も増えます。

　本当に、時間単位で劇的に病態が変化するときは、ICUに泊まり込むことも日常的にあります。泊まり込むのは体力的に少し辛いですが、劇的に変化する病態を肌で感じることが一般病棟であまり多くないので、機会があったら、しっかりと病態観察することをお勧めします。自分の行った医療行為に反応し病態が好転してくれたときは何とも言えない喜びがあり、また、人間は生きているんだなという、生命の力を肌で感じることもできます。

　研修医だけでなく、ICUは泊まり込む医師が多いため、仮眠室が併設されていたり、休憩室が仮眠できるようになっていたりします。なかには、代々受け継がれた仮眠用のソファーがあったりで、それぞれの病院でいろいろな施設があるので、先輩医師か看護師さんに聞くといいでしょう。ICUに連日張り付いていて、辛かった思い出も、後に思い返すと自分の大いなる力になっていることに気づきます。ぜひ、チャンスを生かしてください。

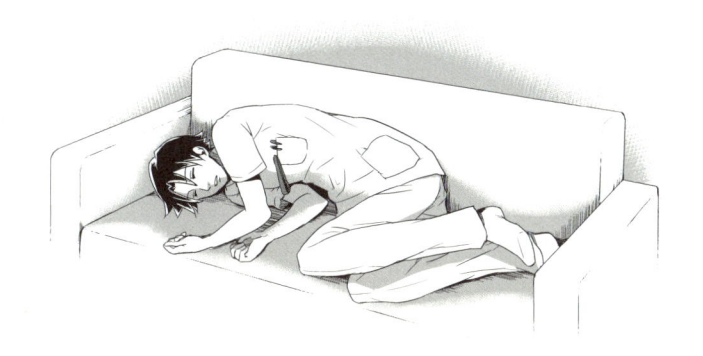

悟史の疑問 ● 103
研修医にとって病院の中の人はすべてが先生。

　自分にとっていろいろなことを教えてくれる先生は、上級医ばかりではありません。むしろ、一般病院では上級医は忙しくなかなか落ち着いて教えてもらえることは少ないかもしれません。そんなとき、「あんまり教えてもらえない」と、不満を持つのは大きな間違いです。そもそも、教えてもらうのを待つようでは、良い研修生活を送れません。**自分から積極的に学ぶ姿勢を見せ、自ら学ぶのです。**

　教える方としても、学ぼうとしていない人には教えづらく、積極的に学ぼうとしている人には教えやすいものです。学ぶことへの積極性は忘れないように。そして、病院で出会うすべての医療従事者が自分にとっての先生であるということも忘れずに。

　忙しい上級医より、むしろ看護師さんや、技師さんなどの医療従事者から学ぶ機会の方が、実は多いかもしれません。その人たちを大切にするべきです。医療従事者には、研修医を教えるということはカリキュラムにはありません。よほど教えたがりの人でない限りは、こちらから聞かない限り教えてはくれません。しかし、聞けば、医師よりも詳しく丁寧に教えてくれる人がほとんどです。積極的に聞きましょう。

　ICU病棟で見知らぬ機械に出くわし、臨床工学技士さんが近くにいたら聞いてみましょう。きっと、丁寧に教えてくれるはずですよ。ただし、向こうも仕事中ですので、最低限のマナーは必ず守ってくださいね。

【27日目】

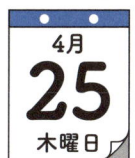

4月25日 木曜日

　ICUで迎える朝は辛かったが、近藤さんの状態はすこぶる良かった。今日にも一般病棟に戻れそうだった。
　病棟に行くと、木月先生が「お疲れ！」といって缶コーヒーをくれた。わざわざ買ってきてくれたらしかった。良い奴だ。

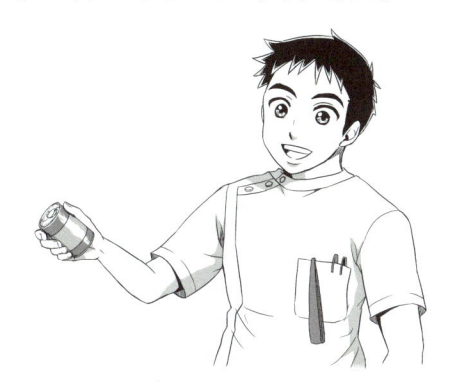

　今日から学会で医者の人数が少なかった。手術も今週はもう入っていない。池内先生は近藤さんのことがあるので、今日は行かずに明日にしたとのことだった。ありがたい。

　社長の近藤さんは、一般病棟に移動するなら、特別室が良いと言い出した。
　池内先生に聞いてみると、「特別室は最上階にあって目が届きにくいから外科病棟の個室をお勧めして」と言われたので、そう伝えた。
　その後、近藤社長はだだをこねて、ひと悶着あったみたいだけど、最後は奥さんの鶴の一声で外科病棟に決まった。さすがは妻だ。
　「せっかくの機会だから、特別室を見てこようよ」と木月先生が言うのでチェックしに行ってみた。部屋の中には入れなかったけど、部屋の前の廊下も絨毯張りだったし、廊下の隅には派手な花瓶にランが飾っ

てあったり、高級感があった。☞104

　外科病棟にエレベーターで降りるとき、「先生、知ってた？」と、木月先生が便利なボタンを教えてくれた。そのボタンは、気がつかない壁の隅に「緊急」と書かれて存在した。
　そのボタンを押すと、どこにエレベーターがいても他の階に止まらずにエレベーターが来るそうだ。緊急で患者さんを搬送するときに使うらしい。便利なものを教えてもらった。なるべく使いたくないボタンだけど。☞105

　学会で手術もないし、余裕がある一日だった。そして、なんと言っても、今日は初給料日!!
　迷惑かけてばかりなのに給料をもらうのは申し訳ない気がするけど、嬉しい！　大切にしようと思う。☞106

　夕方の回診が終わると、涌井先生から「夕飯食べに行こう」と誘われた。ここ数日帰ってないので、今日はすぐに帰りたかったけど、病棟の看護師さんも来るからと強引に連れて行かれた。
　結果、普段なかなか話のできない看護師さんとも話ができて仲良くなれたので良かった。明日からの活力にはなったかな。でも眠い。☞107

　　104　病院には特別室というものがあるのか。どんな感じなんだろう？

　　105　病院のエレベーターにはそんなボタンがあるのか。どんなときに使うのかな？

　　106　給料日は嬉しいだろうな。どれくらいもらえるのかな？　もらっても使う時間とかあるのかな？

　　107　病棟で飲み会とかあるのか。必ず行かなくてはいけないのかな？疲れているときとか嫌だな。

悟史の疑問 ●104
病院にある特別室とは？

　総合病院など大きな病院では、差額室料（差額ベッド代）を要する病室、特別療養環境室（通称「特別室」）があります。大抵は、見晴らしが良いようにと最上階に位置していることが多いようです。差額室料は病院によりまちまちで、高額なものですと、一日21万円（一泊で42万円）のところもあります。入室する患者さんはさまざまで、政治、経済の要人などが入室することも多いようです。部屋には、専用のトイレ、お風呂にシャワーが完備されていて、大型テレビやソファーが置いてあり、壁には有名画家の絵画、机に高級時計などなど。病院により部屋の内装や備品はさまざまでそれを見学するだけでも楽しめます。

　この特別室は、研修医にとって多少やっかいな存在です。特別室にどんなに社会的地位が高い人が入院しても、基本的に人が病と立ち向かうことに社会的地位など関係ないので、一般病棟に入院している患者さんと同等に扱うべきです。しかし、入室している患者さんは、より良い医療を受けるための健康保険適用外の費用（特別の料金）を支払っていることから、病院側としては丁重に対応することになります。

　そこで研修医の立場をどのように解釈するかは病院、上司により考えは違いますので、上級医の指示を仰いた方がいいでしょう。「必ず上級医と共に診察に行きなさい」など、多少の制限が出てくることは致し方のないことなのかもしれません。

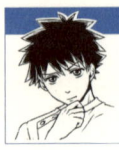

悟史の疑問 ●105
エレベーターで緊急患者さんを運びたいのに来ないときの秘密のボタン。

　例えば、緊急の患者さんを挿管した状態でアンビューバッグをもみながらICUへストレッチャーで移動しているときに、とても混んでいてなかなかエレベーターが来ない場合はどうしたらいいでしょう。

　気長に来るまで待っていたら、いつ急変するかわかりません。そんなときは、エレベーターのボタンの近くに緊急停止ボタンがあるのでそれを押しましょう。それを押すと、他のどこの階で呼び出していても、"緊急"のランプなどが表示され、真っ先にエレベーターが止まってくれます。

　止まってくれれば、開いたとき中にいた人は状況を察して、皆、降りてくれます。このとき、空気を読めなくて乗り続けていないように。非常時でないときに、そのボタンの位置を確認しておくとよいでしょう（注：病院やエレベーターによっては付いてないものもあります）。

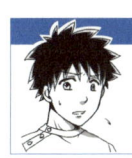

悟史の疑問 ● 106
初任給はいくら位なのか？
もらっても使う時間があるのか？

　はじめての給料日は、何とも言えず嬉しいものです。はじめの頃は周囲の人に迷惑をかけ、助けられていることが多く、お金をもらうより、むしろお金を払わなくてはならない感じなのに、給料をもらい何か少し申し訳ない気がするものです。その気持ちを忘れずに頑張りましょう。

　昔のように、研修医がただ働きする時代ではないので、今ははじめからちゃんとした額の給料がもらえます。厚生労働省は研修医の給与の目安を年360万円としています。また、ある調査では研修医給与は平均400万円以上だったとの報告もあります。それには当直料や時間外勤務料も含まれています。

　この額が多いか少ないかは意見の分かれるところですが、いずれにしてもはじめての給料なので、感謝の気持ちを忘れずに大切に使いましょう。今まで購入していた医学書も自分の働いたお金で買うと、そのありがたさが変わり、大切にして一所懸命勉強するものです。初任給でお世話になった方へプレゼントをするのもいいかもしれません。

　さて、忙しい研修生活でお金があっても使う時間があるかですが、研修生活も1か月を過ぎるとかなり余裕が出てきて、日曜日に外に買い物に行こうかなという気持ちになってきます。その頃には、時間の使い方もうまくなって自分の自由な時間を持てるようになってきています。研修のはじめは、忙しくてこのような生活が一生続くのではないかという錯覚に陥りますが、大丈夫です。最初の1か月が一番大変ですが、その後は段々と楽になってきます。

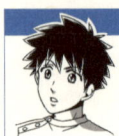

悟史の疑問 ● 107
病棟で夕食や飲み会に誘われたらどうするか？

　ローテーションする科により、また、指導医によるところが大きいですが、よく研修医は業務終了後に夕食や飲み会に誘われます。病棟業務が終了していなかったり、体力的にも精神的にも疲れていることも多いとは思いますが、できるだけこのような誘いには乗ることをお勧めします。

　病院の外で食事をすることで、少しお酒も入って、上級医との信頼関係も深まったり、一緒に病棟の看護師さんも来ることがあれば、そこで親しくなり翌日からの病棟業務のときに助けてくれたりして円滑に仕事ができるようになったりもします。

　もし、病棟業務が残っていたとしても多少の業務であれば、そのあとでやってもいいですし、翌日に回しても構わないと思います。誘われて、「何時にどこどこ集合！」と言われることで、その日のうちにやらなければならない仕事の見極めや、仕事の優先順位を判断できるようになったりもします。連日参加で、日常業務に支障が出るようでは困りますが、自分の気分転換にもなりますので、適度に参加してみるといいでしょう。もちろん、必ず参加しなければいけないわけではないので、疲れているときや、調子の悪いときは断ってください。

【28日目】

4月26日 金曜日

　朝回診が終わり、近藤社長の調子が安定していることを確認すると池内先生は学会に行ってしまった。学会といっても横浜らしい。でもいいな、昼から横浜か。楽しそうだな。
　どうやったら学会に行けるんだろう。どっかにお金を払ったりすれば行けるのかな？ ☞108
　出かける間際に池内先生が「先生、最近あんまり休めてないでしょ。今は学会期間中だから、少し休むといいよ」と言ってくださった。
　「大丈夫です。頑張ります」と俺。
　「またいつ忙しくなるかわからないから、休めるときに休んでおくのもポイントだよ」と池内先生。
　なるほど、そういうことか。休んでおこうと思った。☞109

　病棟は至って平穏だった。時間ができたので、来週火曜日手術予定の虫垂癌のことでも調べようと思った。もしかしたら学会発表させてもらえるかもと古木先生が言っていたのを思い出したからだ。
　学会発表はよくわからないけど、早めにやっておいた方がいいと言う先生が多いし、やると勉強になるからと皆、一様に言っている。
　いずれにしても、こんなチャンスそうはないのだろうから、頑張ろうと思う。脇で木月先生が「い〜な〜。い〜な〜。学会発表。い〜な〜」とうるさい。☞110

　池内先生は、調べるなら図書館で医中誌かPubMedで調べるといいと言っていた。「何のことだろう？」と思ったが、とりあえず図書館に行ってみた。どうやら論文検索のツールのようだった。☞111
　「虫垂癌」を検索の窓に入れてみると大量に出てきたので、最近の論文と、総論のようなものを選んだ。

「虫垂癌」で検索!

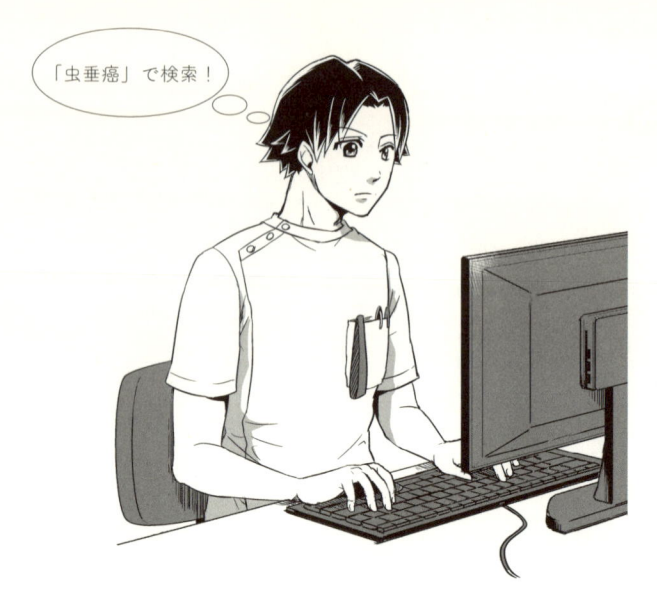

　病院の図書館は大きくてたくさん蔵書があり大学の図書館みたいだった。ほとんどの論文を見つけることができ、すべての論文をコピーしてきた。結構大量だ。あとはこれを読んで勉強するだけだ。
　さて、やるぞっと。

108　学会とかよく聞くけど、どうやったら参加できるんだろう?

109　休めるときに休んでおくのも研修医として重要なことなんだな。頑張りすぎてはいけないのかな?

110　学会発表はどのようにしたらできるんだろう?　研修医は順番に当てられるのかな?　待っていれば、そのうちできるのかな?

111　医中誌?　PubMed?　何だ、それ?

悟史の疑問 ◉ 108
学会に行くためには？

　秋になると各学会のシーズンがやってきます。全国規模の学会になると、全国から医師が集まり、一度に多くの症例を勉強でき、また、最新の治療法などを知ることができ大変勉強になります。ぜひ、自分の病院の近くで行われるのであれば、積極的に参加してください。秋のほかに春にも開催される学会もあります。春は無理ですが、秋は、研修生活も一段落し、自分である程度時間を作ることも可能になってきている時期です。どうしても遊びたくなる時期でもありますが、土日に開催されることが多いので、時間を見つけて参加してみてください。

　学会開催の情報は、医局にポスターが掲示してあったりします。上級医は知っているので聞いてみるといいかもしれませんね。研修医の頃はどの学会が自分にとってためになるのか判断できないので、聞くのが早いかもしれません。忙しくても、上級医に相談し、学会に参加したい旨を伝えるといろいろ融通を利かせてくれます。

　そのほか、確実に学会に参加するには、その学会で発表することがあげられます。日頃からアンテナを張って、学会発表のネタを見つけて、頑張って発表して、参加してください。強者になると、地方で開催される学会を見つけてきて、そこへ行く旅行をしたいから、その学会で発表しようとする人もいますね。発表すれば勉強になるので、なにもしない人よりは良いですけどね。

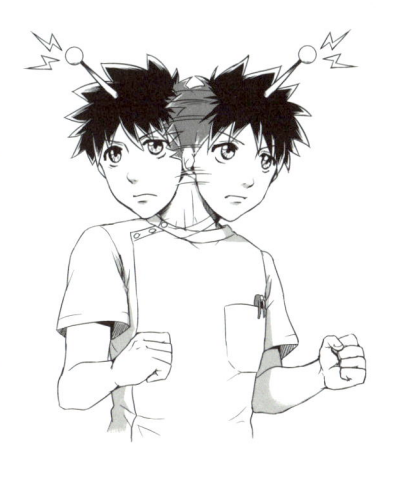

悟史の疑問 ◉109
休めるときに休むのも研修のコツです。

　研修をしていると、体力的にかなりきつく、追い込まれることが必ずあります。また、疲れている自分に対し「カッコイイな」などとなぜか自分に酔う感覚になることもあります。徹夜が何日も続いたときなどに限ってまた、緊急の患者さんが入院したり、本当に体力的に限界になることもあります。

　指導医や上級医には、そんな研修医の生活や体調も実は手に取るようにわかるものです。本当に限界のときは、上級医が、「今日は俺がみるから、帰って休んでいいから」と助け舟を出してくれることがあります。そのときは、その好意に甘えましょう。

　人間は不死身ではありません。体力には限界が必ずあるのです。その限界の一歩前で上級医が判断して助け舟を出してきたときに「いえ、自分は研修医なので」と強がる必要はないです。そう強がったときに、上級医に言われた一言があります。

　「今、お前が頑張ってこの目の前の人を助けられたとしても、それでお前が倒れてしまっては、そのあとお前の助けを待っている何千、何万の人たちはどうなるんだ。ここは、自分を大切にしなさい」
　甘えるときは甘えて、明日からまた頑張ればいいのです。

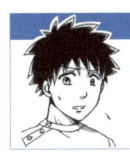

悟史の疑問 ◉ 110
学会発表をゲットするには？

　学会での発表はいろいろな勉強になるので、なるべく早めに経験しておくといいでしょう。では、どうすれば学会発表ができるチャンスを得られるのでしょう。具体的にどうすればいいのでしょうか。

　研修医がはじめて学会発表をする機会は、大抵の場合、学会の地方会と呼ばれる地方で開かれている分会での発表になります。はじめての学会発表には学会の本大会で発表する前の練習の意味もありますので、いきなり本大会で発表することはあまりありません。この地方会は、それぞれの学会で年間2〜3回開かれており、多くの人に発表の機会を与えられるように工夫されています。まさに、研修医の発表の場でもあるわけです。

　では、学会で発表する症例や発表者はどのように決まるのでしょうか。

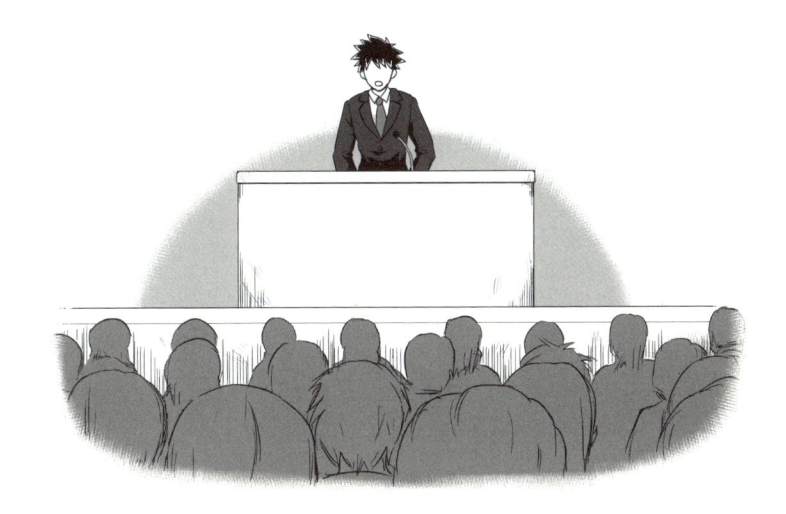

症例については、日常診療で、その発症頻度が低く、珍しかったり、診断や診療方法に特にメッセージ性のある症例があると、これは次に学会で発表しようということになります。そしてそのときに、その症例の受け持ちであった医師の中で発表者が選ばれます。すなわち、自分の受け持ち症例に恵まれれば、早く学会発表ができるし、恵まれなければいつまで経っても発表できないということになります。

　しかし、実際、日常診療でそんなに珍しい症例にあたることは少ないので、実際の決まり方は、地方会の抄録募集のはがきが来たときに、「最近あった症例でなにか学会に発表してもいいものあるかな？」と話し合い、症例を選んでいるのが実情です。そうして決まった症例の中には、受け持ち医がもうすでにいなかったりすることもあり、そのときは、その科にたまたまローテートしていた研修医に、「やってみるか？」とチャンスが巡って来ることになります。

　自分の受け持ち患者では、なかなか珍しい症例を得ることは少ないので、学会発表のチャンスを得るために、上級医に「自分はまだ学会発表していないので、何かあったら発表をしたいです！」と常にアピールしておくことが必要です。話し合いのときに、「私、やりたいです！」と積極的にアピールしてもいいでしょう。学会発表を自らやりたいという研修医は、積極的でやる気のある研修医だと思われるでしょう。頑張ってチャンスをものにしてください。すべての研修医が感じることですが、学会発表は非常に勉強になりますので。

悟史の疑問 ◉ 111
PubMedとは何か？

　PubMedとは、アメリカ国立医学図書館の国立生物工学情報センター（National Center for Biotechnology Information；NCBI）が運営する医学・生物学分野の学術文献検索サービスのことです。医療キーワードを入力すると関連論文が検索でき、抄録だけであればほぼ全部の論文のものを閲覧することができます。論文そのものを得ようとすると料金がかかることがあります。

　日本語の文献検索ですと、「医中誌」というものがあります。これは、日本の学会雑誌などを対象として、日本語のキーワードで検索できるものです。ログインするアクセス権を持っていないと検索できませんが、病院として医中誌のアクセス権を持っている場合もあるので、図書館を覗いて、聞いてみてください。

　世界の論文を検索し、世界の中の自分を意識していくためにPubMedは重要ですが、英語が得意でない人は、なかなか手が出しづらいものです。学会発表などで調べものをするときは、医中誌で検索するのが一般的でしょう。何か新しい発見があったとき、その発見が論文として発表されるのは早ければ数か月です。

　教科書に載っている情報より、論文に掲載している情報の方が最新のものです。研修中に疑問に思ったことを、そのつど、論文検索で解決するようにできれば、スーパー研修医になること間違いなしです。実際にはなかなか難しいですが……。

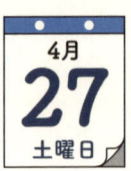

【29日目】

今日は2週間ぶりにミーが来てくれる日だ。楽しみ。

昼前にレジに来てくれて、一緒にランチをすることになった。一緒にランチなんて何年ぶりだと思う感じだ。つい1か月前までは、オリオン通りの「パンプキン」で一緒にピザを食べていたのに、あれから、かなりの時間が流れた気がした。

ミーの情報では、大学の同級生の萩原が結婚することになったらしい。お相手は前から付き合っていた看護師さんだ。変わってなければ奈緒ちゃんだな。なんでも子供ができたということ。それは、それは、おめでたい。けど、子供ができたら研修も大変だろうな。☞112

この店は、ミーの情報誌によると、ミートソースの美味しい店だった。以前「ミートソースなんて給食の思い出しかないよ」と話していた俺に、ミーが病院の近くの店をわざわざ探してきてくれたのだ。情報どおりの美味しい店だった。ミーは終始、楽しそうに話をしていた。

俺は、ミーとの結婚について考えていた。俺は「男は自分で稼げるようになるまでは結婚はできない」という古い考えの持ち主だ。

稼げるように……。この前は初給料日だったな。ということは、あれ、じゃあ結婚？

いやいや、研修を頑張って、一人前の医者になってからでないと。

でも、涌井先生は「5年目なんて、まだまだ一人前じゃないよ。10年はやらないと一人前じゃないんじゃない」と言っていたな。10年やったら35歳だよ〜。どうなっちゃうの？

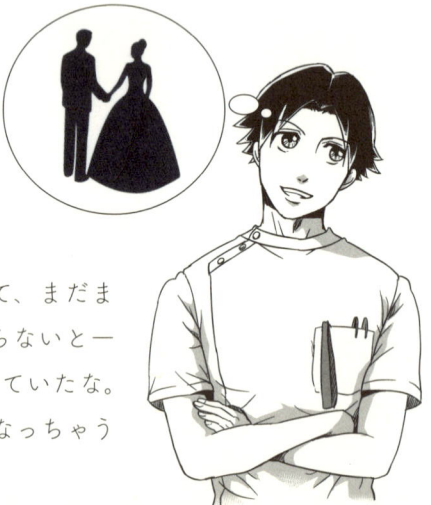

そもそも結婚しても研修するのは可能なのかな。考え出したらブルーになってきた。☞113

そんな俺の気持ちはお構いなしにミーは目の前で大きなチョコレートパフェと格闘している。
「これバナナ丸ごと一本乗ってるよ!!」
砂漠でオアシスを見つけた冒険家のように目を輝かせて話をしている。本当にかわいいやつだ。今はこの幸せな時間を精いっぱい楽しもうと思った。
コーンフレークをバリバリ食べながら、整形外科に進んだ直樹が、精神的に参ってしまって自宅療養しているみたいだと、ミーが言った。直樹と言えば、常に学年トップの成績で文句のつけようのない奴だったのに。まじめだからストレスフルな研修生活で考えすぎちゃったのかな。心配だ。☞114
俺は成績優秀じゃなかったけど、地道にコツコツ頑張ろう。きっとどこかで誰かが見ていてくれるはずだ。☞115
ミーといる時間は、あっという間に過ぎてしまう。ミーは明日休みなので、今日はレジでお泊り。

112 子供がいての研修生活は無理じゃないの？ 家に帰れなければ無理でしょ。

113 結婚しての研修生活はどうなんだろう？ やっぱり大変そうだな。

114 成績優秀でもやはり研修生活は大変なのか？ 気をつけることはなんだろう？

115 そうだ、きっと頑張りで、いつかは報われるときが来るはずだ!!

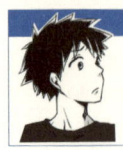

悟史の疑問 ◉112
子供がいても研修は可能か？

　子供がいた場合、研修生活は可能でしょうか。
　男性の場合で、妻が専業主婦であるパターンでは、「子供を風呂に入れてきます」と言って仕事を途中で抜けるときに子持ちであることに気づくくらいで、ふつうの研修にはなんら問題はないように見えます。

　女性の場合は、両親のサポートなどでなんとか切り抜けているようです。子供が小さい場合突然の発熱もあり、夫婦だけの力で研修をやっていくには夫の理解と、相当の努力が必要になるようです。研修が始まるときに、その科の部長に小さい子供がいる旨を伝えておいた方がいいでしょう。みんな協力してくれるはずです。

　女医さんがこれからも増え続け、女医さんの活躍なくして今後の日本の医療は成り立ちません。**女医さんが子供を持っても、無理なく研修を続けていけるようなシステム作りが病院単位でもいいので必要だと考えます。**

悟史の疑問 ◉113
結婚していても研修は可能か？

　結婚していても研修生活は可能かということですが、結婚している方でも十分、みんなと同じように研修をしています。可能です。なかなか時間が合わないなど私生活では、いろいろ苦労はあると思いますが、業務上は全く問題ありません。結婚しているからといって病院で特別扱いされることもないですし、差別されることなど全くありません。

　ひとつ挙げるとすると、研修医専用の寮（レジデントハウス）には、所帯持ちは入れないことがあるので、それは少し不利かもしれません。代わりに所帯持ち用の社員宿舎を貸してもらえることもあるので事務に相談してみるといいでしょう。研修医だから結婚できないというのは、全く根拠のないことです。よく相談しましょうね。

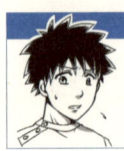

> **悟史の疑問 ● 114**
> 変なプライドが成長の妨げになることがあるので、
> 学生時代の成績の良し悪しは一度リセットする。

　医学部6年生から研修医1年生への変化は、ただ学生が社会人になることよりも大きな環境の変化なのかもしれません。上下関係のあるクラブ活動などをやっていたりすると特に環境の変化に戸惑うかもしれません。社会人1年生としてまた人間関係を構築しなければなりません。ある意味、医学部の1年生になったときと同じ状況になるのですから。周囲に気を遣うことはもちろんですが、社会人1年生としてのマナーをしっかりすることが大切です。

　また、どんなに学生時代に勉強していても、どんなに国家試験を優秀な成績で通過しても、研修医としての知識として必ずしも反映しないことがあり、成績が優秀であったがために陥りがちな失敗があります。「自分は成績優秀だったのだから」などという変なプライドがその後の研修医としての成長の妨げになる場合があり、注意が必要です。

　例えば、自分の知っていることを話す上級医の指導に対し、「そんなこと知ってるよ」という態度で接していると、極端な場合は、もう二度と指導をしてもらえなくなることもあります。知らないふりをしろと言っているのではなく、自分の知っていることでも、臨床の場での知識を加えたものであったり、そのあとで知らない新しいこと教えてもらえたりすることもあるので、どんな状況でも何かを得ようとする姿勢を見せることが大切です。自分は何も知らないので何でも教えてください、というスタンスでしょうか。

悟史の疑問 ● 115
頑張っている姿は必ず誰かが見てくれています。

　辛くて逃げ出したくなることも、悲しくて投げ出したくなることも研修生活にはあるかもしれません。「なぜ自分だけが、こんなに苦労しなければならないのか」と、見当違いな被害妄想に陥ることがあるかもしれません。そんなとき、決して逃げてはいけません。投げ出してもいけません。あなたが頑張っている姿を必ず誰かがどこかで見ていてくれます。わかってくれている人は必ずいますから。今は辛くても、それが、きっと必ずや将来自分の力になるはずです。

　何年か経って、研修医の頃を思い出したとき、研修医のときはとても辛くて悲しくて投げ出したいと思っていたことが、実は自分にとって非常に役に立っていたことに気づきます。そして、その経験があったからこそ今の自分があるのだと感じることがあります。辛くても、頑張り続けることで、きっと大きく光り輝く宝物を手に入れることができるのです。

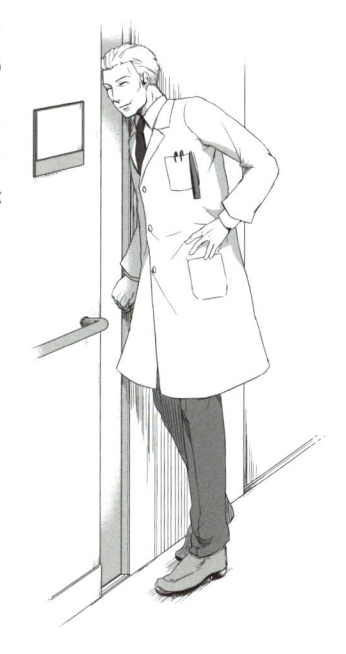

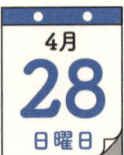

【30日目】

4月28日 日曜日

朝の回診に行くためにミーより少し早く起きた。ミーも疲れているんだろうな。すやすや眠っている。

出かけようとしたところで、突然、「そうそう。忘れてた。萩原君の結婚式、7月14日だって。なんとか来てほしいって言ってたよ」

寝ぼけ目のミーが言った。

「え〜、早いね。子供ができたからか」

心の中で呟いた。7月だと麻酔科のローテーションかな。どうすればいいのかなと思い病棟へ行った。☞116

行く途中、渡り廊下で、当直でお世話になった佐藤先生とすれ違った。「頑張ってね〜」と明るく励まされた。院内にも知っている人が増えてきて嬉しい。

池内先生はもう学会から帰ってきていた。横浜だからと言いながら、"焼売せんべい"なるものをいただいた。微妙な味だった。

病棟業務も一段落したので今日はコンピューターを買いに行くことにした。出かける前に、「医者の使うコンピューターはWindowsよりMacでしょ」と、ポリクリ班が一緒だった相澤君が言っていたのを思い出し、池内先生に聞いてみた。

「どうかな？ 僕はWindows使っているけど、別に不自由はないよ」

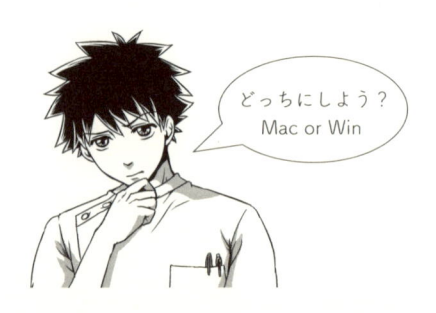

どっちにしよう？
Mac or Win

今は段々とMacよりWindowsの方が多くなってるんじゃないかな」
　以上からWindowsに決定した。

　なかなかお金をおろす時間もなかったので、近くの銀行ATMによって少し多めにお金をおろしてミーと一緒に、いざ、秋葉原へ。☞117
　乱立する店舗とそこを行き交う人々の間をミーの手をしっかり握り懸命に歩いた。これが有名な電気街かと、かなり圧倒されながら、気に入ったものを買った。☞118
　はじめて自分の稼いだお金で大きな買い物をした。少し社会人になった気分を満喫した。
　ミーに言われて、今週末がゴールデンウイークであることに気がついた。
「休みはあるの？」
「夏休みは？」
　続けざまに発せられる質問に、何一つ答えることができなかった。
　そう言われてみれば、研修医に夏休みはあるんだろうか？　明日聞いてみよう。☞119

116　結婚式とかであれば、休むことできるのかな？　日曜日とかだし大丈夫だよね？

117　生活費を銀行からおろすのはどこでできるんだろう？　病院でおろせるのかな？　僕の仕送りは郵便局だったけど大丈夫かな？

118　医者の世界はMacなの？　僕のコンピューターは何だったかな？　あ、Windowsだ。大丈夫かな？

119　研修医の夏休みはどうなっているんだろうか？　どれくらいもらえるのかな？　その前にもらえるのか？

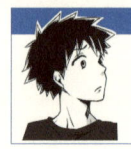

悟史の疑問 ●116
研修中に友人の結婚式のため地元に帰ることはできるのか？

　卒業が25歳前後ですと、一般社会人では結婚適齢期ということもあり、昔の友人から結婚式の招待を受けることもあるでしょう。一般的には、結婚式の招待状は早いと半年前に送られてくることもあり、一般社会では、招待された場合、仕事を理由に参加できないことはあまりありません。

　研修医の場合はどうでしょう。日曜日でもやることがある研修医は友人の結婚式に果たして行けるのでしょうか。はい、大丈夫です。行けます。前もって決まっている日時を上級医に伝えておき、許可を得ておけば可能です。

　もし、結婚式の日が、次のローテーション先であったらば、次のローテーション先の診療科の部長に前もって相談しておくといいでしょう。それでだめだということには普通はなりません。

　冠婚葬祭時の休暇取得は、一般社会人での対応と医師の世界も同じだと考えていいと思います。研修医が親の死に目にも会えないなんてことは絶対にありません。

悟史の疑問 ◉ 117
お金をおろす時間があるのか？

　給料は手渡されるわけではなく、はじめに振り込みをしてもらう口座を申告しそれに毎月振り込まれます。最初に振り込まれるときは、結構嬉しいものです。嬉しさを感じると共に、社会人としてお金を稼いでいることを改めて自覚することになります。

　さて、毎日の生活にお金がかかりますが、なかなかお金を引き出すのも時間が合わなくて難しいことがあります。引き出す時間がないのではと心配する研修医もいるかもしれませんが、大丈夫です。病院内には、患者さんのために各所にATMが置かれているのでそれを利用しましょう。多くは、外来受付の近くにあるので、探してみてください。院内のコンビニにあることもあります。24時間対応のものは少ないですが、病院にあるので、日中に開いている時間に引き出すことは可能でしょう。

　そのほか、大学や大きな病院になると院内に郵便局があることもあります。給与の振り込み先は、コンビニのATMでゆうちょ銀行の取り引きがなかった頃は、引き出しやすさを考慮して銀行振り込みにする人が多かったのですが、現在はコンビニATMでもゆうちょ銀行の扱いがあることも多いので、どちらでも便利さは変わりません。自分の生活環境の中で、なるべく24時間、お金を引き出せる銀行を給与振り込み先にするのがいいかもしれません。

悟史の疑問 ◉118
医者のコンピューターは Mac なのか？

　ひと昔前は、医師はコンピューターに Mac を使用する人が多く見受けられました。これは、Mac だけが学会発表のスライド作りが行えた時代があったためや、留学した人が外国で使っていた Mac で作成したデータを日本に持ち帰り、Mac で使っていた時代があったためや、Mac の方が画像処理機能などが良かった時代があったためなど、理由はさまざまです。

　現在は、Windows でも Mac でも医師業務を行う上での使いやすさは変わりませんので、今は、必ず Mac ということはなくなりました。むしろ、最近の学会発表は、Windows でのデータ持参を勧めるところが多くなっています。

　学生時代に自分のコンピューター自体を持っていない人は、できれば、これを機会に自分用のコンピューターを購入するのがいいでしょう。今後、学会発表で必ず自分のコンピューターが必要になります。電機屋の回し者ではないですが、高性能でなくて良いので<u>自分専用のコンピューターを持つことをお勧めします</u>。

　今の学会発表では PowerPoint のデータで行うことが各学会で必須になっています。そのほか、学会発表や論文作成のため、データの解析や集計を行うこともあります。自分で働いたお金で、気兼ねなく気に入ったコンピューターを買ってください。全くコンピューターの知識がない人は、上級医に相談するといいでしょう。医者の中にはコンピューター好きな人が多いので、きっとお勧めを教えてくれますよ。

悟史の疑問 ● 119
研修医に夏休みはあるのか？

　夏休みの取得可能期間（6、7、8、9月くらい）にどこの科をローテートしているかで多少違いは出ますが、おおむね1週間程度は取得することが可能です。ひと昔前は、研修医は「夏休みなし」や、「土日1回だけ」など労働基準法に引っかかりそうな、ひどいときもありました。しかし、今はほぼ全員1週間以上は夏休みを取得できているようです。多い人だと2週間取ったなんて話もたまに聞きます。あまりに長いと復帰するときに嫌になってしまうので、1週間程度が一番良いのではないでしょうか。

　ローテーションの境目を利用して、ローテーション前後のそれぞれの科で夏休みを取得しているちゃっかり者もたまに見かけます。内緒ですけどね。リフレッシュは絶対に必要です。夏休みをしっかり取って十分に満喫しましょう。

耳を澄ますと遠くから、鐘の音が聞こえてきた。あれはたぶん、永妙寺だ。

　そうだ、今日は大晦日だった。考えてみると、一人暮らしをしてはじめての一人年越しだ。
　6年目ではじめてであることは少し意外だった。

　去年は家に親戚中が集まって、ワイワイしていたな。

　今日で今年も終わりか。来年はどんな年になるのかな。

　街は4年に一度のオリンピックに湧いているが、僕は親父のように新しい一歩をきちんと踏み出せているんだろうか？

　親父のように、成長できているんだろうか？

　親父のように、夢に向かって歩いているんだろうか？

　不安と希望が入り混じるというのは、こういう感覚を言うんだな。

　もし、親父が生きていたら、今の僕になんて言ってくれるんだろうか？

　たぶん、きっと、こう言うな。

「早く初任給で、ネクタイ買ってくれ」

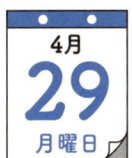

【31日目】

4月29日 月曜日

　月曜日だが、今日は祝日。祝日も病院は休日体制である。休日でも病棟には行かなければいけないが、休日体制だと気持ちの張り感が違い、ゆったりできる。
　人工肛門の近藤社長は、食事も始まって至って元気。元気になってきたら、だんだん社長っぷりを発揮し出してきた。
　「俺は糖尿病気味だから、栄養指導を受けたい」と言い出した。確かに、内服が必要な感じの数値であったので、栄養指導は必要そうだった。
　「でも、今日は祝日ですから」と伝えても、「なんとかしろ」と言うので、ダメもとで栄養科に電話したら、良い栄養士さんがいて、「いいですよ」となった。早速、栄養指導オーダーを立ててお願いした。☞120
　「本当にすみませんね」と奥さんがすまなそうに言っていた。

　午後には、人工肛門の近藤さんのところに、ストマケア（人工肛門ケア）のためWOC（ウォック）ナースさんに来てもらった。
　WOCナースさんとは人工肛門の専門の看護師さんのようだった。皮膚のことをいろいろと話をして、今の近藤さんに合うストマパウチを選んでくれた。いろいろなことを知っている人だった。今度、ゆっくり話をしてみたいと思った。☞121
　夕方に、今度は奥さんから、身体障害者認定の診断書を書いてほしいと渡された。なにかと近藤さんのことが多い一日だ。
　その診断書は見ても、なんだかよくわからなかったので、後で池内先生に渡すこととしてお預かりした。☞122
　通常の診断書については、「書いたあと見せてくれれば書いてかまわないよ」と池内先生に言われているけど、身障者認定の診断書はよくわからなかった。☞123

3連休が終わった。少し研修に疲れ気味であったので、リフレッシュできて良かった。ミーにも会えたし。週末からの4連休は5日にはミーがまた来てくれることになった。

俺が外科をローテーションしているうちは、ミーのところに休日に行くのは無理そうだった。ミーには申し訳なかったけど、どうしようもなかった。

120 栄養指導とは？ 栄養士さんとは？ どんなことをする人なのかな？

121 WOCナースとはどんな人なの？ 専門職なのかな？

122 身障者認定の診断書とはどのようなものなんだろう？

123 通常の診断書は研修医でも書いていいのか？ 自信ないな？ 大丈夫かな？

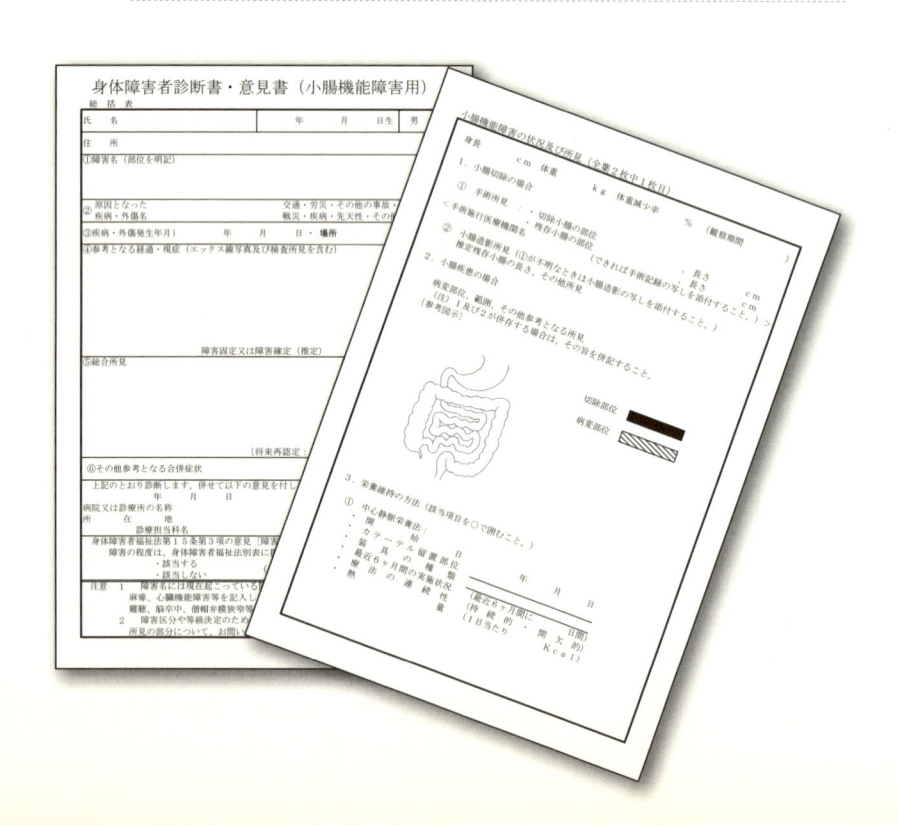

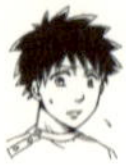

悟史の疑問 ◉ 120
栄養士さんとはどんな人？　栄養指導とは何のこと？

　栄養士とは、病院で栄養指導に従事することを生業とする人で、厚生労働大臣の指定した栄養士養成施設あるいは管理栄養士養成施設において2年以上栄養士としての必要な知識および技能を修得し、都道府県知事の免許を受けた人を指します。これに対し、管理栄養士は、管理栄養士養成施設などを卒業後、国家試験に合格し免許を取得している栄養士さんのことです。管理栄養士さんの方が、より高度の専門的知識および技術を使い、健康の保持増進のための栄養の指導を行ってくれることになります。

　診療報酬制度の「栄養管理加算」を取るための病院の条件は、「常勤の管理栄養士が1名以上配置していなければならないこと」から、実際に病院で出会う栄養士の方のほとんどは、管理栄養士の方です。

　栄養管理計画を、医師、栄養士、その他医療従事者が共同して作成することも加算の条件になるので、医師は栄養管理計画を作成する上での栄養指導依頼書の記入（実際にどのような指導をしてもらいたいかの記載）をする必要があり、それは研修医が行う機会が多いです。

　糖尿病食、腎臓病食、肝臓病食、高血圧食、潰瘍食、胃切除後食などがあり、エネルギー量など細かく指示しなければならないこともあり、わからなければ積極的に上級医に指示を仰ぎましょう。

　帰宅後の食事については患者さん自身に任されているので、退院前に、家で食事を作る方（例えば奥さん）と一緒に栄養指導を受けることを勧めるのがいいでしょう。家族も同伴して受診したい旨を伝えると、予約時間も多少融通をきかせてくれることもあります。

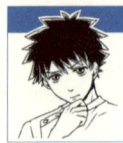

悟史の疑問 ● 121
「WOCナース」とはどんなことをする人か？

　W（Wound）創傷、O（Ostomy）人工肛門・人工膀胱、C（Continence）失禁に関する処置やケアについて専門的な知識を持ち、臨床現場で活躍してくれる看護師さんのことです。日本看護協会が定める課程を修了し、認定された看護師さんで、現在はその名称をよりわかりやすくするために2007年から日本名では「皮膚・排泄ケア認定看護師」となりました。しかし、現場ではまだ、「WOCの〇〇さん」、「WOCさん、呼んで」などと使い、WOCという呼び名が残っています。

　難治性の褥瘡のケアや、とかくトラブルが多い人工肛門、人工膀胱の皮膚ケアをしっかりとやってくれる心強い看護師さんです。病院によって、WOCとして専属で活躍されている方もいれば、WOCの資格を持ちながら、外科、泌尿器科の看護師さんとして働いている方もいます。
　皮膚のケアについて、また、人工肛門や人工膀胱のパウチに関する知識は豊富で、最新の情報を持っているので、いろいろと質問して教えてもらうといいでしょう。

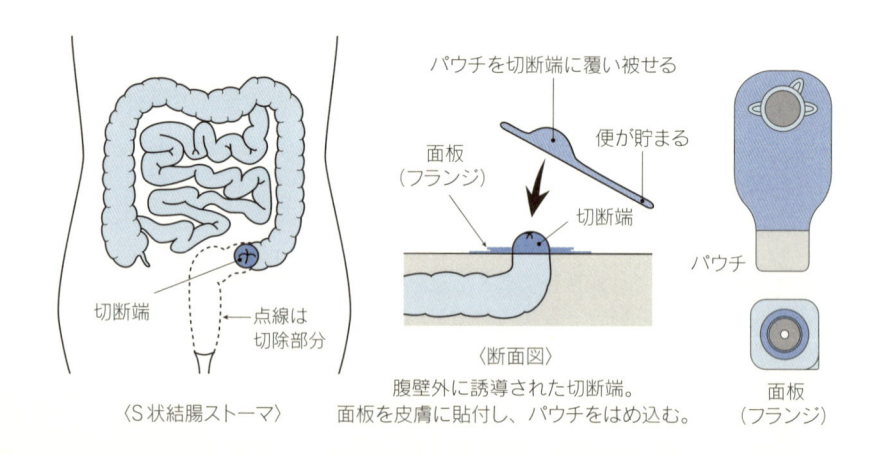

〈S状結腸ストーマ〉
切断端
点線は切除部分

〈断面図〉
パウチを切断端に覆い被せる
面板（フランジ）
便が貯まる
切断端
腹壁外に誘導された切断端。面板を皮膚に貼付し、パウチをはめ込む。

パウチ
面板（フランジ）

悟史の疑問 ● 122
「身体障害者認定の診断書」とは？

　身体に障害のある方は指定医師の診断を受け、各区市の福祉事務所または各町村の障害福祉担当課を経由して、都道府県知事に身体障害者に身体障害者手帳の交付申請を行うことができます。それにより、医療費の助成を受けられたり、福祉機器の交付や、各税金の控除が受けられたりします。

　身体障害者認定の診断書、意見書はその資格がある医師しか書くことができません。具体的には、身体障害者福祉法第15条の規定に基づく指定を受けた医師でなければなりません。

　身体障害の種類は、視覚障害、聴覚障害、音声・言語機能障害、そしゃく機能障害、肢体不自由、内部障害である心臓機能障害、呼吸器機能障害、じん臓機能障害、ぼうこう又は直腸機能障害、小腸機能障害、免疫機能障害、肝臓機能障害の計12種類があります。それぞれの障害の診断書、意見書を書くためには、それぞれの分野の指定を受けた医師でなければなりません。

　この指定を受けるためには、医師の所属する医療機関の所在地による、都道府県知事の指定が必要です。指定には、身体障害者福祉法に基づく医師の指定申請書、経歴書、医師免許証（写）を都道府県に提出し、審査を受けます。申請医師の条件は各都道府県により違いはありますが、医籍登録後5年、指定を受けようとしている障害分野に関係のある診療科において実務3年以上あることなどが挙げられ、研修医では申請できません。患者さんに書いてくださいと言われた場合、上級医に相談し、指定医師を探して書いてもらいましょう。

悟史の疑問 ● 123
研修医が診断書、公的文書を記載してもいいのか？

　病棟業務の中で、「診断書の作成」というものがあります。診断書は患者さんが入っている保険会社の所定の書式のものから、病院書式の診断書までさまざまあります。この診断書を研修医が作成してもいいかということですが、法律上は研修医も立派な一人の医師なので、診断書を作成すること自体問題ありません。また、厚生労働省の出した「臨床研修の到達目標」の中には、「診断書、死亡診断書、死体検案書その他の証明書を作成し、管理できる」ことが挙げられています。実際に、研修医は診断書を作成しています。

　しかし、保険の診断書などは、その記載内容により、患者さんに保険金が支払われるかどうかという重要なものです。記載した内容について後日、保険会社の方から問い合わせがあったり、直接面談したいと言われることもあります。記載することは一向に構いませんが、作成後、一度上級医にチェックしてもらうのが得策です。特にはじめのうちや自信のないうちは、必ずチェックしてもらってください。

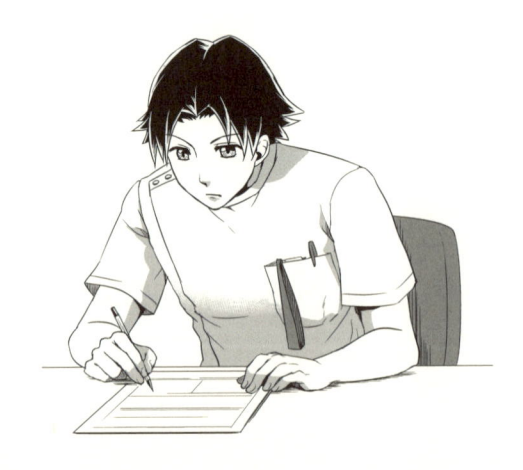

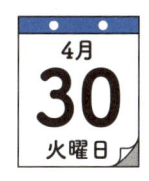

【32日目】

4月30日 火曜日

今日は、いやいや、正確には「今日も」か、怒られた一日だった。

昨夜、先週退院した胃癌術後の山口さんが調子が悪くて、救急受診し、腸閉塞の診断で入院になっていた。俺がサマリーを書いていなかったので、当直の先生がなんだかよくわからず苦労したみたいだった。しまった。軽く注意された。がくっ。☞124

次は、入院患者さん全員の「安静度」の入力がめちゃくちゃだった。というか、「安静度」の入力があることをはじめて知った。☞125

佐貫さんに注意されながら、「だって、誰も教えてくれなかったんだ!!」と喉まで出かかったけどやめた。もう学生ではないのだし、聞かなかった俺が悪いのだと思ったからだ。

最近、特に給料をもらってから、自分の中で研修に対する意識が変わってきている気がした。積極的とは少し違うのだけど、なんか医師としての自覚ができてきているような気がした。言い過ぎか……。☞126

近藤社長がまたやらかした。微熱が出て、データが少し動いたので、遺残膿瘍チェックでCTを午後に入れた。造影CTだったので昼ご飯を中止し「検査待ち食」を入力しておいた。☞127

それなのに、自分でコンビニで「とんかつ弁当」を買って食べてしまったらしい。「近藤さん。検査ですよ」と部屋に看護師が呼びに行ったら、ちょうどカツを口の中に入れているところだったそうだ。

その話を聞き、申し訳ないけど笑ってしまった。だけど、それからが大変で、せっかく朝の忙しいときに、電話して無理して緊急CTを入れてもらったのに、できなくなるので検査室に電話して謝ったり、いつから撮影可能か放射線科の先生に聞いたり、忙しかった。

別に俺が悪いわけではないのに各方面ですみませんでしたと謝りま

くった。日勤帯の最後にCTを撮影してもらい膿瘍はなく大丈夫だったのが幸いか。「社長〜。頼みますよ」

　虫垂癌の藤井さんの手術は、無事に終わった。お腹を開けると、なんかゼリーのようなものがあってびっくりしたけど、勉強していた「腹膜偽粘液腫」だと、すぐに理解できた。100万人に1人くらいの珍しい疾患だった。
　癌が腹腔内にこぼれているので、かなり進行した状態だった。40歳の働き盛りの藤井さんの人生にとって、衝撃的な出来事だった。幼い子供がいることも知っていた。
　でも、心の片隅に、珍しい疾患に出会えて喜んでいる自分もいた。一体俺はどうなっているのか。なんだか、人の不幸を喜んでいるようで自分自身が嫌になった。
　「そんな、藤井さんの病気を治してあげなきゃいけないし、治ることに協力ができるのが医者だよ」と、悩む俺に池内先生が言ってくれた。
　そして、医者は患者さんの病気を治しているのではなく、治ろうとしている患者さんの手伝いをしているのにすぎないということ。治ろうとするのは、患者さん自身だということ。だから、治ろうとしない患者さんを医者が治すことは難しいということを、語ってくれた。
　全力で藤井さんの病気を治す手伝いをしようと思った。

124 研修医は仕事の種類もいろいろあるし、最初のうちは、うまくいかないことだらけだろうな。それは研修医だったら仕方のないことなのかな？

125 「安静度」とはなんだろう？　安静にする度合いなの？

126 親父すごいな。一か月で、変わってきてるよ。「もう学生ではない」早くそんな気持ちになってみたいな。

127 「検査待ち食」とはどんな食事なのかな？　待つ食事？？

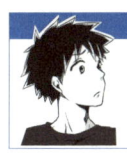

悟史の疑問 ◉ 124
研修中に大切なことは「失敗から何を学ぶのか」ということです。

　研修中に失敗することを決して恐れる必要はありません。転んだ数が自分の糧になると思い頑張ってください。しかし、転んだままではいけませんよ。研修医は医師という道を歩み始めたとき、その歩き方自体がよくわからず、転ぶことがあって当然です。むしろ転ばないことは不可能です。

　<u>できるだけたくさん転んでおくことをむしろお勧めします。</u>医師の道は、どんどん厳しくなり、はじめのうちにしっかりとした歩き方を身につけず進んでいくと、転んでしまうと谷底に落ちる道が出てきたとき、険しい雪山の崖を上るとき、命を落とすことになります。しっかりとした歩き方を研修で学びましょう。

　<u>上手に歩く方法は、転ばなければわかりません。</u>例えば、スノーボードがうまくなりたいと思ったとき、どんなにたくさんの本を読んで、スノーボードの上手な滑り方を学んでも、実際にスキー場に行って転びながら練習しなければうまくなれないのと同じです。

　もちろん頭の中で、イメージトレーニングをすることは重要ですが、自分で歩かなければ何も得ることはできないのです。そして、転ばなければ。人間、どうしても転ぶのが怖い、できれば転ばずにスムーズに歩きたいと思うのが心情ですが、<u>研修医時代は大いに転ぶことをお勧めします。</u>そして、<u>上手な起き方を学んでください。</u>起き方を学ぶのが非常に大切です。失敗から何を学ぶのか。これが「できる研修医」になるために非常に重要なことなのです。

悟史の疑問 ◉125
「安静度」とは何か？

　入院患者さんが手術後のときや重症のときは、患者さんの安静度を指示します。新規患者が入院してきたときも、電子カルテ上の「患者基本指示」で、血圧測定を一日何検行うか、食事の指示、飲水可などの指示と共に出すことになります。

　安静度とは、患者さんの行動範囲を指示するものです。病態が不安定で、歩くことさえも危険であるときは「床上安静」、なるべく最小限の歩行のみにしたいときは「トイレのみ歩行可能」など。そのほか、病棟内は自由に動いていい「病棟内free」、院内を自由に行動していい「病院内free」、「外出、外泊可能」など、病院により呼び名はさまざまですが、このような安静度の区別があります。病態が非常に不安定であるときは、「床上安静」でも、ヘッドアップ何度までなど詳しく指示をする場合もあります。

　通常の患者さんは外泊可能ですが、特殊な場合は上級医にそのつど指示を仰ぎましょう。緊急入院の患者さんなどで、どうしてもわからないときは「トイレのみ歩行可能」という指示をとりあえず出しておいて、あとでゆっくり変えることでもいいかもしれません。

　薫のように、入院時に出しておいた指示や、手術後に出しておいた指示がそのまま変えられずにおかれていることがよくあります。「床上絶対安静」の指示が画面上出ている人が、近くのコンビニに行っていることなどがあります。実際の臨床現場では、安静度などそれほど重要でない指示は看護師さんに口頭で指示を伝えていることが多いからです。それを、なかなか時間がなくコンピューター上で変えていないというのが現状です。時間があるときにチェックしてこまめに変えておきましょう。

> **悟史の疑問 ◉ 126**
> プロであることの自覚が必要です。
> もう実習の延長ではありません。

　笑い話にもなりませんが、病棟で患者さんが急変したときに研修医が「お医者さんを呼んでください」と言って、看護師さんに「いやいや、あなたもお医者さんですから」と言われたという話があります。患者さんにとって、白衣を着ている医者は研修医だろうとなんだろうと一人の医者なのです。決して実習の延長ではないのです。

　自ら出した指示で、一人の人が救われるかもしれないし、それで人を殺してしまうかもしれないという自覚が必要です。自信を持って出せない指示であれば出さない方がいいくらいの覚悟も、ある意味必要なのかもしれません。また、自分の一言で人を救うこともできるし、奈落の底へ落としてしまうことがあることも理解しなければなりません。奈落の底へ落ちてしまう人に、希望の手を差し出すこともできます。しかし、その希望の手でいたずらに期待させてはいけない場合もあります。

　このように、医者の行為、言葉は、患者さんにとってあなたが思っている以上に大きなものなのです。一人の医師として、プロフェッショナルの自覚を持ち、<u>自分の医療行為でお金を稼いでいるんだということを心の片隅に置いておく</u>必要があります。それにより、萎縮する必要はないですが、責任を持って日々生活していきましょう。

悟史の疑問 ◉127
「検査待ち食」とは何か？

　検査や手術を行う場合、その間、病院食が中止になるのか、はたまた検査、手術が終わった後で食事を出すのかという判断をしなければならないことがあります。例えば、午後1時から行う検査で、検査のため昼食を食べてはいけない検査の場合、昼食は絶食のオーダーを立てなければなりません。しかし、その検査が15分くらいの短時間で終わってしまうものであった場合、患者さんは夕食まで、何も食べられないことになってしまいます。それを防ぐ目的で存在するのが「検査待ち食」です。

　通常の病院食と違い、保存しておいてもある程度問題のない食材（パンやチーズなど）で作られています。**検査のため食事が食べられなかった患者さんにとっては、とても楽しみなものです。なるべくならば、オーダーを立てておいてあげたいものです。**

　検査、手術時間が長くなり、次の食事（この場合、夕食）に影響しそうな時間になった場合は、絶食のままにしておきます。ちなみに、人間にとって食事は非常に重要ですので、患者さんと約束したことは必ず守りましょう。絶食が続いていた患者さんに、「お昼から、食事を出しますよ」と言ったのに、忙しくてオーダーし忘れるとかなり恨まれますよ。あわてて栄養科に電話して常食を一つ追加で作ってもらうことはよくあることです。皆さんは気をつけてください。

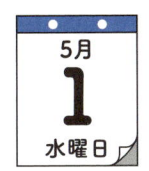

【33日目】

5月1日 水曜日

昨日入院した、山口さんの調子が思わしくなく、腸閉塞症状は悪化していた。午前中に透視室でイレウス管を入れることになった。

実は、イレウス管を入れるのははじめてではなく、ほかのチームでやっているのを見学したのを含めると3回目だった。検査の準備をきちんとできるかで、その検査を一人だけでできるかが決まるということを池内先生に言われていたので、少し早めに検査室に行って、準備をしてみた。☞128

準備をするためには、検査手順がすべて頭の中に入っていないとできないし、何度もイメージトレーニングができてよかった。実際の検査時のアシストもイメージトレーニングのおかげか、早めに次にやることがわかっていたので、そつなくできた（気がした。自分では）。

昼に内視鏡室の池内先生から、「今からすぐ来られる？」との電話をもらい、内視鏡室へ駆けつけた。

そこには食べ物が喉につかえる感じがすることを主訴に持つ、77歳の守屋さん（男性）が横になっていた。

「食物のつかえ感＝食道癌？」と国家試験レベルの知識で、内視鏡を見ているとビンゴだった。しかもかなりの狭窄だった。緊急入院になった。

「食道に大きなしこりがあって食べ物が通らないので入院しましょう」

池内先生の説明を、黙って守屋さんは聞いていた。

「じゃあ先生、入院。よろしくね」

そうパスを受けた俺は、病棟まで守屋さんを車いすで運んだ。

もともと無口なのか、緊急入院でショックだったのか、守屋さんは何を話しかけても、終始答えてはくれなかった。唯一、エレベーターに乗

るときに、満員で乗れないことが続いたことに、「これは、病人優先じゃないのか？」と怒ったような、低い声を聞いたのみだった。☞129

　入院後、看護師さんの話だと、守屋さんは天涯孤独らしい。若い頃は建築の石屋さんだったそうだ。なかなかの腕で若い者から慕われていたらしい。それが、腰を痛めてからは年金暮らしになり、それからはずっと一人で寂しく暮らしていたとのことだった。
　俺の質問には何も答えてくれなかった守屋さんからここまでの情報を引き出した狩田さんを、俺は「剛腕刑事兼看護師　狩田」と呼ぶことにした。その剛腕刑事がニヤニヤしながら近づいてきて俺にこう言った。
　「守屋さんが、聞きたいことがあるから、さっきの若いの連れてこいって言ってるよ」
　「なに、若いのだと！　俺だって医者だぞ！」

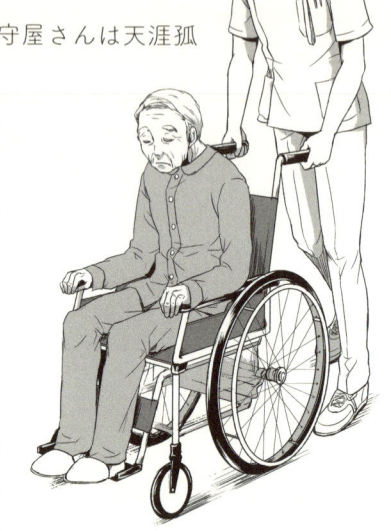

　「今は、絶対にダメです。院内にどこにもないですから」
　少々熱くなってしまった。なぜかって？　守屋さんが俺に聞きたかったこととは、「たばこを吸える場所はどこなのか？」だったからだ。☞130
　冗談じゃないっすよ。夕方の回診で、古木先生に話をすると、「なんで？　たばこ、吸っていいよ。喫煙所、外来の受付にもあるし」と意外な返事。

「あれ？　いいの？」

あとで池内先生に聞くと、手術前の患者さんは止めてもらうけど、守屋さんの場合手術にはならなさそうで、ストレスとか総合的に判断して許可したのでは、ということだった。難しい。☞131

- **128**　検査の準備をすることも重要なのか。親父の言うように検査手順をすべて理解していないとできないことだから大変だろうな？
- **129**　病院のエレベーターは大きいのから小さいのまでいろいろあったけど、どのように使い分けているんだろう？　車いすの人専用とかあるのかな？
- **130**　院内にたばこを吸えるところはどこにあるのかな？
- **131**　あれ？　入院患者さんは全員、禁煙じゃないの？　喫煙を許可することもあるの？　どういう患者さんのときは許可するの？

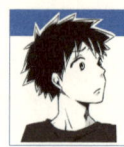

悟史の疑問 ● 128
新しい手技を会得する一番の近道は何か？

　新しい手技を自分のものにする一番の近道は、その手技のイメージトレーニングを数多く行うことです。スポーツでもそうですが、何か新しい技術を会得しようとするときは、練習することが一番大切ですが、その練習の成果を左右するものにイメージトレーニングがきちんとできていたかということが挙げられます。医業の場合、患者さんを使って練習することがなかなかできません。そこで重要度を増すのがイメージトレーニングです。

　会得したい手技があったら、まず、その準備から実際の方法、後片づけまで、ひととおりノートに書き出してみましょう。そして、頭の中で何度もその手技を繰り返し行ってみます。それができたら、今度は、上級医の行うその手技の準備を率先して行ってみましょう。そのためには、検査室には早めに出向き、自分で術者としてその手技をやっているのをイメージしながら準備をします。手技中、うまくいかなかった場合や、患者さんが急変したときなど頭の中でイメージするのはただですから、いろんな場面を想像し、それに対応する準備をしてみます。

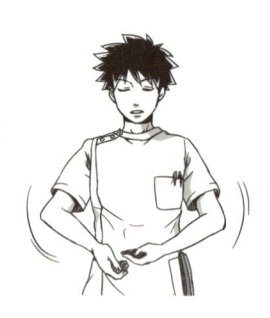

　それができるようになると、上級医のアシストも今までは、ただいるだけであったものが、ただのアシストではなく、アシストでありながら積極的にその手技に参加できるようになります。そこまで行けば、その姿を上級医が見ていてくれて、手技の術者として行うチャンスが巡ってきます。そして行うはじめての手技は、イメージトレーニングを繰り返していたあなたにとっては、とてもはじめてとは思えない位うまくいくこと間違いなしです。

悟史の疑問 ◉129
病院内のエレベーター使用について。

　病院内の移動で、エレベーターを使用するときの注意点をお話します。まず、エレベーターの種類ですが、病院によって、患者さん専用、医療従事者専用、ストレッチャー優先のエレベーターなどに分かれています。患者さんは点滴をされると、点滴を下げておく点滴棒を持って移動しなくてはならなくなり、移動はかなり制限されます。エレベーターの乗り降り時の段差で点滴棒がうまく移動できなくてエレベーターに乗れないこともあります。もし、あなたがエレベーターに先に乗っているならば、患者さんの点滴棒を軽く段差のところだけ持ち上げてあげると、とても親切です。また、降りるときも、先に降り患者さんを誘導してあげましょう。レディーファーストならぬ、点滴ファーストです。

　もし、ストレッチャー優先のエレベーターにあなたが乗っている状況で、ストレッチャーが入ってきたら、速やかに降りるべきです。時間帯により、エレベーターが満員で、なかなかストレッチャーが乗れないことがあるので、速やかに譲りましょう。常識かもしれませんね。

　前述しましたが、エレベーターがどこの階にいても優先的に呼び寄せられる秘密のボタンがある病院もあります。緊急のとき役に立つので、確認しておくといいでしょう。基本的に、院内の移動は近ければ階段を使用し、エレベーターは最小限の利用にした方がいいかもしれません。

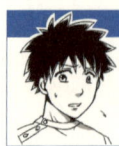

悟史の疑問 ● 130
病院内に喫煙できる場所はあるのか？

　世の中の時流で、病院内も禁煙の波が押し寄せ、徐々に喫煙できる場所はなくなってきました。おそらく、今はほとんどの病院で全館禁煙ではないでしょうか。数年前は医師控室のみ、医局のみは喫煙可能でしたが、現在では、外来の端の一部に喫煙コーナーを設け、病院で喫煙するにはそこでのみ喫煙可能となっています。

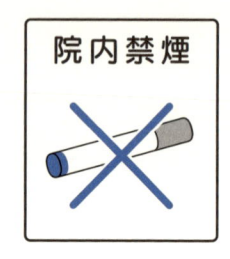

　その場所で看護師さんや医師が、患者さん、または患者さんの家族と共に喫煙しているのを見かけますが、あまり良いものではありません。

　皆さんご承知のとおり、たばこはいろいろな疾患の原因となっており、患者さんと共に病気と立ち向かうことを生業としている医師が喫煙するのはいかがかなという思いもあります。できれば、<u>医療従事者であれば禁煙したいところですね</u>。

悟史の疑問 ◉ 131
入院患者はすべて禁煙ではないのか？

　皆さんご承知の通り、喫煙は体には害こそあれ、利点はあまりありません。しかも、病気で入院している患者さんですから、基本的には禁煙してもらいます。呼吸器疾患で入院した方などはなおさらです。手術を控えた患者さんの場合なども、術前に喫煙していると、明らかに術後の痰の量が増え、術後呼吸器合併症の危険性が高くなるので、絶対禁煙です。

　実際に退院した後のことは詳しくはわかりませんが、手術をきっかけにたばこを止められる方も増えています。病気で入院したとはいえ、禁煙はヘビースモーカーにとってはかなりきつく、ストレスになります。隠れて吸っているのを見つかって怒られている患者さんをよく見かけます。

　個々の患者さんにより、喫煙を許可するかどうかの判断は非常に難しいものです。病態が長期化しストレスがかかると判断した場合などは、特別に許可することがあります。それも個々の医師の判断になります。研修医の皆さんは、上級医の指示に従いましょう。そのなかで自分自身で判断基準を作っていけばよいと思います。

【34日目】

5月2日 木曜日

　守屋さんの肺は汚かった。ヘビースモーカーだから仕方がないけど、それを差し引いても怪しい陰影が散在していた。

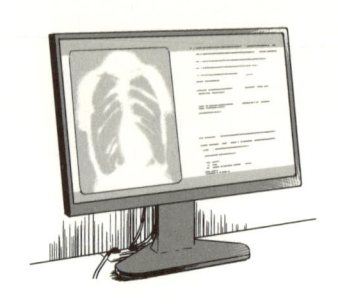

　朝の回診後、話し合いで呼吸器内科の先生に診察してもらうことになった。来ました、当日コンサルト。☞132

　当日急に他科に受診をお願いする例のやつです。急に決まるので研修医の腕の見せどころでもあるのです！

　案の定、コンピューター上は当日コンサルト枠はいっぱい。でも、実は呼吸器内科は得意なのです！　仲良くなった佐藤先生が呼吸器内科をローテーション中なのです。

　「お忙しいところ申し訳ありません」と丁寧に、電話して聞いてみると、良い人佐藤先生は「上の先生に言って入れておいてくれる」と。

　「ありがとうございます。助かります」とこれまた丁寧に電話を切った。交流関係を広げておくことは重要だとつくづく思った。☞133

　朝から何か物足りないなと思っていたら、木月先生が病院に来ていなかった。寝坊かと心配していたら、部長のところに調子が悪いので休ませてくださいとの電話があったらしい。☞134

　そう言えば、ここ数日、風邪気味でマスクをしながら病棟業務をしていたな。☞135

帰りにレジにお弁当とヨーグルトなどを買って持って行ったら意外と元気だった。明日は来られるといつもの笑顔だった。とにかく、重症でなくて良かった。医者の不養生になっちゃうものね。

火曜日に手術をした藤井さんは問題なかった。
イレウス管を入れた山口さんもよくイレウス管が効いていて排液が多量に出ていた。電解質のバランスに注意して点滴メニューを入れた。大分、いろいろできるようになってきた。
明日から連休だがみんな患者さんは安定しているので平和になりそうだ。

132 他科コンサルトとはどんなものなのかな？　そもそもコンサルトって何だ？

133 当日急にお願いするのは大変そうだな？　何か裏ワザとかあるのかな？

134 風邪などで調子が悪くてどうしても休みたい場合はどうすればいいのかな？　研修医は休めないのかな？　心配だ。

135 マスクは病院だからどこかにあるのかな？　自分で買わなければならないのかな？

悟史の疑問 ● 132
他科コンサルトとはどのようなものか？

　朝の回診時に、上級医から、今日中に他科受診を出しておくように言われることがあります。例えば、「術前に糖尿病の評価で代謝内科へコンサルトしておくように」や、「糖尿病性網膜症のチェックで眼科に診察を依頼しろ」など。言われたらすばやく、自分ノートに記載し、回診後に他科コンサルトを行います。コンサルトとは、「診察してもらう」という意味です。ですから、他科コンサルトとは、自分の患者さんを他科の先生に診察してもらうことを意味します。

　さて、他科コンサルトをしたい場合、どこに電話をすればいいのでしょうか。電子カルテ上、当日予約のコンサルト枠が空いていればそのまま入力すればいいですが、通常は締め切られているので、電話でお願いするしかありません。病棟などに各科の外来勤務医師表が置いてあります。そのなかに、各科で初診担当の先生に印が付いているので、病棟患者で初診であった場合は、他科コンサルトはその先生に了承を得る必要があります。

　また、コンサルトすべき科にすでに受診していて担当の医師が決まっているとき（入院前にその科を受診したことがあり担当医が決まっているとき）は、その医師に直接電話をして相談しましょう。

　大抵は空いている時間に診察をしてくれたり、当日初診担当の先生に話を通しておいてくれたりします。当日受付担当の先生がわからなかった場合は、その科の外来受付に電話すると教えてくれます。いずれの電話も無理を言って診察してもらうので、丁寧にお願いすることが肝要です。

悟史の疑問 ◉ 133
他科コンサルト枠が一杯だったときの裏ワザ。

　他科コンサルト枠が一杯だったときのお願い電話では、普段の交流関係が物を言います。いきなり無理なお願いをされる方も人間ですから、知らない人からの依頼よりは顔がわかる人からの依頼の方がどうしても受けやすいのが実情です。

　普段から、丁寧に周りの人に接していると、自分の困ったときなどに手助けしてもらえます。特に他科の若手の医師と仲良くしておくと、当日コンサルトを入れるときなどに相談するといろいろ教えてくれたり、自分のために動いてくれたりして大変助かります。

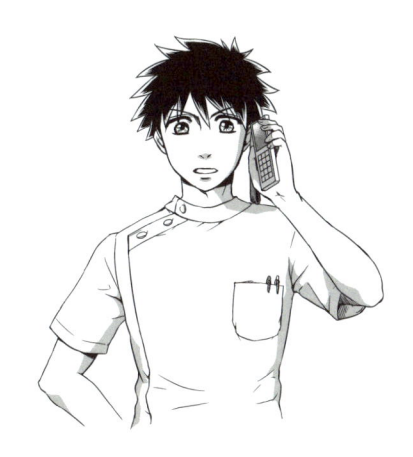

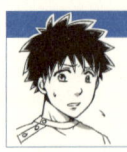

悟史の疑問 ●134
体調を崩したり、風邪をひいたら仕事を休むことは可能なのか？

　学生時代は、熱を出したり、体調不良であったときは学校を休むことができましたね。社会人はどうでしょうか。風邪をひいて体調が悪いときは、欠勤することができるのでしょうか。答えは「できます」。当たり前と言えば当たり前ですが、無理に出勤することはありません。休めます。研修医とはいえ、休んでしまうとその分代わりの人が頑張らなくてはならなくなるので、日頃から体調管理はしっかりやって、なるべくならば欠勤しないことが望ましいです。しかし、人間ですから風邪をひくこともあるでしょう。その場合、どうしても無理なときは欠勤しましょう。

　朝、ローテートしている診療科の部長に電話をして、その旨を伝えましょう。同時に、指導医にも伝えた方が無難です。それで怒る医師はいないと思います。ゆっくり休んでなるべく短期間で復帰するようにしてください。ただ、研修生活では、不思議と気持ちを張って生活しているせいか、あまり風邪などひくことはない気がします。むしろ、明日から夏休みだとか、気を許したときに風邪をひいてしまう傾向にあるので注意してください。

　忙しい研修から、胃腸の調子を崩してしまう人がいるかもしれません。また、精神的に参ってしまう人もいるかもしれません。発熱などのはっきりとした症状がないとなかなか休みづらいこともありますが、そのような場合は一度上級医に相談するといいでしょう。相談できる人が周りにいなければ、直接部長に相談しましょう。それなりの対策を講じてくれますので、遠慮せず、我慢せず、早めに相談してください。

悟史の疑問 ◉ 135
使い捨てのサージカルマスクが病棟や外来にある。

　マスクをしたいのだが、どこにあるのかわからない。外来にマスクの自販機があったけどそれで買わなければだめなのか。いいえ、大抵は病棟や外来に置いてあります。病棟にいる人に聞けば教えてくれます。それを使用しましょう。

　清潔操作をするときなどは、率先して使用してください。IVHカテーテル挿入や、血液培養用の採血をするときなどは非常に有効です。

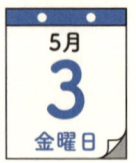

【35日目】

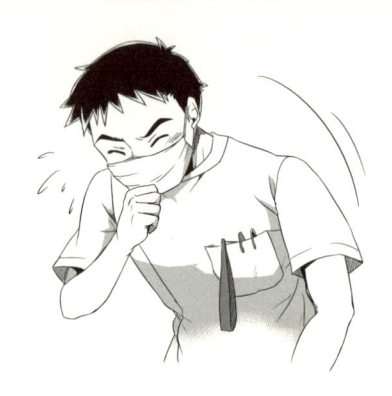

5月3日 金曜日

　もう一日休めばいいのに、木月先生は咳をしながら病棟にやってきた。マスクをしながら、必死に病棟業務をしていたが、見かねた涌井先生により、強制帰宅させられていた。

　みんな、うつってはいけないとマスクをし始めけど、あまり意味がないことを涌井先生に言われて、じゃまなので取ってしまっていた。☞136

　前から気になっていたのだが、病棟には至るところに消毒用のアルコールが置いてあった。勤務室や、処置室、廊下などたくさん。最初はなんだろうと思っていたが、感染予防であることがわかった。

　処置をするごとに手にアルコールを散布した。こまめにやるのがポイントらしい。涌井先生は、小さな携帯用マイアルコールを持っていた。なんでも感染対策チームの専門ドクターということだった。院内ラウンドなどやって院内感染対策をしているとのこと。☞137

　いろいろ上になると、医療以外でも大変なんだなと思った。

　昼にちょっとした事件があった。まあ、事件というほどでもないけど。

いつものように守屋さんが、若いやつを呼んでいるということなのでベッドサイドに行った。そこで、不機嫌そうな守屋さんが低い声で言ったのだ。
「若い先生よ。俺は癌なんだろ。もうそんなに生きられないんだろ。だったら退院させてくれ。こんなところにもういるのは嫌だ。退院させてくれ」
　何も言えなかった。確かに守屋さんは食道癌に間違いなかった。しかも肺にも多発転移があり、守屋さんの言うとおり、そんなに生きられないのかもしれなかった。でも、何も言えなかった。ただ、「上の医師と相談します」と力なく言うだけだった。☞138

　間違いなく俺は守屋さんの主治医であったが、俺からすべてを話すことはいけないと思ったし、どう話していいかもわからなかった。
　池内先生に電話をかけ話をすると、あとで説明しておくとのことだった。池内先生はどのように説明するんだろう。
　そのあと、研修医室でしばらく一人で考えた。もし俺が上級医だったらどのように説明するだろうか。また、どのように説明すべきなのか。
　結論は今の俺では出せなかった。

136　マスクをしながらの診療で注意すべきこととかあるのかな？

137　病棟にある消毒用アルコールはそのためだったのか。感染対策チームとはどんな仕事をしているんだろう？

138　研修医が検査の結果を患者さんに直接説明をしていいのかな？　結果だけなら伝えることはできるしな。

悟史の疑問 ◉136

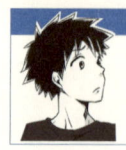

診療中のマスク着用について。

　自分の感染防止の観点からか、日常診療中にマスクをしている人を見かけます。しかし、残念ながらＮ95マスクなど専門的なマスク以外の一般的なマスクではあまり感染予防効果は期待できません。しかし、中心静脈栄養カテーテル挿入時など、自分の唾液を撒き散らさないことが重要な手技のときなどは、必ず着用しましょう。

　マスクを着用して日常診療を行うときに気をつけることがあります。それは、初対面の人と会うときは必ずマスクを外すことです。挨拶するときに帽子を取るのと同じような感覚でしょうか。初対面の人にマスクをつけたまま挨拶をすると失礼な気がします。

　最近はカルテが電子化されて、カルテに入力するのに必死になってしまい、患者さんの方を向き、きちんと目を見て診察するという基本ができていない人が多くなってきています。そんななかで、マスクもしていたら目も合わせないわ、表情もわからないわで、なんとなく患者さんとの信頼関係を構築しづらくなります。初対面の人と会うときはできるだけマスクは外すようにしましょう。

悟史の疑問 ◉137
廊下にあるアルコールは何のためにあるのか？
感染対策チームとは何か？

　廊下には、手指消毒用のアルコールが設置されている病院が増えてきています。院内感染対策で手指の消毒のために置いてあります。病室に入る前と、出た後に手指を消毒することで、病室間での感染の拡大を防ぐ目的です。こまめに利用しましょう。特に、病室で感染に関係する処置をした場合は、必ず使用してください。そもそも病室では、感染に関係ある処置はせず、なるべく処置室を利用しましょう。

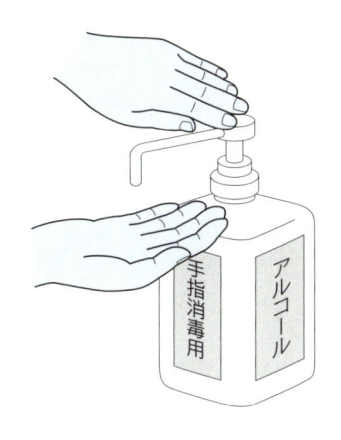

　病院には感染対策チーム (infection control team) が存在します。一般に医師・看護師・薬剤師・臨床検査技師・設備管理者によって構成され、こまめにラウンドを行い、院内の感染状態を把握し、感染拡大の防止や、その対策を講じる役目をしています。感染防止対策チームは、1週間に1回程度、定期的に院内を巡回し、院内感染事例の把握を行うと共に、院内感染防止対策の実施状況の把握・指導を行います。また、院内感染事例、院内感染の発生率に関するサーベイランス等の情報を分析・評価し、効率的な感染対策に役立てます。

　平成24年4月の診療報酬改定により、感染防止対策加算について、医療安全対策加算とは別の評価体系に改められました。感染防止対策加算を算定するには、
- 専任の院内感染管理者が配置されており、感染防止に係る部門を設置していること

- 感染症対策に3年以上の経験を有する専任の常勤医師、5年以上感染管理に従事した経験を有し、感染管理に係る適切な研修を修了した専任の看護師（医師又は看護師のうち1名は専従）、3年以上の病院勤務経験を持つ感染防止対策にかかわる専任の薬剤師、3年以上の病院勤務経験を持つ専任の臨床検査技師からなる感染制御チームを組織し、感染防止に係る日常業務を行うこと
- 年4回程度、感染防止対策加算2を算定する医療機関と合同の感染防止対策に関する取り組みを話し合うカンファレンスを開催していること

などがあり、この診療報酬改定を機に各病院とも感染対策に力を入れています。

悟史の疑問 ◉138
研修医が検査結果を直接患者さんに説明していいのか？

　その日の検査結果や、病態の説明などを患者さんから求められた場合、患者さんに伝えていいかどうか、そのつど上級医に確認をしましょう。検査結果の中には、腫瘍マーカーの値であったり、再発の有無であったり、その後の治療方針を左右するようなものもあります。患者さんにとって必ずしも良い検査結果ばかりではないので、その伝え方は人それぞれ違います。安易に結果を伝えてしまうと、いたずらに患者さんの不安を煽ることもあるので、研修医が直接患者さんに検査結果を伝えるには注意が必要です。上級医に確認をして行いましょう。

　採血などどんな小さな検査でも、<u>検査を行う前に、その検査の目的は何かを確実に患者さん本人に伝えましょう</u>。検査の意味を患者さんに理解してもらい、患者さんと医療従事者が共に病と対峙する構図が重要です。そのためには、まず、研修医が自分でその検査は何のために行うのかをしっかりと理解している必要があります。わからなければ、決してそのままにせず、上級医に確認を取りましょう。何一つとして無駄な検査はない

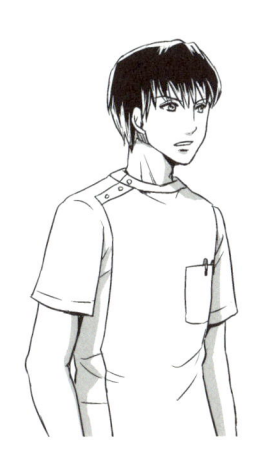

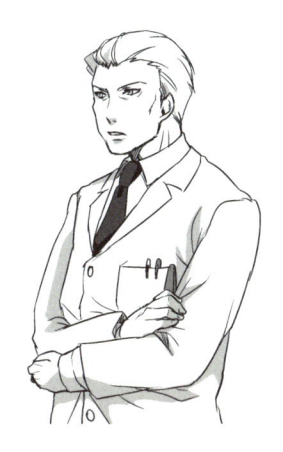

はずです。

　自分で検査のオーダーを入れるようになっても、必ずその検査の意図をもって入力しましょう。何となく入力することや、週1回入れているからなどの理由で検査をオーダーすることは本来認められることではありません。患者さんにとっては、命がかかっていることですので。

　また、その日の検査結果はできるだけその日のうちに患者さんに伝える努力をしてください。例えば採血ひとつにしても、研修医にとっては、10名近くいる受け持ち患者さんのひとつの採血にすぎないのですが、患者さん本人からしたら、その日採血しか検査を行っていなければ非常に気になる重要な検査なのです。気にする人は、朝、採血が終わってからずうっとその結果だけを待って一日を過ごしている患者さんもいます。

　忙しかったから、忘れていたから、上級医に確認が取れなかったからなどの理由で伝えられないことは、医師として患者さんに向き合う姿勢を問われます。忙しい研修生活でなかなか難しいとは思いますが、なるべく伝えるようにしてください。その姿勢が大切です。

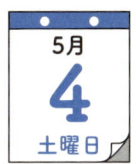

【36日目】

　今日は日直で、いよいよはじめての一人研修医当直であった。正確には一人研修医日直。☞139

　9時から17時までの日直ははじめてなので、そのこともより緊張感をアップさせた。担当してくれる上級医は、内科系は腎臓内科の三島先生、女医さんだ。外科系は整形外科の田端先生だった。

　まず、9時にそれぞれの先生に、「はじめてなのでよろしくお願いします」と電話をしておいた。みな温かく「すぐ呼んでね〜」と言ってくれた。

　記念すべき第1号は、9時20分に来た。1週間出ていない便秘のおばさん。
　便秘かよと思ったが、何か大きな病気が隠れているかもしれないと慎重に病歴聴取し、診察した。腹痛もなくただの便秘に思えた。検査を入れようか迷ったが、はじめてなので、ここで内科当直の三島先生に電話をかけた。電話をかけたら、5秒でいらした。☞140
　なんでも、俺がはじめてだったので、すでに来て、隣の部屋でこっそり見ていてくれたそうだ。なんて良い先生。
　結局、採血とレントゲンを撮って問題ないので、下剤を処方しお帰ししした。

　そのあとは、風邪の人が来たり、打撲、捻挫、切創いろいろな患者さんが来院し、急患室は大賑わいだった。そして、俺の頭の中もパニック状態だった。
　忙しくなってきたら、「先生、点滴ライン作って抗菌薬を落として！」と看護師さんにいきなり言われて、見よう見まねでラインを作って、抗菌薬もなんとか自分で溶いて落とした。☞141

自分でいろんなことができるようになった気がして嬉しかった。

でも、三島先生に、「先生、5プロのツッカー用意して！」と言われたときには、動きが止まってしまった。

「5プロ？　ツッカー？？？」

それが5％のブドウ糖液であることがわかるまで、10分くらいかかってしまった。わからずにうろたえる俺に気づき、教えてくれた三島先生は「ごめん、ごめん」とすまなそうにしていらした。

「上級医が使う言葉がたまにわからないことがあるんです」と三島先生に伝えると、これがいいよと『日常会話　医療用語集』なるものを見せてくれた。こんなものがあるのか。謎だった、エッセンやゼクなどすべて載っていた。これはすぐに買わなくてはと思った。☞142

あっという間に、17時になってしまった。はじめてにしては、よくできたのではないか。自分で自分を褒めてしまった。でも、病棟業務が何も終わっていなかった……。

- 139　研修医は1か月にどれくらい当直があるんだろう？　心配だ。

- 140　急患室から呼ばれたら、研修医はまず何をするんだろうか？　上級医を呼んでも来てくれないこととかないのかな？　大丈夫かな？

- 141　点滴のラインを作ったり、抗菌薬を溶かしたり、研修医がする場合もあるのか。どんな場合だろう？

- 142　5プロのツッカーなんて何もわからないよ。上級医が話していることがわからなかったら、どうすればいいのかな？

悟史の疑問 ● 139
研修医は1か月にどれくらい当直があるのか？

　皆さんが、一番気になることだと思いますが、研修医は一か月にどれくらい当直業務があるのでしょうか。病院、地方によりさまざまなので、あくまで一つの例としてお読みください。まず、当直体制ですが、研修医は、はじめのうちは<u>上級医と共に当直をし、研修医当直という形になります</u>。

　次に、一か月の当直の駒数を考えましょう。一か月を30日として、休日が土日の病院であった場合とします。平日は当直、休日は日直と当直に分かれていることが多いので、それぞれ別々に割り振られているとします。すると、一か月に平日が22日で駒数が22駒、休日が8日で8×2（日直と当直）＝16駒です。それを各年に研修医が8人いる病院では、1年目と2年目研修医全員の16人で割り振ることになります。

　単純計算すると、<u>平日が1～2駒、休日が1駒</u>になります。休日を日直、当直に分けていなかったり、研修医の数により多少は変化してきます。しかし、大体、どこの病院でもこんなもんでしょうか。皆さんがこれを多いと思うか、少ないと思うかはわかりません。

　経験的には、ほとんど眠れない当直であると、いくら若くて体力があるとはいえ、毎週一回が限界でしょうか。あまり忙しくなく眠れる当直であればもう少しできるかもしれませんが。いずれにしても無理をしないことです。

　3年目になれば、もう少し数は少なくなってきますが、その分、責任が問われるようになってきます。<u>研修医のときの当直が、のちにとても勉強になった</u>と語る上級医が多く存在します。大変でしょうが、未来の自分への糧になると思って頑張ってください。

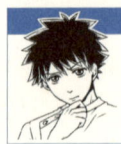

悟史の疑問 ◉140
急患室から呼ばれたら研修医はまず何をすべきか？
上級医を呼んでも来てくれないときはどうするのか？

　研修医当直は、どんな疾患でもはじめに呼ばれます。**呼ばれたら、いち早く急患室に行き、まず診察をします。**病歴聴取後、診察をして、自分で必要だと思った検査を行います。その結果で内科系疾患なのか外科系疾患なのかを判断し、それぞれの上級医を呼ぶことになります（はじめのうちは、わからないと思うので、診察のみで必要な検査を上級医に確認するといいでしょう）。

　上級医が内科系、外科系に分かれていないときは、そのまま上級医に連絡します。そのときに、**端的に電話で患者さんの状況、検査結果、自分の考える疾患、鑑別疾患を伝えられるようにしておかなければなりません。**電話越しに患者さんの状況を伝えるのは難しいと思いますが、それも当直で身につけるべき能力です。その電話報告を受け、上級医は追加の検査指示や、点滴指示を出したりして、自ら診察に来てくれることになります。

　研修医にとって非常に困るのが、担当の上級医が呼んでもなかなか来てくれないことです。普通の医師であれば、まずこのようなことはありませんが、なかには呼んでも来てくれず、電話で状況を聞くだけで一度も来てくれないこともあるようです（上級医の業務中で忙しいときはある程度仕方がないですが、ただ単に面倒くさいからなどで来ないことが稀にあるようです）。そのようなことがあった場合、すぐにローテーション先の上級医に相談しましょう。それなりの対処をしてくれるはずです。

　このように書きましたが、**多くの上級医は必ずすぐに診察に来てくれます。**なぜなら、上級医は皆、何年か前は皆さんと同じように研修医であって研修医当直を経験しているからです。皆さんの不安な気持ちなどすべてわかってくれています。大丈夫です。ご安心を。

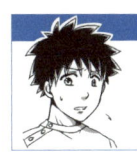

悟史の疑問 ◉ 141
研修医が薬剤を溶解したりして点滴を作製することがあるのか？

　メインの点滴に「おかず」と言われる薬剤を混注したり、抗菌薬を生理食塩液に溶解したりするのは、通常時間帯であれば薬剤師さんが行ってくれます。しかし、緊急時や、急患室などでは医師、看護師が点滴を作ることがあります。点滴のライン作りも行います。大きな病院になればなるほど、実際に自分で行う機会が少なくなるので、そのような機会があったときは、積極的に参加し自分のものにしてください。看護師さんが非常によく知っているので、いろいろ聞いてみるといいでしょう。

　指を切らないようにアンプルを開ける方法や、粉末薬の溶解の仕方など、細かいテクニックがあるので、聞いてみましょう。具体的には、硝子のアンプルの口の開け方は、切る方向が印字されているものであれば、そのマークを自分の方に向けて、前方へ押し出して開封します。マークがなければ方向はどこでもかまいません。ポイントは、ティッシュなどの紙をアンプルにかぶせてそれごと切ることです。そうすることでアンプルの端で指を切る心配はなくなります。

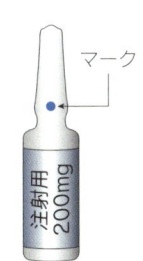

　また、瓶に入っている粉末状の薬品を生理食塩液などで溶解するときは、まず、少量の生食を瓶の中に入れて、ビンの中を陽圧にして溶解します。キャップには内側に溝があり、最後まで注射器で吸いやすい構造になっているのでそれも利用しましょう。

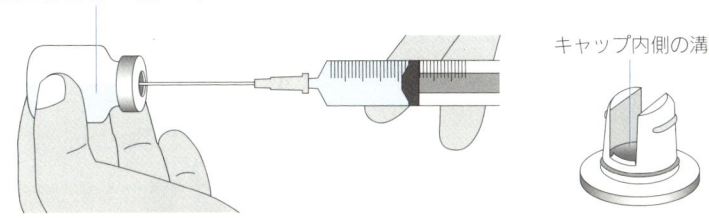

悟史の疑問 ◉142
上級医が話している略語がわからないとき、どうするのか？

　研修医が戸惑うことの一つとして上級医同士が話している内容が理解できないことが挙げられます。その原因が、話している内容の知識的なことがわからないということばかりでなく、<u>上級医同士が、独特の略語を使うがために話の中身が理解できないことが多々あります</u>。食事のことを「エッセン」と言ったり、病理解剖を「ゼク」、ブドウ糖液を「ツッカー」などと言ったりします。その病院特有の略語があることもあり、非常に難解で厄介なことが多いです。

　わからない言葉を使われたら、そのつど、わかったふりなどせず、説明を求めましょう。この手の略語は、教科書や医学書にはどこにも書いてなくて、聞くタイミングを失ったときなど非常に苦労します。そんな方のために、『日常会話 医療用語集』などの略語集が書店で販売されているので、手に取ってみるといいでしょう。

　よくよく調べてみると、大したことを言っていないことに気づくと思います。英語を短縮したものや、ドイツ語を語源とした造語などが多く、理解すると面白いものです。しかし、毎年、皆さんのように研修医は困惑してしまいますので、できるだけ略語、造語は使わないようにした方がいいとは思います。

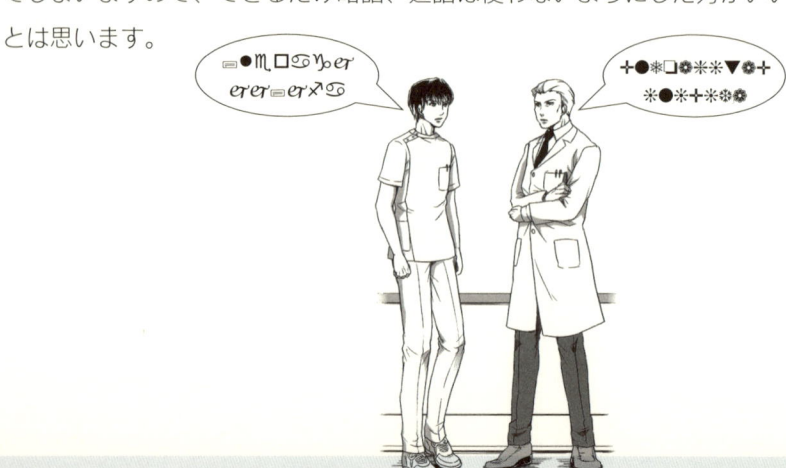

院内でよく使われる略語・俗語

略語・俗語	意味 … 語源・由来
アテレク	無気肺 … atelectasis（無気肺）
アニソコ	瞳孔不同 … anisocoria（瞳孔不同）
アポる	脳卒中 … apoplexy（卒中）
アレスト	心停止 … arrest（停止）
エヌエス（NS）	生理食塩水 … Normal Saline
エピ	硬膜外麻酔 … epidural anesthesia
エント	退院 … ドイツ語の entlassen（追い出す）
ケモ	化学療法 … chemotherapy
コアグラ	血液凝血塊 … coagulant（凝固、凝血、固形化）
サット	酸素飽和度 … saturation（飽和）
ステる	死亡 … ドイツ語の sterben（死ぬ）
ゼク	病理解剖 … ドイツ語の Sektion（解剖）
セデーション	鎮静薬を使って意識を意図的に落とすこと … sedation
タキる	呼吸や脈が早くなること … tachycardia
ツッカー（TZ）	ブドウ糖液 … ドイツ語の Traubenzucker（ブドウ糖）
テーベー（Tb）	結核 … tuberculosis
DNR	緊急時に心肺蘇生をしない … Do Not Resuscitate
デコる	心不全 … decompensation（代償不全）
ハーベー（Hb）	ヘモグロビン … hemoglobin
ハイポ	血管内脱水 … hypovolemia
ハルン	尿 … ドイツ語の Harn（尿）
ベジる	植物状態 … vegetation（植物）
ヘパロック	ヘパリンロック
ヘモコン	血液濃縮 … hemoconcentration
ラパロ	腹腔鏡手術 … laparoscopic surgery
ワイセ	白血球数 … ドイツ語の weißes Blutkörperchen（白血球）
ワゴる	迷走神経反射 … vagovagal reflex（vagal reflex）
ワッサー	蒸留水 … ドイツ語の Wasser（水）

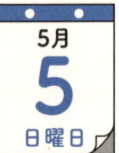

【37日目】

　今週もミーが来てくれた。ミーが来てくれると思うと、頑張れるし、本当に嬉しい。今日のために、昨日、日直のあと遅くまで病棟業務をやって、できるだけ終わらせた。ミーと何をするわけでなく、買い物などしている時間が本当に幸せに感じる。
　本屋で『日常会話 医療用語集』を見つけると、ミーも欲しいと言って2冊買った。お揃いのTシャツならぬ『日常会話 医療用語集』。「研修医同士のカップルらしくていいね」と言って二人で笑った。
　ミーといろいろな話をした。俺はこの前の当直で点滴のラインを作ったり、抗菌薬を溶かしたりひと苦労だったよと言った。
　そしたら、ミーも抗菌薬を溶解する生理食塩液なしでオーダーしてしまって失敗したり☞143、連休前のオーダーで連休中一日3回を4日分出すのを間違えて、9回4日でオーダーしてしまって、36個も抗菌薬が病棟に上がってきてしまい、うろたえたり、失敗の連続よと笑っていた。
　みんな、そうなんだなと少し安心した。ミーの失敗で安心してしまい、ミーには悪かったけどね。

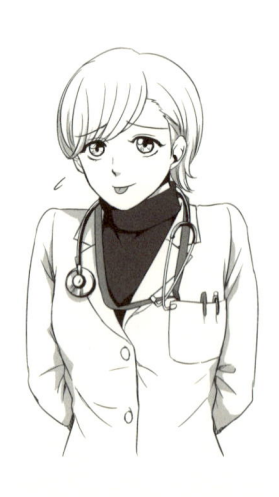

あと、話をしたのは、医師賠償責任保険のこと。医者は自分自身の身を守るために、今は自分自身に保険をかけているそうだ。
　「外科になるなら特に必要じゃないの？」とミーが言った。☞144
　俺はそんなものの存在すら知らなかったので、ミーに教えてもらってよかった。調べてみることにした。
　「夏休みもそうだけど、病院って年末年始はどうなっているのかな？　研修医は休みなのかな？」
　大学ではローテーションの希望がある程度出せるそうで、「年末年始が休みなら、楽そうなところを年末年始に希望しようかな」と、ミーは笑っていた。
　確かにそうだ。どうなっているんだろう？　正直、今はそこまで考える余裕がないけど。☞145
　そのほか、面白いのは、研修医は日々その研修態度を評価されているらしいということだった。☞146
　「そんなの評価されても困るよね？　私なんて失敗の連続だし、ドジばっかりだよ」
　ミーだけじゃない。俺だってドジばっかりだ。そんなこと、どうしてやっているんだろう？

143　抗菌薬は溶解剤が必要なのか。そんなのわからないな。

144　医師賠償責任保険とは？　何？

145　病院自体も年末年始はどうなっているんだろう？

146　研修医は評価されているの？　そんなことしてどうするんだろう？　なんか、怖いな。

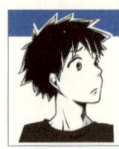

悟史の疑問 ●143
薬剤を生理食塩液で溶解するとは、どういうことか？

　点滴で抗菌薬などを処方してオーダーを立てるときに、実際の薬品そのものを見たことがないと間違ってしまうことがあります。例えば、抗菌薬は粉末状であることが多いので、抗菌薬だけオーダーしても点滴投与できません。生理食塩液やブドウ糖液に溶解して投与しなければならないので、必ず抗菌薬と共に生理食塩液やブドウ糖液のオーダーも立てなければなりません。最近は生理食塩液がセットになったキット製剤も販売されているので注意が必要です。

　点滴は、薬剤部で作られて病棟に来ることもありますが、病棟に薬剤師が常駐し病棟で製剤を作製していることもあるので、薬のアンプルなど日頃からよく観察しておきましょう。自分の出した処方で、どんなものが出てくるのか全くわかっていないのは考え物です。緊急入院などの場合や、急患室などでは、看護師や医師が抗菌薬などの薬詰めを行うので、積極的に参加し、いろいろな知識を増やしてください。

悟史の疑問 ● 144
医師賠償責任保険は入るべきか？

　医療の保険と言っても、がん保険ではありません。医師が、医療行為中に発生した、民事裁判に関し保障してくれる保険です。医療行為から刑事訴訟になることはまずありませんが、民事訴訟になることは十分に可能性があります。

　現在、勤務医では医師賠償責任保険に加入している人は依然少なく、40歳代以降の半分程度との報告もあります。近年は勤務医も医療訴訟で訴えられるケースが増えてきて、10年前は病院と医師が共同被告になるのは10％程度でしたが、現在は約50％になるとの報告もあります。

　普通は、病院が「病院賠償責任保険」に加入しているため、仮に医師賠償責任保険に未加入の勤務医が共同被告となっても、病院賠責で損害賠償分をカバーすることができます。しかし、賠償金が高額になり、賠償金額が最大補償額を上回ってしまうと、医師と病院の開設者とでその差額を共同で負担する必要も出てきてしまいます。

　このようなことからも、医師賠償責任保険に入った方がいいでしょう。学会で割安で勧めていることもあるので、上級医に相談してみてください。外病院での外来勤務などが増えてきた場合、自分自身で自分くらい守らなければならなくなります。

悟史の疑問 ● 145
研修医の年末年始は？

　病院は大体、12月29日〜1月3日が年末年始の休業が多いでしょうか。29日は半日で終わったりします。病院が休み体制に入るので、通常の休日と同じような体制になります。上級医が遠方へ行ってしまうことが多く、手薄になるため、各科とも入院患者数を少なくする傾向があります。そのために、通常の休日よりも研修医は業務が楽なことが多いです。しかし、病棟当番や、当直は若手で行うことが多いので、全体としての年末年始の忙しさはまちまちです。年末年始は救急の患者さんが多いので、当直業務は通常よりも忙しくなります。

　年末年始の休みは、研修医は、全部休みになることはないですが、数日休みをもらえることが多いでしょう。もし、時間があったら、外に出て年末年始の雰囲気を楽しみ、今年一年、頑張った自分を褒め、新しい一年に向けて新たな気合を入れましょう。

　年末には、忘年会のほか、診療最終日に「仕事納め」の行事もあります。その形式はさまざまで、病院全体で行ったり、各科病棟、外来ごとに行ったりします。本当に業務最終日に行うので、お互い一年間お疲れ様でしたと言い合い、一年の終わりを感じることができて忘年会とは一味違った年忘れの行事です。

悟史の疑問 ◉ 146
研修医は日々、研修態度を評価されている。

　目的は定かではありませんが、研修医は各ローテーション先で上級医より評価されています。その方法は、病院が定めた方法で各科共通の評価表を使っている場合もあれば、各科オリジナルのものもあります。その評価が何の参考にされているのかははっきりしません。病院によっては、研修終了時に一番頑張った優秀な研修医はベスト研修医として表彰されることもあり、その評価に使っているのでしょうか。

　後期研修病院への資料にするなどという怖いことではないと思いますが、一応、それぞれの診療科で評価されているとの自覚は持っていた方がいいかもしれません。もちろんその評価アップのために研修を頑張るというのは本末転倒ですよ。

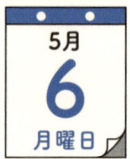

【38日目】

5月6日 月曜日

ミーが来てくれているので、早く病棟業務を終わらせたかったのに、なにかと守衛さんから電話が来る一日だった。

まずは、軽いところで、「なぞの株式会社アコーズ事件」。

PHSが鳴り、守衛さんから代表電話に「山際先生をお願いしますと、株式会社アコーズから電話が来ていますけど」と突然、言われた。困惑している俺を電話越しに気づいてくれた守衛さんが「用件、聞きましょうか？」と言ってくれたのでお願いすると、何も言わずに切れてしまったそうだ。

池内先生に話したら、マンションや、税金対策と称する勧誘らしかった。医者になると金を持っていると思われてこの手の勧誘はよくかかってくるらしい。そんなこと知らなかったので、なんか怖くなった。

☞147

次は「ありがと母さん事件」。事件じゃないけどね。

自宅から荷物が届いた。そう言えば、先週、実家から留守番電話が

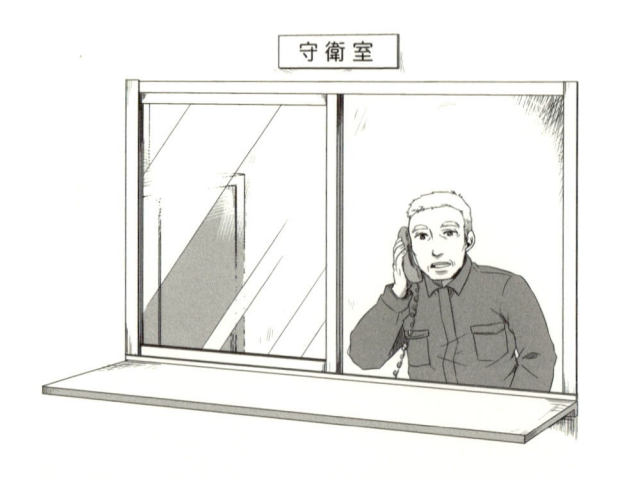

入っていて、荷物を送ると言っていた。守衛さんから「荷物が届いていますよ」と連絡があった。病院宛に荷物が届くと、守衛さんのところに届くようだった。☞148

なんと、栃木のかんぴょうだった。お世話になっている先生にあげなさいとの手紙も添えてあった。ありがたかったけど、「かんぴょう」は微妙だ。はたして、みんなもらって喜ぶだろうか。ミーは腹を抱えて大爆笑していたが。

最後は、「俺のどこが悪いんじゃ〜」事件。これが一番の大事件。
昼前に守衛さんから電話が来て、近藤社長が、守衛さんともめているとのことだった。あわてて駆けつけると、近藤さんが激高していた。事の詳細を聞くと、明らかに寝巻の近藤さんが、服の前もはだけた状態で院外に出ようとしていたので、守衛さんが心配して声をかけたということだった。
「外出するなら外出許可書を出していますか？」と悪気がなく聞いたらしい。☞149
それが近藤さんには気に入らなかったらしく、「出していないが、俺のどこが悪いんじゃ〜」となってしまったそうだ。
「普通は聞かないんですけどね」と、余計なことをしてしまったという顔をして守衛さんが困っていた。なんとか近藤さんをなだめ、その場を収拾した。全く、なにかと困った社長さんだ。でも、少し反省したみたいで、そのあと静かになっていた。
本当に毎日困ることや戸惑うことの連続だ。他の研修医の人も同じなのかな。☞150

遅れたので、息を切らせて走って帰ったらミーが楽しそうに『日常会話 医療用語集』を読んでいた。
「研修医のこと"ウンテン"って言うらしいよ。なんかダサいね」
ケラケラ笑いながら寝転がっていた。全く違う感覚だが、ミーとい

る時間は、忙しい当直と同じくらいのスピードで過ぎて行った。ただ決定的に違うのは、過ぎ去った時間が惜しいのか、惜しくないのかの違い。「来週は来られない」と。残念だけど、再来週まで頑張ろうと思う。ミーもお揃いの『日常会話 医療用語集』で頑張ると言っていた。

久しぶりに夜に時間があったので、俺も略語を読んで、勉強してみた。いろいろあって面白かった。

明日からまた始まる。気を引き締めて頑張る。

147 そんな勧誘の電話が、しかも病院にかかってくるのか。実際かかってきたら、どうすればいいんだろう？

148 荷物は守衛さんのところに届くのか？ 手紙とかはどこに届くのだろう？

149 外出するときも許可が必要なのか。どこでどのような手続きするのかな？

150 研修生活はやっぱり戸惑いの連続なんだな。研修医になって一番戸惑うことは何なんだろう？

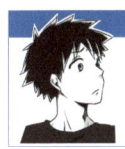

悟史の疑問 ◉147
勧誘の電話には注意が必要です。

　医師になって驚くことの一つに、いろいろな勧誘の電話がかかってくることです。マンションの購入や、税金対策と称して金を売りつけるもの、変わったものに石油の発掘権など、怪しい電話が病棟にかかってくることがあります。大抵は、病院で電話をつなぐ人（守衛さんなど）もわかっていて相手を確認してくれ、怪しいものはそこで断ってくれます。

　しかし、最近は、勧誘する方も巧妙になってきていて、架空の病院名の架空の医師名をかたり、かかってくることがあります。取次いでくれる人が「○○病院の○○先生と言ってますが」と、知らない先生であった場合、こちらからかけ直すので、「電話番号を聞いてください」と頼むと、怪しい電話の場合、何も言わずに切れてしまうそうです。ご注意を。

　小さな医院やクリニックの場合、直接来院してくることもあります。**よほど興味がある場合を除き、会わないことをお勧めします。**一般的に金を持っていると思われている医師にはいろんな魔の手が伸びてくることも忘れずに。

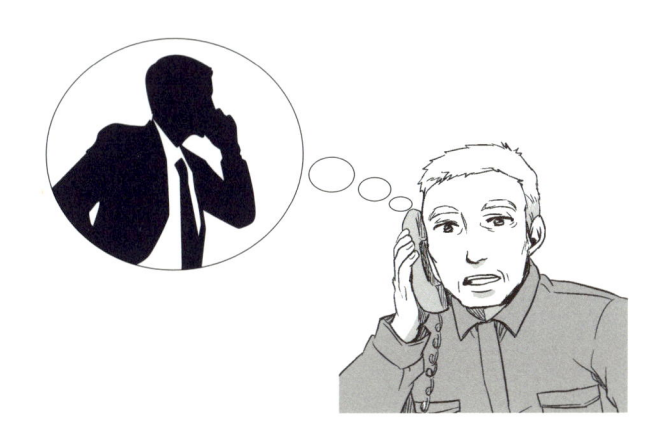

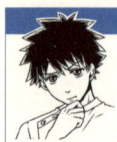

悟史の疑問 ◉148
自分宛の荷物や手紙はどこに届くのか？

　例えば実家から荷物を送ってもらう場合、研修中は荷物を受け取る時間帯に家にいることはなかなか難しいです。その場合は、病院宛に送ってもらいましょう。実家からに限らず、確実に荷物を受け取りたい場合は、病院に自分の名前「研修医　○○先生」宛で送ってもらいましょう。病院宛に送られた荷物は、守衛さんのところに届けられ、届くと連絡が来ます。守衛室に保管していてくれて、24時間受け取りに行けるので便利です。

　では、病院宛に届いた手紙はどこに届くのでしょう。病院に医師ごとに郵便ポストがあることはあまりなく、医局ごとに郵便物が振り分けられ棚に置かれることが多いです。研修医は研修医の棚に置かれるか、そのときにローテートしている科に振り分けられたりします。いずれにせよ、受け取りの確認を必要とする荷物や書留と違う手紙は、迷い込むことがあるので、自分の家宛に送ってもらった方がいいでしょう。

悟史の疑問 ◉149
「外出・外泊許可書」とは何か？

　電子カルテ上で外出・外泊可能の許可が出ている場合は、患者さんの希望で外出・外泊することが可能です。そのつど、患者さん本人に、外出・外泊許可書（外出・外泊届け）を提出してもらうのが通例です。届け出用紙は病棟にあります。届けには、病院を出る時間、帰院予定時間、理由、外出中の連絡先、病院食の希望などを記載してもらいます。その届けに主治医がサインすると外出、外泊が可能になるというシステムをとっている病院が多いです。それにより、無断外出を防いだり、帰院時間までに帰院しない場合に連絡が取れるようになっています。

　外出も病院の前までなど、ごく近くの場合は許可書は必要ありません。患者さんも、たまには外の空気を吸って気分転換したいときがあると思います。病院から離れ、数時間以上外出するときに許可書を提出してもらうことになります。

外出・外泊許可申請書						
	科	病棟	平成	年	月	日
氏　名							
外出・外泊予定	平成	年	月	日	午前/午後	時　分から
	平成	年	月	日	午前/午後	時　分まで
目　的							
行　先			TEL			
主治医						上記の通り許可します
病棟責任者							
出　院	平成	年	月	日	午前/午後	時　分から　㊞
帰　院	平成	年	月	日	午前/午後	時　分から　㊞

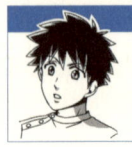

悟史の疑問 ● 150
現場の若手医師が語る「研修医になって一番戸惑うこと」とは？

　学生生活から180度変わり、社会人として、また医師として一歩を踏み出すとき、いろいろな戸惑いがあると思います。さて、研修医の方はどんなことに戸惑いを感じてきたのでしょうか。ここに、研修医を経験した医師88名にアンケートを取った結果があります。

　戸惑ったことの一番は、やはり「医療知識の欠如」35％、次は「電子カルテなどの業務内容について」28％となっています。そして、3番目は意外にも20％で「人間関係（患者や医療従事者との）」が挙がっています。「生活リズムの変化」より戸惑いを感じている人が多いという結果になりました。

　「人間関係」で戸惑うのは、急に先生と呼ばれてしまうことへの戸惑いや、他職種との関係の難しさを挙げている人もいました。

　「医療知識の欠如」については、国家試験での知識と、臨床現場で必要とされる知識のギャップに皆さん悩まれていたようです。なかなか難しいところではあると思いますが、就職前に研修医が読んでいた方が良いと思う本も先輩医師が勧めていますので、参考にしてみてはいかがでしょうか（☞p.290）。

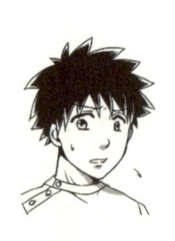

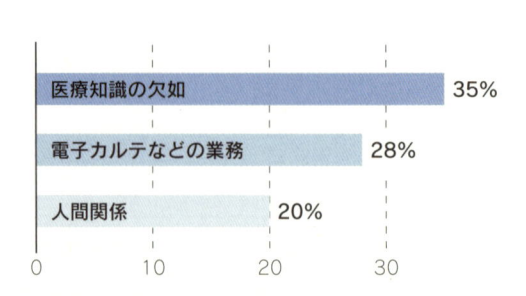

項目	割合
医療知識の欠如	35%
電子カルテなどの業務	28%
人間関係	20%

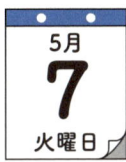

【39日目】

5月7日 火曜日

　今日も忙しい日だった。直腸癌の黒崎さんのオペだったのだが、術前の点滴がどうしても入らなくて苦労した。点滴くらい、もう5月なのに入らなくてどうするんだと思う変な気持ちが芽生え、たくさん刺してしまった。
　結局入らずに池内先生に代わってもらった。手を代えるタイミングを誤ってしまった気がした。池内先生にも「ちょっと失敗しすぎ。もう少し早く呼んで」と注意された。☞151
　手術中も視野出しがいまいちだったみたいで怒られるし、検査科にもオーダーが出てないのに検体が出ていると言われたり、患者さんに頼まれていた診断書をなくしてしまったり、怒られまくった一日だった。でも、怒られるうちが花かなと思い頑張ることにした。☞152

　少し落ち込んで病棟にいたら涌井先生が話しかけてくれた。俺のことを気にしてか涌井先生の研修医のときのいろいろな話をしてくれた。
　涌井先生も毎日怒られまくっていたらしい。今では、俺から見たら

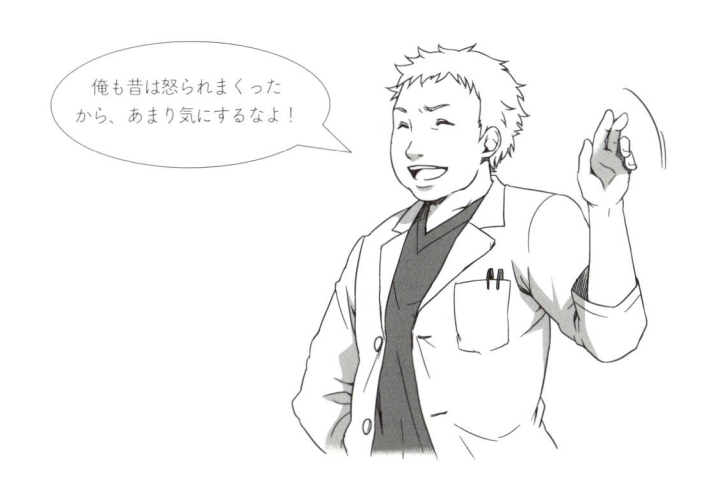

「俺も昔は怒られまくったから、あまり気にするなよ！」

雲の上の人で、立派な外科医だけど、涌井先生にも俺みたいな時代があったらしい（信じられないけど）。

今の俺でも頑張れば、涌井先生のようになれる可能性があると知り、自信が出てきた。涌井先生は最後に心得みたいなことをおっしゃった。

「俺は、常に2年上の人と勝負をしていた」と。今の俺にはあまりわからなかったが、1年上は当然として、2年上と常に自分自身を比べて頑張れということだった。言葉は熱すぎて、少し圧倒された。とにかく俺もへこまずに頑張ろうと思った。☞153

そうそう、嬉しかったこともあった。18日に手術をした杉浦さんから退院するときに靴下をいただいた。なんでも、「先生はいつも靴下履いてないから」と。

俺はおしゃれのつもりだったけど、杉浦さんには靴下を買えない研修医に映ったみたいだった（笑）。☞154

心が温まった。ありがたかった。手術を終えて元気に退院する患者さんを見送るときはとても晴れ晴れとする。明日もしっかり頑張るぞ、へっぽこ研修医だけど。

151　失敗したときに、代わってもらうタイミングは難しそうだな。簡単に代わっても技術が身につかないし。どんなタイミングで代わってもらうのだろう？

152　怒られまくるのはへこむだろうな。でも、親父の言うように怒られているうちが花なのかな？

153　熱い言葉だな。なかなか難しいことだと思うけど、本当はどういう意味なんだろう？

154　患者さんからいろんなものをもらうことがあるのか。もらっていいのかな？

悟史の疑問 ● 151
手技に失敗したときの手を代えるタイミングは？

　慣れない処置をしていると、どうしても自分一人ではうまくいかないことがあります。これは、何も研修医に限ったことではなく、上級医になっても処置をするときになかなか自分だけではうまくいかないことがあります。その場合、他の医師に代わってもらいます。それを通称「手を代える」と言います。

　中心静脈カテーテル挿入などでは、上級医でもよくみる光景です。同じくらいの技術の持ち主でも、手を代えることによりうまくいくことはよくあり、手を代えられること自体は決して恥ずかしいことでも、落ち込むことでもありません。逆の立場で、手を代わって自分がうまくいく場合もあります。研修医の場合は、技術がしっかり身についていないことで失敗しているので、手を代えることはなおさら問題はありません。決して恥ずべきことではないのです。

　問題は、その代わるタイミングです。採血や、末梢点滴ライン取りなど、自分ひとりで処置を行っているときは、失敗するとついつい熱くなり、何度も行ってしまうことがあります。特に患者さんに「先生、大丈夫かい？」などと言われたりすると、変な意地を張ってやり続けてしまう研修医を見かけます。はじめのうちは、自分の中で、何回失敗したら手を代えてもらうか決めておいた方がいいでしょう。

　そのうち、自分の技術力が把握できてくると、患者さんの血管を見ただけで、これは自分の能力以上の力が必要だとすぐに判断できるようになります。そうなれば、手を代えるタイミングは自分でわかるようになります。繰り返しますが、手を代えることは決して恥ずべきことではありません。無理に続けて被害を受けるのは患者さんであることを忘れずに行動しましょう。

悟史の疑問 ● 152
怒られた数が伸びる力。怒られなくなったら終わりです。

　研修医は、よく怒られます。よく注意されます。これは、研修医は何も経験がなく、知識もないので当たり前のことです。ただ、怒られ慣れていない研修医の場合、怒られたり、注意されただけで意気消沈しすぎる場合があります。学生時代優秀な成績で卒業した研修医にその傾向が強く認められます。

　皆さんも上級医になればわかると思いますが、人を指導する、叱咤するのには非常にエネルギーがいります。怒る方も楽ではないのです。むしろ、ミスを指摘せず、指導せず、自分ですべてフォローして、勝手に自分で行う方がよっぽど楽なのです。そう考えると、怒られているうちが花で、怒られなくなったらもうお終いなのかもしれません。

　指摘されたこと、怒られたことを素直に受け止め、どこが悪かったのか、どうすれば良かったのかを自分自身で分析し、もし、わからなければ上級医に聞き、自分自身を高めていってください。<u>怒られ続けて嫌だなと思っていたら、いつしか立派な医師になっている</u>自分に気づき、びっくりすることでしょう。

> **悟史の疑問 ◉ 153**
> **２年上の人と勝負を。**

　「２年上の医師と自分を比べて足りないところを見つけ、それを得る努力をする研修をしなさい」と研修中に言われたことがあります。研修医の１年上の人より、時間を惜しんで勉強し、あらゆるところに顔を出し、経験もたくさんし、知識も豊富になるように常に努力をしなさいということです。２年上の医師と比べて自分の実力はどうかと常に自問自答しなさいということでした。

　現実問題として研修医の１年の違いはとてつもなく大きくて、２年目の研修医の先生はとても優秀に見えるもので、３年目なんて言ったら、神様かと思うくらいだと思います。しかし、そこをあえて１年上は当然として、２年上の医師と自分を比べ、自分の足りないところを補うように頑張れということです。研修は勝ち負けではありませんが、常に、自分自身を高める努力をしろということだと思います。その頑張ることに関する指標として、２年上の医師を目指せということです。

　夢が叶った人へのインタビューで「夢を叶える秘訣は？」との問いに、「叶うまで信じ続けることです」と答えているシーンをよく見かけます。はじめは自分にとって神様のように見える専修医ですが、いつしか自分もそうなるんだと思い続け、２年後にそうなれることを目指しましょう。

悟史の疑問 ● 154
患者さんにお菓子をもらったらどうするか？

　退院する患者さんから「お世話になりました」と感謝の気持ちと共に、お菓子などをもらうことがあります。「自分の田舎の名物です」とわざわざ取り寄せて持って来てくれる方もいます。外来では、患者さんの手作りのクッキーやパンなどをもらうこともあります。変わったところでは、家で収穫したジャガイモなどの野菜や、海に近い病院だと、捕れたての魚などをもらうことがあるようです。

　研修医でいつもひげを剃る暇がなくて伸ばしていた人が、「先生は忙しくてひげをそる暇がないと思ってシェーバー買ってきたよ」と退院する患者さんにシェーバーをもらっていたこともありました。それぞれ、患者さんのたくさんの気持ちがこもっているので、ありがたく受け取りたいものです。

　しかし、国立大学や国公立の病院では、職員は公務員なので物品をもらうことは禁止されていて、また、病院の規則で受け取り厳禁のところもあるので注意が必要です。自分の立場を理解することと、このような状況に出くわした場合は上級医に相談するといいでしょう。

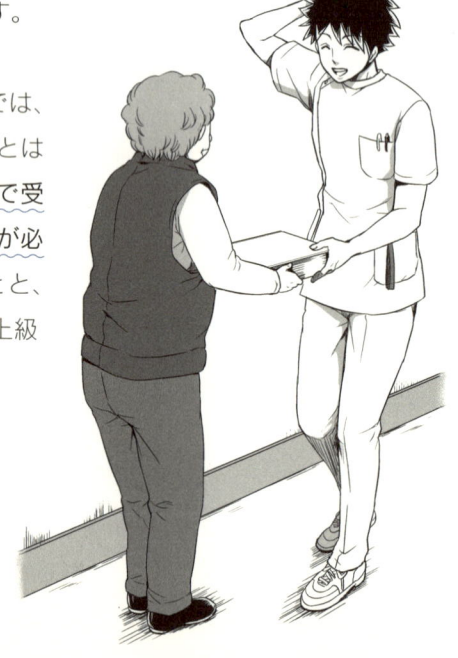

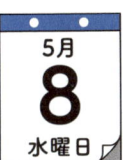

【40日目】

5月8日 水曜日

朝、黒崎さんの採血のオーダーが出ているけど届いていないと検査科から電話があった。調べると、看護師さんが忘れているみたいだった。

おいおい、術後の人だし頼みますよと思ったが、あえて言わず、自分で採血をした。俺って大人。看護師さんに出してきてくださいと頼もうかと思ったが、早く知りたいので自分で検査科に届けた。俺って偉い。☞155

検査科でもいつものように明るく挨拶をしたら、「先生は元気が良いね。頑張ってね！」と励まされた。

いつものことながら、元気な挨拶は気持ちが良いし、自分を助けてくれる。引き続き挨拶だけはきちんとやろうと思う。

黒崎さんのデータは心なしかいつもより早くコンピューターに反映された気がした。幸い、データは全く問題なし。良かった。

水曜日はカンファレンスの日だ。カンファレンスでの発表も大分慣れてきた。でも今日は失敗をしてしまった。

確か、数週間前に、古木先生に「深達度SMの大腸癌のリンパ節転移頻度」を聞かれていて、そのときに答えられていなかった。俺はそのとき、後で調べようと思っていたけど、時間がないことを理由に調べていなかった。

そうしたら今日のカンファレンスで、みんなの前で部長から同じ質問をされてしまった。「しまった。あのとき調べていれば」というのは後の祭り。

答えられずにいたら、木月先生が答えていた。悔しかったし、恥ずかしかった。これからは必ず疑問を持ったときに調べようと心に誓った。☞156

カンファレンスの後に、製薬会社の方による薬の説明会があった。抗癌剤の話だった。名前だけ聞いていて、自分でもオーダーを出したことのある薬だったけど、実際に細胞に対してどのように作用しているか知らなかったのでとても勉強になった。☞157

　レジ（レジデントハウス）に戻ったら、まずはじめにSM大腸癌のリンパ節転移を調べた。疑問に思ったことを調べると、国家試験のために勉強していたときよりも、知識がすんなり入ってくる気がした。
　自分で勉強したことが、日々の医療で役に立つと思うと勉強にも力が入った。勉強しないと患者さんに迷惑をかけることになる。勉強の質が学生とは全く違うものなのだとわかった。
　相変わらず、一杯一杯の毎日だけど、少しずつ進歩しているのかな。

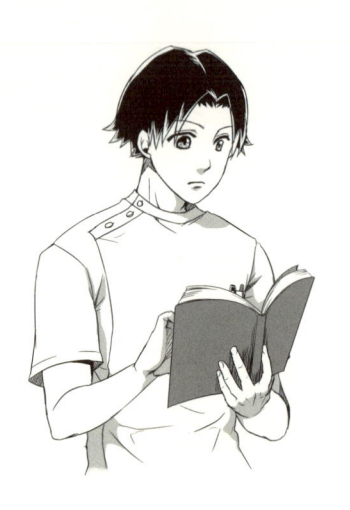

155　検査を後からやったら、自分で届けなくちゃいけないの？　やらなかったのも看護師さんが忘れていたわけでしょ。親父は偉いな。

156　その日の疑問はその日のうちに解決しなければならないのか。研修医は忙しいので難しそうだな。後ではだめなのかな？

157　薬の説明会とはどんなものなのかな？　病院全体で行うものなのかな？

悟史の疑問 ● 155
納得がいかないことに遭遇したときの注意点。

　病棟業務をしていると、検査室から自分のPHSに直接電話が来ました。どうやら、自分がオーダーした検査は、コンピューター入力のほかに、病棟にある専用の用紙をつけて提出しなければならなかったらしく、それがないので検査結果を表示できないとのこと。あなたは、そんな事務的なことはなんとかならないのかと憤慨し、しぶしぶ病棟の用紙を書き、外回りの看護師さんへ検査室に行くときがあったらこれを届けてくださいと言って渡しました。その日の午後、無事に検査結果がコンピューターに載っていました。

　この一連の出来事ですが、これと似たことを、研修中によく経験するようになります。これを読んだ方は、なにも問題なく読み終えたと思います。この研修医の行動は、何も問題はありません。これが普通だと思います。研修医は忙しいので、これでいいのです。

　しかし、注意しなければならないこととして、電話対応のことですが、どんなに納得がいかなくて憤慨しても、病院内のルールであることをしなかったのは自分なので、まずは、「すみませんでした」と謝るべきです。
　皆さんは、これから研修を始めると、自分で納得のいかないことに幾度も遭遇します。それは自分だけが納得いかないと思うことであったり、周りの人も納得がいかないけど仕方なく行っていたり、慣習としてやっていることであったりさまざまです。社会全体で考えても、納得がいかないけれども、みな仕方なくやっていることがたくさんあります。

しかし、そのつど、憤慨し怒り狂っていたら研修はうまくいかなくなります。どんなに納得がいかないことに遭遇してもその場はそのルールに従うべきです。その出来事がどうしても納得いかないことであれば、後日、上級医や部長に相談しましょう。最近は納得いかない出来事は少なくなってきましたが、それでも研修医の立場ですとまだまだあるのかもしれません。納得いかないことがあったら、自分が上の立場に立ったときにそれを変えて、次の研修医には過ごしやすい環境を作ってあげてください。

　この出来事でもう一つ。もしも自分に時間があるのであれば、出さなかった伝票を自分で検査室に届けるといいかもしれません。そこまでする必要があるのかと思われる方がいるかもしれませんが、自分の手で直接届けることにより、その後の検査室との関係も良くなったりします。

　なにより、「今度検査室に行くときでいいから」と言って外回りの看護師さんにこのシーンでは渡していますが、もし、看護師さんが検査室に行く用事がなければ、自分のミスのために、その用紙を検査室にわざわざ届けに行かなくてはならなくなるのです。自分で届ければ、看護師さんの仕事も減ります。

　時間があればで構いませんが、自分で届けた方が、いろいろとうまく回るようになるものです。自分が少し努力をすれば病棟業務全体が効率良く回るのであれば、多少の努力はするべきだと思います。

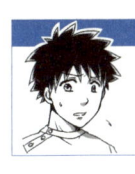

悟史の疑問 ● 156
疑問はその日のうちに解決を。
同じ疑問が必ずまたやってきます。

　研修生活は日々、わからないことの連続です。わからないことや、勉強したけど忘れてしまったことなど後で調べようと思うことが、たくさん出てきます。その疑問に対し、その場で調べられる時間があるという場面は、ほぼ皆無に近いと思います。

　わからないこと、後で調べようと思ったことがあったら、まず、ポケットに入っているノートに書き出しておきましょう。なければ、紙であれば何でも構いません。これがまずはじめのポイントです。覚えておこうとしても、必ず忘れます。次から次へと押し寄せる仕事の波に飲み込まれ、覚えておいたことは遥か彼方に行ってしまいます。なんでも構いませんので必ず書き留めておくことです。そして、それを日常業務終了時に必ず見ることです。

　もう一つのポイントは、その日の疑問はその日のうちに解決することです。「今日は疲れたから明日やろう」、「今週は忙しいから来週やろう」、こんなことを思っても絶対にやりません。明日も疲れています。来週も忙しいのです。どんなに疲れていても、寝る前5分でいいので、その疑問について自分の本を開いてみましょう。その積み重ねを2年間やった人と、やらなかった人の差はとてつもなく大きなものになります。それをしていないと、きっとあなたにも「もしかしたら神様はいるのかもしれない」と思うような出来事が起こるでしょう。

　疑問を解決せずに、後でいいやと思い調べなかったことについて、次はもっと大変な状況で、もっと公の状況で出くわすことになります。全く同じ状況の救急患者を自分ひとりで診察しなければならなくなったり、カンファや学会会場の公の場で全く同じ質問をされて返答に窮することがあるでしょう。そんなとき後悔しないために、日々のちょっとした努力を積み重ねておきましょう。

> **悟史の疑問 ◉ 157**
> ## 薬の説明会とは？

　病院内で各科医局単位で、製薬会社主催の薬の説明会が開かれていることがあります。薬の種類は、新規医薬品や、従来品で新しい投与方法が可能になったものなどさまざまです。参加すると医薬品の勉強に非常になるので、研修医は必ず参加した方がいいでしょう。

　ふだん何気なくオーダーしていた薬の細胞への効果や、動物実験のデータなど基礎的な知識も教えてもらえます。曖昧であった知識を、しっかりとした知識に変える機会にもなります。

　勉強のうち<u>人から教わる「耳学問」が、時間のない研修医にとって非常に重要になる</u>ので、このような機会は積極的に参加しましょう。そして、疑問に思ったことはその場で聞いてみるといいでしょう。医局単位の比較的少人数でやるので、くだらない質問でもなんでも気楽にできるというメリットもあり、製薬会社の人も親切に教えてくれます。せっかくの機会を逃さず、日頃の疑問を解消してください。

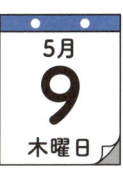

【41日目】

5月9日 木曜日

　今日は、はじめての一人研修医当直。この前は、日直だったので、夜間を一人でやる緊張が少し違った。夕飯をどうしようかと思っていたら、急患室の看護師さんから検食があることを聞かされた。☞158

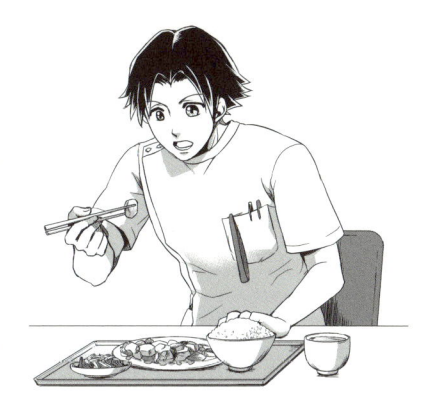

　入院患者さんと同じ夕食を食べるのは患者さんの気持ちになれる気がして勉強になると思ったが、なにせ量が足りなくて、コンビニでパンも追加で買って食べてしまった。患者さんの気持ちはわからなかったかな。

　今回の当直は血液内科の中谷先生とだった。中谷先生は大学は違うけど栃木の出身だったので、意気投合して日頃から良くしてくれている。

　当直は、この前より忙しくなかった。11時からは朝方まで一度も呼ばれなかった。こんな日もあるんだな。

　10時過ぎに下腹部痛を主訴とする35歳女性が来院した。炎症反応もあったので緊急CTを撮影しようということになった。比較的時間があったので、患者さんを車いすに乗せて、一緒にCT室まで行った。

　はじめて会う技師さんだったので、挨拶した。そのまま検査室で、結果を見させてもらった。技師さんはCTの構造やCTオーダー入力時のコメントのポイントなど、いろいろなことを丁寧に説明してくれた。

　腹部CTひとつとっても、疑っている疾患や部位によって微妙に撮影条件が違い、それは入力時のコメントから判断しているとのことだった。入力時のコメントの重要性をはじめて知り、読む人に伝わるように書くことを心がけようと思った。☞159　技師さんと話ができて非常に有意義だった。

下腹部痛の女性は炎症反応が高いので経過観察入院になったが、幸い、大事には至ってないようだった。

　救急の患者さんは必ずしもはっきりと診断できない人がほとんどであった。中谷先生に「救急の患者さんだと確定診断がつかない場合が多いですよね」と質問すると、「医療、特に救急の医療現場においては、一番大切なことは、危険な症例を見逃さないこと、ベストの治療はできなくてもベターの治療を選択できる能力を持つことだ」と教えてくれた。「感覚、センスが大切だよ」と言っていた。そのセンスは経験で養われるものなのだろうか？　今は、よくわからなかった。これからわかってくるんだろうか？ ☞160

　夜中に木月先生に廊下で出会った。当直でもないのにどうしたのかと聞いたら、受け持ち患者さんが急変したとのこと。今日は泊まろうと思うと言っていた。☞161
　あれ？　当直室のほかに泊まるとこあるのかな？
　みんな頑張ってるな。木月先生も4月のはじめに比べたら、顔付きがかなり医者のようになってきていた。俺はどうなんだろう？　変わってきているんだろうか？

> 158　検食とはなんだ？　患者さんと同じ夕食を食べるのか。誰がやるんだろう。研修医がやるのかな？
>
> 159　CT室などの検査室には技師さんがいるのか。そのような人すべてに支えられているんだな。どうしたら仲良くなれるんだろう？
>
> 160　ベストの治療はできなくてもベターの治療を選択できる能力とはどのようなものなんだろうか？
>
> 161　病院には当直室のほかに宿泊できる場所はどこにあるんだろう？ ICU？

悟史の疑問 ◉ 158
病院の検食とは何か？

　検食とは、病院の入院患者さんに出される食事と同じ食事を食べて、食事の状態を検食簿に記載することです。医師が当直時の夕食に検食を行うことがあります。病院にもよりますが、病院食なので残念ながら分量も少なく、十分満足するものではありません。
　そこで、辛い当直だから夕飯くらいは良いものを食べようと自分で出前をとって、検食しなかったとします。これは違反になります。

　また、診療報酬のことになりますが、病院の検食について、「入院時食事療養費に係る食事療養及び入院時生活療養費に係る生活療養の実施上の留意事項について」（平成18年3月6日 厚生労働省通知）に以下のように記載があります。
　入院時食事療養（Ⅰ）又は入院時生活療養（Ⅰ）の基準内容に関し、「医師、管理栄養士又は栄養士による検食が毎食行われ、その所見が検食簿に記入されていること」があげられる。
　すなわち、医師、栄養士が検食を行わなければ、病院として入院時食事療養（Ⅰ）の加算は取れないことになります。

　夜間は栄養士さんがいないので当直医が行うことが通例ですが、検食簿を記入しないまま加算を取っているのはルール違反ということになります。しっかり検食を行い、検食簿の作成をしましょう。病院によっては、研修医が行わず、上級医の当直医が当番制で行っていることもあるので確認してください。

　ここでも書いていますが、量が少ないので、男性の研修医の方はコンビニで一品買って、検食に加えている人が多いでしょうか。

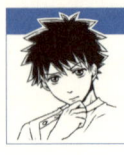

> **悟史の疑問 ◉ 159**
> 検査室にいる放射線技師さんなど、仲の良い人を病院内にたくさん作ることも重要です。

　コメディカルには、看護師さんのほかにも、放射線技師、検査技師、栄養士などさまざまな職種があり、医療は本当に多くの方が関わりを持って成り立っています。そのなかでも、放射線技師さんは研修医にとって非常に重要な位置を占めます。わざわざ、そのためだけに挨拶に行く必要はありませんが、検査室などではじめて会う場合は最低限のマナーとして挨拶をしましょう。

　現在の医療システムでは、画像検査のオーダーはすべて電子カルテ上で行われるようになっており、検査のオーダーを立てると、その結果が検査後すぐにコンピューターに送られ閲覧できるようになっています。まさに、家に居ながらクリックひとつで欲しいものが届く、ネットショッピングをするかのような感覚です。

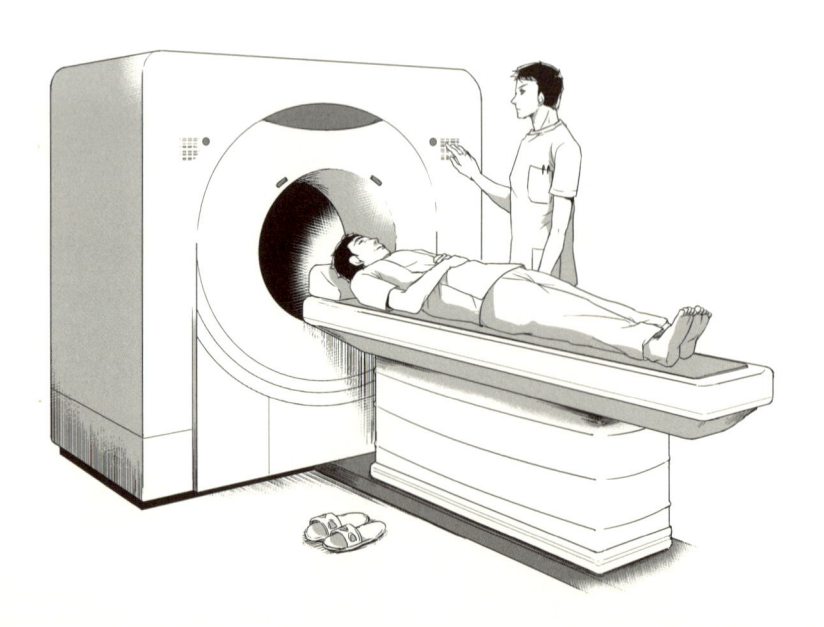

しかし、実際には、検査技師さん、検査室の看護師さん、読影の放射線科医、検査室の受付の方など、多くの人が関わっています。ともすると、それら多くの方が関わっているのを忘れてしまいがちです。

　ひと昔前までは、画像検査をオーダーしようと思ったら、まず検査受付に電話をし、空いている時間を聞き、都合を合わせて予約するという、今では考えられないほど煩雑なシステムでした。しかし、そこには人と人との関わりが多くありました。大学病院などで緊急検査を頼む場合は、カルテを抱えて、担当放射線科の先生のところと、技師長のところにその検査の必要性を説明に出向き、緊急検査を頼むようなこともありました。

　技術の進歩により、無駄がなくなり、非常に有意義な研修を送ることができるようになってきていますが、電子カルテになったことで、人と人との関わりが希薄になってきてしまっている気がします。検査を申し込むのはコンピューター上ですが、実際に検査を行うのは人間（放射線技師さん）なのです。普段から、そのことを忘れないで行動しましょう。そうすれば、自然と放射線技師さんとも関わりを持つようになり、いつの日か、無理な緊急画像の申し込みに対しても、いろいろと気を利かせてくれ、助けてもらえるようになるでしょう。

　やはり、「この先生、誰？」というような関係では、気持ち良く仕事はできないものです。ちょっとしたことに気を遣うだけで、自分の研修自体が有意義なものになります。

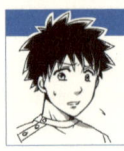

悟史の疑問 ● 160
ベストを選ばなくてもベターを選べるセンスの育成が重要です。

「これはまずい状態だ」、「なんだかよくわからないけど、このまま朝まで患者さんの様子をみておくと大変なことになりそうだ」など、何となくまずい状況に気づくセンスを身につける努力をしてください。

医療の正解は必ずしも一つではありません。国家試験の問題のように、その人に起きている現象、その人が罹患している疾患が一つであることは、臨床の現場ではむしろ少ないかもしれません。また、患者さんが罹患している疾患を診断名として挙げることができないことも少なくありません。そのときに、はっきりとした診断名はわからないけれども、何となくこの状態は危ない。この状態のまま様子観察しているとまずいことになりそうだという感覚を磨くことは非常に重要です。

そして、決してベストの選択肢である処置や治療ができなくとも、何となく良くない状況なので、他の医師に相談するとか、救急外来で患者さんを診察したときに入院させて一日様子をみるだとか、<u>ベターな選択肢を選べるようにする感覚（センス）の育成が重要です</u>。それを経験と呼ぶ人もいますが、決して経験だけでは説明できないように思います。

なぜならば、同じ経験をした研修医が2人いても、その2人のセンスの成長にはかなりの違いがあることをよく経験するからです。おそらく、自分で意識して物事に向き合い、いろいろなことを経験しなければこの感覚は身につかないものと思います。皆さんも、ベストは選べなくともベターを選べる感覚の育成に全力をあげてください。

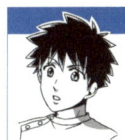

悟史の疑問 ● 161
病院には当直室のほかに泊まれるところはあるのか？

　とかく業務が深夜にまで及ぶ研修医のために、当直室、ICU以外でも仮眠室を併設している病院が多くあります。有名な研修病院などになると、仮眠室が何部屋もあり、研修医がお泊りセットを運び込んで自分の部屋のようにしているところもあります。

　一般病院では、そこまではあまりありませんが、仮眠室は併設していることが多いので、確認してみましょう。上級医に聞くと教えてくれます。自宅から通勤している研修医が、自宅まで距離があるので帰る暇がないために使用していることもあるようです。まれに、カンファ室などで一夜を明かす研修医をみますが、お勧めしません。

　<u>体力勝負の研修医に睡眠は一番大切なものです</u>。たとえ帰宅できなくともなるべく良い環境で夜を明かし、次の日に備えましょう。しっかりと休息し、体を復活させてください。元気で健康な身体があってこそ、有意義な研修を送ることができるのですから。

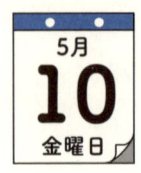

【42日目】

5月10日 金曜日

今日の当直の朝方には、立て続けに呼ばれた。

朝ももうすぐ6時だというのに、酩酊の学生がやってきた。両側を友達に抱えられて、本人はぐったりしていて動かない。バイタルはしっかりしていたので、とりあえず点滴をして様子をみることにした。

問題は友達で、待合室で奇声をあげるは、暴れまくるはで大騒ぎだった。中谷先生が一喝して静かになった。どんな患者さんでも診察しなければならないから医者は大変だ。☞162

その後、もう一人来院した。朝、もうあと30分で外来受付が始まるという時間に、50歳の男性が独歩で来院したのだ。主訴は腰痛だった。

歩いてきていたし、中年男性の腰痛なので尿管結石を一番に疑い、尿検査と採血を行った。尿検査の結果が出たところで、当直の時間が終わってしまったので、泌尿器科の初診外来担当の先生に連絡して引き継ぎをした。☞163

朝が来て、通常業務がまた始まった。午前中の手術を終えてひと息ついていると、手術室に中谷先生がいることに気がついた。血液内科の先生が手術室にいることが珍しかったので、「担当患者さんが手術ですか？」と呑気に聞いてしまった。

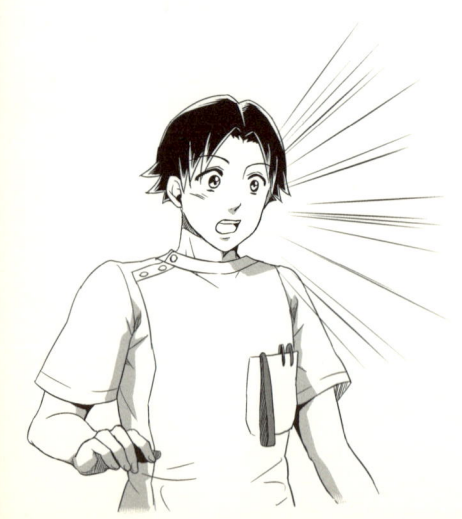

いつもと違い少し焦っている様子の中谷先生は、そのあと衝撃の事実を口にした。なんと、朝方、救急外来で診察した50歳の男性は尿管結石なんかではなく、腹部大動脈瘤の解離だったとのこと。そして、今、緊急手術をしていると。

なんと……。

幸い手術は夕方に無事終わって、命には別状なかった。

俺は穴があくくらい、温度板を見入っていた。温度板からではわからないこともあるので直接ICUに出向いたりもした。☞164

ショックだった。今回はたまたま良かったけれども、もし外病院などで一人で診察をしていたりしたら、もしもっと深夜の眠い時間に患者さんが来院していたら、正しい判断ができただろうか。

もしかしたら、尿管結石疑いで家に帰してしまっていたかもしれなかった。何も言えなかった。とにかくこのことから学べることは学ぼうとだけ思うのが精一杯だった。

今日は散々な日であったが、一つだけ嬉しいこともあった。虫垂癌の藤井さんのことを、今度の地方会で発表するように言われたのだ!!やったぞ!

最近少々、ガス欠ぎみだったけど、ここが踏ん張りどころの気がする。根拠は全くないが、ここを越えられたらもうひと回り大きく成長できる気がする。頑張ろう。☞165

---

162 酔っぱらって暴れまくる患者さんとか診察するのはいやだな。どうにかならないのかな？

163 朝のぎりぎりの時間に来院した患者さんの診察が途中だった場合、当直帯が終わった後はどうするんだろう？

164 温度板にすべて患者さんの情報が載っているわけではないのかな？直接、行かないとわからないこともあるのかな？

165 辛いときこそ頑張ろうとしていて親父はすごいな。研修医だったらみんなこんな気持ちになるのかな？　辛いとき、僕だったら頑張れるかな？

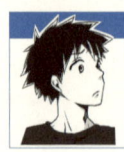

悟史の疑問 ● 162
どんなことがあっても診療は拒否できませんが、どうしても困ったときはどうするか？

　医師は医師法により、どんな状況でも診療を拒否することはできません。しかし、当直時に泥酔者を相手にしなければならないときなどは、頭に来ることも人間ですからあります。どんなに頭に来ても、そこも基本的にはじっと耐え診療を続けるべきです。しかし、あまりにひどかった場合は、上級医に相談しましょう。

　患者さんが、治療が終わってもなかなか管を巻いて帰らなかったり、診察上、**問題ないと判断したあとに問題を起こすようでしたら警察に連絡し、来院してもらいましょう**。診察は終了し、これ以上必要な処置がないことを説明すれば、適切な対応をしてくれます。

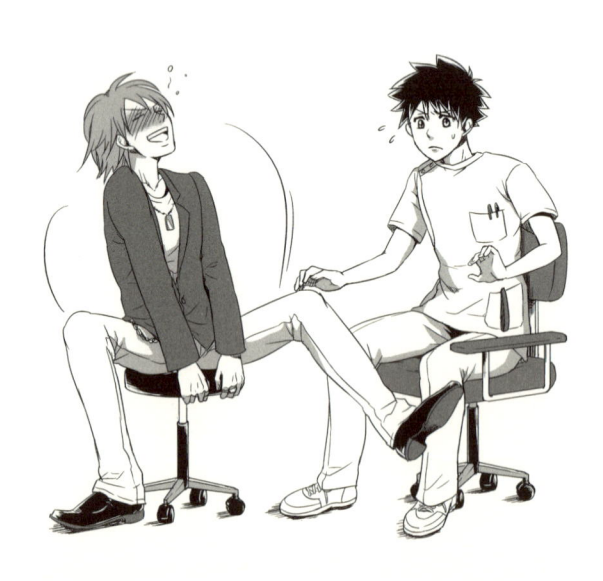

悟史の疑問 ◉163
朝の一般外来が始まる間際に来院した救急の患者はどうするか？

　朝、通常外来が始まる直前に患者さんが来院することがよくあります。当直をしていると「なぜもう少し我慢できなかったの？」と見当違いなことを思ったりします。結構、この時間に受診する人はいます。

　ひどい患者さんになると、通常の外来で当日受付だと待たされるので、わざと急患室に外来開始間際に来院する人もいます。当直医としても、あと数分で通常業務が始まる時間帯なので、気が緩んでいて危ない時間帯です。明らかに重症感のある患者さんであれば、どんな時間帯でもきちんと対応するのですが、見た目にはそれほどではないけれども、重大な病気が隠れている患者さんが来院することもあるので注意が必要です。

　当直時間帯にできる検査はすべて行い、帰宅、入院の判断をできるだけするように努力します。どうしても間に合わない場合、関連する科の当日初診担当の先生に電話をし、引き継ぎます。救急科などがある病院の場合は日勤の救急科の先生に引き継ぎを行います。そのときに、できるだけ具体的に患者さんの状態を引き継ぐのがポイントです。

　引き継いだ医師はその重症感で診断の順序を考えたりするからです。引き継ぎにより、重要なポイントを見逃してしまったりすることもあるので、できるだけ自分の時間内に方針を決定できるようにすることを心がけましょう。

悟史の疑問 ◉164
温度板からわかること、わからないこと。

　患者さんの各勤務帯で測定された体温、血圧、脈拍、尿量などが、それぞれの患者さんごとに一画面に電子カルテで見ることができます。電子カルテでなかったときは、板に挟んでその経過表を管理していたのでその名残りから「温度板」と呼ばれることもあります。その一画面で、患者さんの多くの情報を読み取ることができ、非常に有用なものです。ただ、難点は看護師が入力していなければ結果は反映されないので、入力が遅れると最新の情報が得られなくなります。

　これは、何も電子カルテに限ったことではありませんが、その場合、最新の情報を得たいときは、測定した看護師を探し直接聞くほかはありません。朝のラウンドの前に最新のデータが載っていない場合は、事前に自分で聞いて確認しておきましょう。
　また、研修医の陥りやすいこととして、この画面だけ見て患者さんの状況を把握してしまいがちだということです。確かに、この画面には細かい情報まで載っていていいのですが、どんなに詳しく書いてあってもそれから伝わってくる情報は数値、文字情報にすぎません。本当に大切なものは、その数値や文字で伝えることができない、患者さんから直接伝わってくるものです。

　人間は決して機械ではありません。工場の機械コントロールセンターであれば、機械の調子をその画面だけで把握することができますが、医療で一番大切なのは、患者さんに会って直接伝わってくるものなのです。コンピューターだけ見て診療するのであれば、なにも病院に来る必要はなく、家でコンピューターだけ見て診療をすればいいのですから。

悟史の疑問 ◉165
苦しいときに頑張れるかで、その後の自分が変わります。

　研修生活は、楽しいこともあれば、辛いこともあり、非常に充実したものです。どうしても最初は慣れていないので、辛いことが多いと思います。また、人間関係に悩んだり、医療以外でも苦しい思いをすることがあるかもしれません。どんなに辛くても、どんなに苦しくても、逃げずに頑張ってください。苦しいときにどれだけ頑張れるかで、その後の自分が変わってきます。力一杯頑張りその困難から抜け出たとき、きっとすばらしい世界が広がっているはずです。

　体力的に辛いことがあったとき、それを乗り越えることで、体力の使い方、良い意味での力の抜きどころなどを学ぶことができます。人間関係で辛いことがあったとき、それを乗り越えることで、相手の本当の気持ちを理解することができるようになったり、自分の他人への行動を改めることができたりします。辛いこと、苦しいことから逃げてしまっては、そういったことも学べず、いつも逃げてしまう人になってしまいます。苦しいときこそ頑張りどきです。

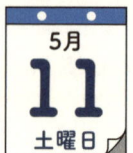

【43日目】

5月11日 土曜日

学会発表をするための第一歩は「抄録」というものを書くことだった。「しょうろく」といっても小学校6年生ではない。当たり前か。

「抄録」の意味を辞書で調べると、「原文から必要な部分だけを書き抜くこと。抜き書き」と書かれている。要は、症例のことをまとめた文章だ。わずか400文字で患者さんの主訴から現症、入院後経過まですべてを端的にまとめなければならないらしい。

学会の主催者が、それをみて、発表していいかどうかを決めるそうだ。さながら、駆け出し作家の出版社への出版依頼原稿のようなものか。

図書館でコピーしてきた資料の中に、他の人が書いた抄録があったので、それを参考にして書いてみた。☞166

カンファレンスの準備の資料みたいになってしまったが、なんとか書けたので、池内先生にチェックしてもらった。そうしたらなんと「先生、この症例は非常に珍しいので、発表だけじゃもったいないから論

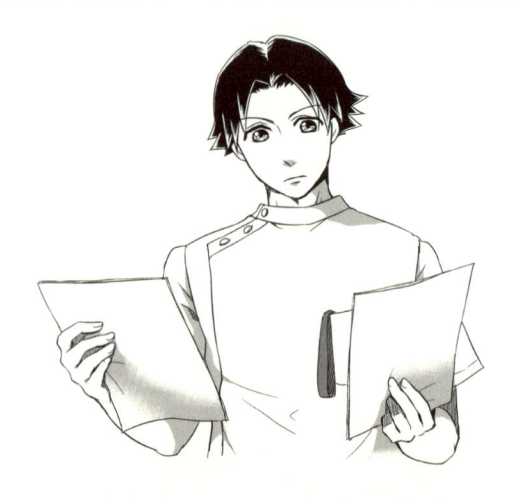

文にしたら？」と言われた。

「論文？？？　なんじゃそれ？」

論文にしたらと言われても、どうやって書くんだ？ ☞167

戸惑っている俺になおも池内先生は畳みかけるようにおっしゃった。

「病院の別館には研究室があるから、研究したかったらできるよ」

「？？？」☞168

脇で聞いていた木月先生は興味を持って聞いていたが、論文も研究も今の俺には無縁そうだったので、とりあえず、そのノウハウだけ聞いておいた。何か俺には別世界のような話であった。

休日の午後に病棟で一人で仕事をしていると、病棟のナースステーションによく電話がかかってくる。特に今日はその数が多かった。何回か出てみると、その多くは緊急入院のお願いであったので、たぶん病院内でうちの病棟が一番、今ベッドが空いているようだった。☞169

あまりに電話が頻回にかかってきて仕事にならないので、研修医室でやることにした。☞170

休日の午後なのでさすがに研修医室には誰もいなかった。寂しく仕事をして、夕食くらいは良いものをと思ったが、またコンビニ弁当になってしまった。ミーのことを思いながら今日は一人、寂しく寝た。

166 抄録の書き方はどのようにすればいいのかな？　抄録を書いた後は具体的にどうすればいいのだろうか？

167 親父の言うとおりだ。論文？？？　なんじゃそれ？　論文にしたらと言われても、どうやって書くのだ？

168 研究？　研究とは動物実験とかのことかな？

169 病棟にかかってきた電話は研修医が出た方がいいの？

170 病棟以外に研修医が落ち着いていられる場所はどこになるんだろう？　研修医室とはどんなものなのかな？

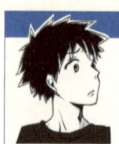

悟史の疑問 ● 166
学会の「抄録」とは何か？

　学会発表をすることが決まったら、まず、締め切りまでに「抄録」というものを書かなければなりません。発表症例について、大まかにまとめたもので、発表のポイントを含んだものになります。学会によりその字数に制限があり、その制限字数内で端的にまとめる必要があります。まず、発表学会が決まったら、その学会が発行している学会誌を図書館などで見つけてみましょう。学会誌には必ず、昔の抄録集が掲載されている号がありますので、そこに書かれている抄録を見本にして、自分自身で書いてみましょう。はじめてではなかなか難しいと思いますが、それも勉強なのでやってみましょう。作成したものを指導医に添削してもらい抄録を完成させます。

　今は、ネットですべてできる時代ですので、学会ホームページから抄録を投稿してください。そのとき、発表者はその学会に入会している必

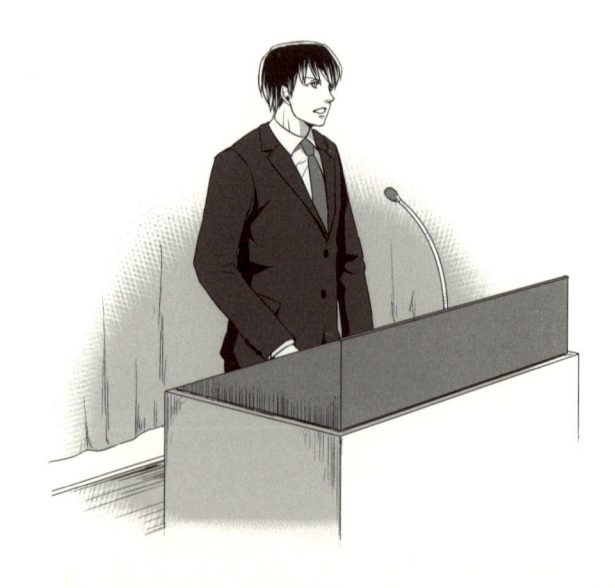

要があるので、発表を機に入会しましょう。発表者の次に、共同発表者を入力する画面になります。共同発表者の順番は、1番目に自分の指導医、そのあとは、学年の下からで、一番最後は部長、または教授になります。他の科の先生にお世話になって共同発表者に入れる場合もあるので、詳しくは指導医に聞きましょう。

　その後、共同発表者の学会会員番号を入力する画面になります。共同発表者が多数いた場合、その全員の学会会員番号を聞かなくてはならないのかとうんざりすると思います。また、共同発表者の中には、その学会の会員になっていない人がいるかもしれません。そんなときは、入会準備中（検討中）などの欄（9999など）があるので、とりあえずその欄をクリックしておくと、何もなかったかのように次の手続きに進めます。そうして、無事に抄録の提出ができるのです。

　その後、査読（抄録から学会発表に値するかを検討するもの）を受けて、合格すると学会での発表ができることになります。その結果は、後日通知されます。地方会の場合、発表症例を集めるのが大変な状態である学会が多いので、多くの場合はこの査読は難なく通過し、晴れて学会発表となるのです。

悟史の疑問 ● 167
論文は書けるのか？

　論文に関して、ただ漠然と論文を書きたい、または論文を書いていた方が後々の専門医を申請するときに有利になると思っている人がいるかもしれません（学会によっては、専門医申請の条件に1本以上の論文の著者または、共著者になっていることを挙げているところもあり、論文を書いていないとその学会の専門医になれないこともあります）。

　では、どのようにしたら論文は書くことができるのでしょうか。まず、論文を書くきっかけですが、ある日突然、上司から「お前、論文書いてみろ」と言われるわけでは決してありません。論文作成の第一歩は、各学会で症例発表を行うことです。その症例発表について、可能であれば論文を書くことができます。ですから、論文を書くのを目標とするならば、**まず学会発表を目指しましょう**。

　論文を書くことを念頭に学会発表の調べものをしておくと、その後が楽になりいいでしょう。無事に学会発表が終わり、のんびりしていても、周りから論文にしなさいと強く言われることはあまりないので、自ら「論文にしたい」旨を指導医に伝え相談してください。

　まず、日本語か英語の論文なのかを決めて、大体の掲載を狙う学会誌を決めてもらい、自分で見よう見まねでひととおり論文を作り上げます。はじめから書ける人はいないのですから、なんとか形にするのがはじめの目標です。それを**指導医に添削してもらい、そのあと何回も推敲を繰り返し作成していきます**。

　忙しい研修生活の中で、日常業務以外に、時間を捻出し作成しなければならないので、自分の強いやる気、意志が不可欠です。そのほか、良い指導医に巡り合えるかも重要な要素になります。なかなか研修医では難しいことですが、それでもなかには、強い信念と大いなるバイタリティーを持った研修医が何人かいて、頑張って論文を作成しています。

悟史の疑問 ● 168
研究はできるのか？

　将来、研修が終わったら研究をしてみたいと思っている研修医の方もいると思います。研修中に試験管を振るような研究ができるかということですが、不可能ではありませんが、なかなか機会に恵まれないと難しいです。まず、一般臨床病院で日常診療と共に試験管を振るような実験をしている人は極々ひと握りしかいません。一般臨床病院での研究は、臨床サンプルを利用したものが多く、実験室で行うような研究はあまりやられていません。

　大学病院や、大きなセンター病院では、臨床と研究の二足のわらじを上手に履きこなしている医師を見かけることができます。日常業務が終わった後、研究室で実験をしている人もいます。そのような人に巡り合えて、なおかつ、自分に強い意志があれば、研修期間中でも研究のお手伝いくらいはできるかもしれません。いずれにしても、**研修中の研究は難しい**と言わざるをえません。

悟史の疑問 ● 169
病棟で鳴った電話は取るべきか？

　夜勤の時間帯に、夜勤の看護師さんが患者対応でナースステーションにいないとき、病棟の固定電話がわんわん鳴っているのに、そこにいる研修医がなぜかその電話を無視してコンピューターとにらめっこしている光景によく出くわします。

　研修医からしてみたら、電話に出るのは研修医の仕事ではないし、電話に出ると余計な仕事が増えるとでも思っているのでしょうか。何回かかってきても出ない人がいます。それほどまでしてかかってくる電話は、重要なことが多いものです。結局、遠くから、全力で走ってきて夜勤の看護師さんがその電話をとっています。

　すべての電話をとれとは言いませんが、このような場合は、一般常識として電話をとってあげるべきでしょう。何も医師は電話対応しなくていいというわけではないし、その病棟に勤務しているのであれば、その病棟運営を円滑にすることも医療従事者として必要だと思います。

　医師が忙しいときに看護師さんも助けてくれます。看護師さんが忙しいときは医師もできるだけ助けてあげて、協力し合って病棟をより良くしていってください。もちろん、病棟クラークや看護師さんがいるときにわざわざ出る必要はないですが。

悟史の疑問 ◉170
病棟以外に研修医の居場所はあるのか？

　病棟業務が大変で、病棟に朝から晩まで張り付いていがちな研修医ですが、研修医だって、たまには少し息抜きしたいときもあります。でも、病棟にいるといつ看護師さんからいろんなことを頼まれるかわからなくて、気が休めたものではありません。

　では、どこに研修医は行けばいいのでしょう。そもそも、研修医に休む場所はあるのでしょうか。あります。研修医室といって、研修1、2年目、または若手医師を中心に自分のデスクがある部屋が病院内に必ずあるので、そこで休みましょう。

　休んでいると、他科をローテーションしている研修医からいろいろな情報をゲットすることもできますよ。各診療科の医局には、常勤医の先生方のデスクがあり研修医が休むスペースはありません。研修医室を利用しましょう。

5月12日 日曜日 【44日目】

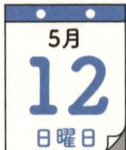

　大事件発生だ。木月先生が、ある患者さんに非常に気に入られて「今度、娘に会ってほしい」と言われたそうだ。☞171

　写真を見せてもらったら可愛いかったらしい。みんなで、大いに冷やかした。木月先生はまんざらでもなかったみたいで、照れていた。

　もちろん、丁重にお断りしたらしいが、さすがは木月先生だ。みんなから愛されるキャラクターで、患者さんにも信頼されている。なんだか、自分のことのように嬉しかった。俺にもそんなことないかな。

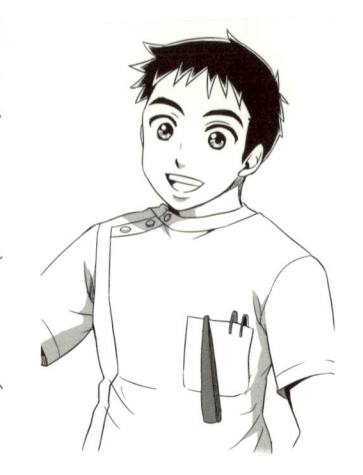

　今日は日曜日なので、先週疑問に思ったことを本で調べまくった。あのカンファのとき以来、本当は、疑問に思った日に解決するようにしていたのだが、なかなか難しいことも多く、できなかったら遅くとも、その週の日曜日には必ずやることにしたのだ。以前は、どの本を見たらいいのかさえわからなかったが、池内先生にいくつか参考になる医学書を教えてもらって購入していたので、前よりかなり効率的に勉強することができた。☞172

　臨床で役に立つ本と、学生時代に使っていた本とはかなり違っていた。休日に勉強なんてしている俺はかなりすごいと、自己満足していた。

　浮かれている木月先生が教えてくれたのだが、病院の中にはいろいろな委員会があるらしかった。委員会といっても学校の放送委員とか

風紀委員とかではない。

　例えば「薬事委員会」。病院の中で使う薬の重要なことを偉い人が集まって決めているらしい。☞173

　そのほか、「衛生委員会」や「医療安全管理委員会」などもあるらしい。☞174

　確か古木先生は医療安全管理委員会の委員だったはずだ。「今日は委員会だから先に回診していて」と夕方の回診をせずにどこかへ行ってしまうことが多かった。病院の中にはいろいろなことを決めている委員会があることがわかった。あまり研修医には関係ないかもしれないけれども。

	171	患者さんと病院外で会うのは医師としてはどうなんだろうか？　そもそも会っていいのかな？
	172	その日のうちに疑問を調べるのは難しそうだな。調べるにしても、その方法がわからないかも。どんな本が良いのかもわからないな。
	173	なるほど「薬事委員会」というものがあるのか。具体的にはどんなことをしているんだろう？
	174	「衛生委員会」や「医療安全管理委員会」も、具体的にどんなことをしているんだろうか？

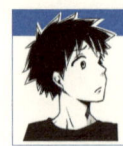

悟史の疑問 ◉171
プライベートで患者さんに会って問題にならないか？

　患者さんに大変感謝され、人間的にも信頼され認められていると、まれに、うちの娘を紹介したいと突然言われることがあります。さすがにこの場合は断りますが、病院の外で会いたい、家がお店をやっているから来てほしいなどと強く誘われることもあります。

　医師が病院以外で患者さんと個人的に会ってはいけないという法律はありませんので、会うのは一向に構いません。節度をもって交流していれば何ら問題はありませんが、親しいことを盾に、早く診察してくれとか、家に電話をかけてきてちょっと調子が悪いので診察してくれと言われたりすることがあるので注意しましょう。押しに弱いと自分で思う人は、最初から外で患者さんとは会わないことをお勧めします。

悟史の疑問 ● 172
研修中に浮かび上がった疑問の解決方法は？

　研修中にわからない言葉や調べてみたい事柄があったら、はじめのうちは、とりあえず自分のノートに書き留めるようにしましょう。覚えておいて、あとで調べようと思っても、研修中は次から次へといろいろなことが起きるので必ず忘れてしまいます。自分のノートの最後のページなどに書き留める場所を決めておくといいのですが、無理であれば、紙の切れ端でもかまわないので書き留めましょう。そして、それを夜寝る前に見て、そこに書いてある言葉をすべて調べてから寝るという習慣をつけると非常に効果的です。長い研修生活ですから、生活の習慣をきちんとしておくと、知らず知らずのうちに知識が増えていくことになるので、習慣づけることが肝腎です。

　調べる方法ですが、なかなか大きな参考書や教科書を持ち出すのは難しいと思いますので、ネットでもなんでもとりあえずはいいかと思います。とにかく、その日の疑問はその日のうちに解決する習慣をつけることです。徐々に慣れてきたら、教科書などできちんと調べてください。やはり、自分の手で調べ、調べたところに線などを引く作業をするだけで、記憶に残る程度が変わってきます。なるべくならば、成書で調べましょう。

　本の選び方がわからないという質問が来ますが、それについては、各科の上級医に聞くのが早いと思います。国家試験対策と、臨床で役に立つ本の種類は全く違います。医学書は値段も高価なので、わけもわからず高価な本を買ってしまうと、宝の持ち腐れになってしまうことがあります。なるべく、臨床に沿った、役に立つ本が各科で大体決まっているので、上級医に聞いてみましょう。

　ローテーションする前は、国家試験対策で使った本をもう一度読み返

し、研修が始まったら上級医に聞いて買い揃えるスタンスでいいかと思います。慣れてきたら、先にローテートした研修医から役に立つ本の情報なども聞いてみるといいかもしれませんね。

先輩が薦める研修前に読んでおいたほうがいい医学書

書名（出版社）
内科レジデントの鉄則（医学書院）
内科レジデントマニュアル（医学書院）
UCSFに学ぶできる内科医への近道（南山堂）
ハリソン内科学（メディカル・サイエンス・インターナショナル）
アイメディスン（リブロ・サイエンス）
研修医当直御法度（三輪書店）
当直医マニュアル（医歯薬出版）
レジデントノート（羊土社）
Step Beyond Resident（羊土社）
デキレジ（医学出版）
マクギーの身体診断学（診断と治療社）
ICUブック（メディカル・サイエンス・インターナショナル）
感染症レジデントマニュアル（医学書院）
サンフォード感染症治療ガイド（ライフサイエンス出版）
抗菌薬の考え方、使い方（中外医学社）
抗菌薬について内心疑問に思っていることQ&A（羊土社）
輸液療法パーフェクト（羊土社）
輸液を学ぶ人のために（医学書院）
心電図の読み方パーフェクトマニュアル（羊土社）
図解心電図テキスト（文光堂）
新・わかる！心電図（リブロ・サイエンス）
循環器治療薬ファイル（メディカル・サイエンス・インターナショナル）
フェルソン 読める！胸部X線写真（診断と治療社）
胸部X線診断に自信がつく本（カイ書林）
考える技術（日経BP社）
聞く技術（日経BP社）

悟史の疑問 ◎173
「薬事委員会」とは何か？

　院内には薬事委員会というものがあります。医師、看護師、薬剤師、事務長、医事課長などで構成され、院内で採用する薬品の評価を行い、最も有効で経済的な運営を目指す委員会です。具体的には、新規採用薬品や、院内採用になっていない医薬品で、医師から採用申請があったものを評価し、その採用を決定したり、後発品への変更を検討したりします。また、院内で起こった副作用症例の報告と、その対策を検討したりもしています。

　新規医薬品など発売されている医薬品すべてが、すべての病院で使用できるのではありません。その病院の電子カルテに登録されていない医薬品は、通常はその病院では使用できません。もし、自分で医薬品を採用してもらいたい場合は、まず薬事委員会にその医薬品の優位性などを説明します。そこで承認されてはじめて採用が決定し、電子カルテに登録され、使用できるようになります。

　薬事委員会は、このように病院の中で医薬品についていろいろなことを決定している委員会です。

悟史の疑問 ◉174 「衛生委員会」とは？ 「医療安全管理委員会」とは何か？

　院内には、聞きなれない委員会が数多く存在します。その中でいくつか紹介します。まず、衛生委員会について。労働者の安全と衛生についての最低基準を定めた労働安全衛生法により、事業者は業種を問わず、全業種で常時50人以上の労働者を使用する事業所ごとに、衛生委員会を設置しなければなりません。

　病院でも同様で、常時50人以上の労働者を使用する病院では衛生委員会を設置しなければなりません。衛生委員会の構成は、総括安全衛生管理者、衛生管理者、産業医、労働者の中で衛生に関し経験を有するもの（作業環境測定士を委員として指名できる）で構成されます。衛生委員会を毎月1回以上開催し、<u>衛生水準の向上に努めなければなりません</u>。それが衛生委員会です。

　次は、医療安全管理委員会について。診療報酬制度の入院基本料等加算の中に、医療安全対策加算があります。医療安全対策加算は、組織的な医療安全対策を実施している保険医療機関を評価したものであり、当該保険医療機関に入院している患者について、入院期間中1回に限り、入院初日に算定できます。組織的な医療安全対策とは、医療安全管理部門に所属する医療安全管理者が、医療安全管理委員会と連携しつつ、当該保険医療機関の医療安全に係る状況を把握し、その分析結果に基づいて医療安全確保のための業務改善等を継続的に実施していることを言います。

　医療安全管理委員会は、定期的に開催され、<u>患者へ安全で安心な医療を提供するため、医療事故の防止と医療の質の向上に努めています</u>。院内で起きた医療事故などをいち早く把握し、その再発を予防するなど重要な役目を果たしています。

【45日目】

5月13日 月曜日

月曜日は古木先生の外来日なので、以前入院していた懐かしい顔を外来棟で見ることができる。でも、今日は少々、困った。外来棟を歩いていると、向こうから「先生〜！ お久しぶりです〜」と患者さんに声をかけられたのだが、誰だかわからない（もしかしたら患者さんの家族だったかも）。☞175

しばらく当たり障りない話をしていたけれども、どうしてもわからず、急いでいるふりをしてその方と別れた。どうしても思い出せなくて、池内先生にも聞いたりしたのだが、わからない。

もしかして向こうも人違いだったんじゃないの？　なんて思いはじめる始末だ。結局わからなかった。一体誰だったのだろうか？

午後に、作成した抄録を部長先生にチェックしていただこうと電話をしたら部長会議中だった。申し訳ないことをしてしまった。☞176

会議が終わってからチェックしてもらい合格をいただいた。これで提出できる！　ひとつハードルを越えた気がした。まだまだ、たくさんハードルはありそうだけど。

外来の古木先生から、「外来にボルブルスがいるから、整復する準備して」と突然電話がかかって来た。いきなりの電話であることと、ボルブルスの意味がわからなかったのでかなり困惑した。

「整復」というキーワードからなんとか想像しなければならなかったが、悩む前に外来に行ってみた。そう言えば、外科外来に行ったのははじめてであったので、皆さんに挨拶もきちんとした。☞177

挨拶もそこそこに患者さんのところに行くと、すでに池内先生がいらした。その後、透視室を押さえ、内視鏡室から大腸カメラを借りてくるあたりで、ようやく「ボルブルス」が「腸軸捻転症」であることがわかった。

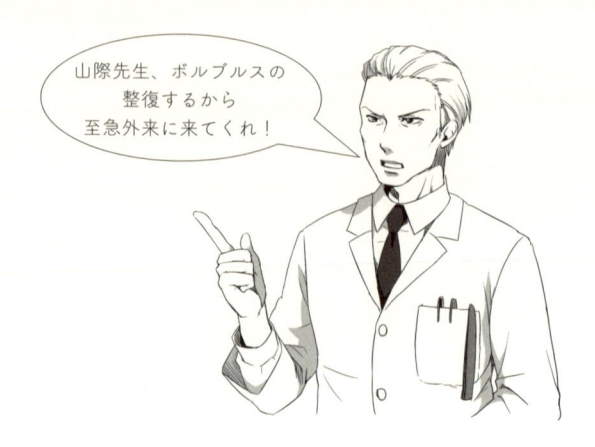

> 山際先生、ボルブルスの整復するから至急外来に来てくれ！

内視鏡室からいろいろな物品を運んでいると、木月先生も手伝ってくれた。木月先生のチームは今日暇らしく、病棟にいて捻転症の人がいることを嗅ぎ付けてきたらしかった。さすがは木月先生だ。☞178

3人で力を合わせ（そうはいってもほとんどは池内先生のスーパーテクニックによるものだったが）、無事に捻転は解除された。

解除されたときのあの光景は忘れられない。便が次から次へと湧き出てきた。夢に出てきそうだ。外科は力を合わせて患者さんの医療をしている感じがしてとても気持ちが良かった。

今日も疲れたけど、充実した一日だった。

---

175 たくさんの患者さんを受け持つと、確かに親父のようなことが起こるだろうな。そんなときはどうすればいいんだろう？

176 部長会議というものもあるのか。研修医は関係あるのかな？

177 緊急入院する外来の患者さんも積極的に診察した方がよさそうだな。

178 木月先生のような積極的な姿勢が大切なのかな？　僕にできるかな？

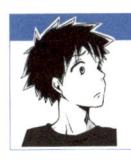

悟史の疑問 ● 175
病院内で顔を忘れてしまった患者さんから声をかけられたとき、どうするか？

　研修生活も長くなると、多くの患者さんと出会い別れることになります。常に10～30人の患者さんを受け持ち、各科を回ると一年でその数はざっと100～200人、それ以上の数になることもあります。印象に残る患者さんは覚えているものですが、それにも限度があります。専修医になればその数も膨大になり、一人一人覚えていることはまず不可能です。ましてや、患者さんの家族になるともう無理です。

　では、病院の廊下で忘れてしまった患者さんから声をかけられた場合、どうしたらいいでしょうか。正解はないと思いますが、まずは、「その後体調はいかがですか？」など、当たり障りのない会話をすることです。決して、「誰でしたか？」など失礼なことは聞かないように。話しているうちに相手からキーワードが出てきて、思い出すことがほとんどです。

　廊下で話しかけられるくらいですから、入院中もかなり親密に会話をしていた患者さんであることが多く、急に話しかけられて忘れているだけで、多くは会話をしているうちに思い出すものです。

　まれに、亡くなった患者さんの家族の方から「その節は、大変お世話になりました」と丁寧な挨拶をされることがあります。話しかけられるときの雰囲気でその場合はわかりますので、たとえその場で患者さんの顔が思い浮かばなくても丁寧な対応をするべきです。

悟史の疑問 ◉ 176
「部長会議」とは何か？

　部長会議とは、全科の部長が全員、月に一度くらい集まって重要なことを話し合っている会議です。どのようなことが話し合われているか残念ながら詳しいことはわかりません。噂では、各診療科のその月の入院患者数や外来患者数などを発表し、その増減を検討するような経営戦略等が話し合われているようです。そのほか、各科の提出期限までに出されたサマリー提出率などを発表したりするようです。研修医がサマリーをきちんと作成していないと部長が恥をかくことになるので、十分注意しましょう。

　部長会議は研修医には直接関係ありませんが、病院によっては、部長会議で研修医全員が研修初日に挨拶させられることがあるので、無難にこなしましょう。

悟史の疑問 ●177
病院の外来とは？

　病棟業務が主で、自分の外来診療枠を持たない研修医が、外来と接点を持つことはあまりありません。しかし、患者さんは初診で、いきなり病棟に来ることはなく、必ず外来受診を経て入院します。「緊急入院の患者さんがいるから」と、上級医から連絡があった場合など、**時間が許す限り、外来に顔を出してみるといいでしょう**。入院の適応になった所見や、データなどをいち早く得られるばかりでなく、この後、自分ひとりで外来をやることになった場合の入院の流れを理解することができます。

　入院時には、外来処置（痛み止めの投与など）により、症状が来院時と変化していることもあるので、リアルタイムで患者さんの病態変化を体験するには、外来での診療を知る必要があります。病棟業務で忙しいと思いますが、ぜひ外来にも足を運んでみてください。繰り返しですが、外来看護師への挨拶も忘れずに行いましょう。

悟史の疑問 ● 178
病棟でアンテナを張り、常にいることが重要です。
病棟が嫌いにならないように。

　末梢点滴ライン確保に自信がないときは、看護師さんに「点滴お願いします」と言われるのが怖くて、病棟にいたくないなと思うことがあるかもしれません。でも、そこで逃げてはいけませんよ。比較的忙しくない診療科をローテーションしたり、少し余裕が出てきて病棟にずっといなくてもいい状況のとき、研修医室にべったりと張りついている研修医がたまにいますが、非常にもったいないことです。

　「病棟にいると関係のない仕事まで頼まれるから」、「何も病棟ですることがないから」などと研修医が言っているのを聞くと、とても悲しい気持ちになります。

　どんなに出来事が少なくても、病棟ではいつでも何かが起きています。自科の患者さんでなくても、他科の患者さんに、例えばIVH挿入や腹水穿刺、トロッカー挿入などをしていて、たまたま病棟にいたから見学できて、勉強になったりすることがあります。もっと幸運だとその補助ができたりと、いろいろな可能性が病棟にいれば生まれます。それをみすみす逃すことは非常にもったいないことです。何もなくても、病棟でアンテナを張り、餌を見つけるような根性で積極的に参加しましょう。

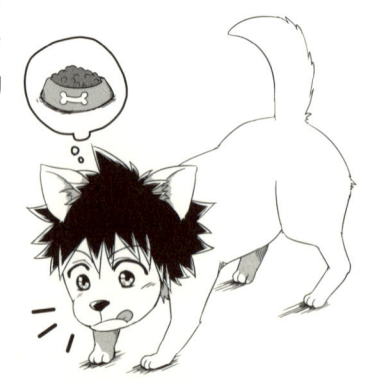

親父はどうして医者になろうと思ったのだろう？
　親父はどうして外科医を目指したのだろう？

　次から次へ沸き起こる疑問に何ひとつ答えられないことで、僕は親父のことを何も知らないことに改めて気づかされた。

　この日記から、僕は、親父の何かをつかみ取りたかった。それが何であるのかははっきりしなかったが、この日記には、僕の知らない親父の欠片がたくさん散りばめられていた。

　一気にここまで読み続けてしまった。服も着替えてないや。

　先ほどから、京都のお寺のたいまつを映し出しているNHKが、静かに新年を告げた。

　奈津からのメールだ。
　「今年は、悟史君にも、私にも良い年でありますように。今年もよろしくね」
　ついに新年だ。今年はやったるぞ。
　親父に負けないように。

　やばい、眠い。

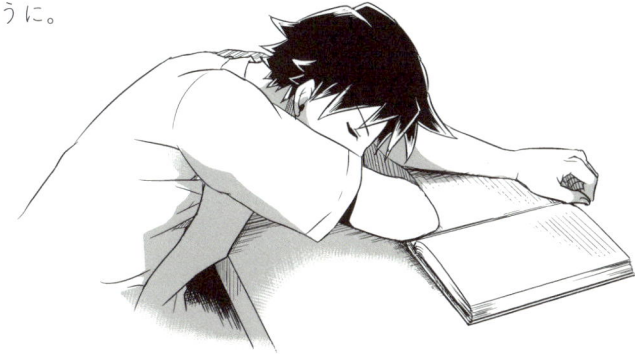

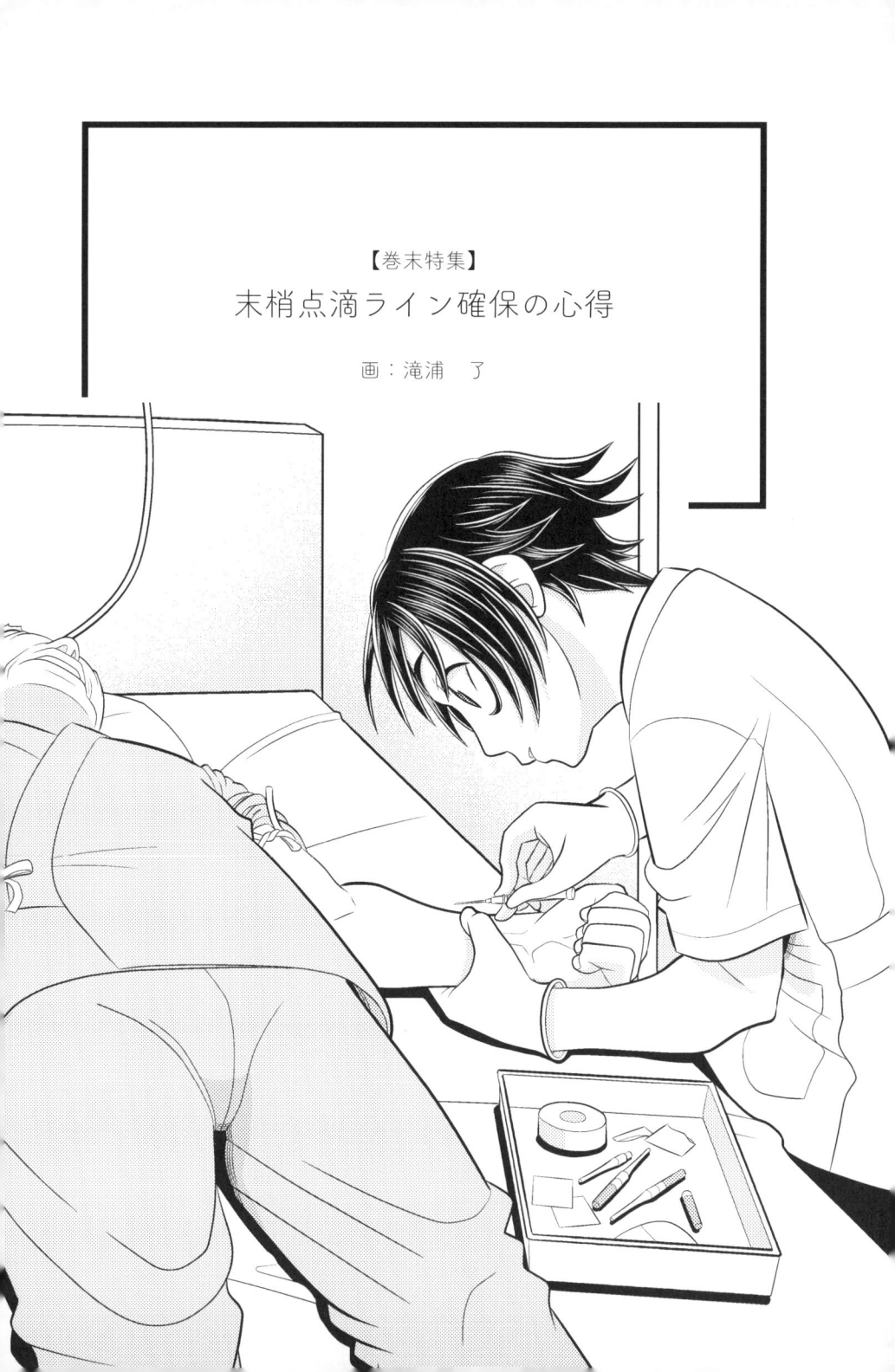

【巻末特集】
末梢点滴ライン確保の心得

画：滝浦　了

◼ 末梢点滴ライン確保とは？

- 臨床現場では、末梢点滴ライン（確保）のことを俗に「点滴」、「ライン」、「末梢」などと言います。例えば、看護師さんから「先生、〇〇さんの点滴お願いします」と言われたり、手術室入室後に麻酔科の先生から、「〇〇さんの末梢何ゲージ？」と聞かれたり、緊急時に「まず、ライン取って！」などと言われます。すべて末梢点滴ライン（確保）のことです。

- 末梢点滴ライン（確保）のほかには中心静脈ライン（確保）がありますが、ここでは末梢点滴ライン（確保）について説明し、末梢点滴ライン（確保）のこと、末梢点滴ラインから輸液することを「点滴」と呼び、話を進めていきます。

- 点滴は研修医の先生にとっては、採血と並んで、自ら患者さんに行うはじめての手技なのではないでしょうか。採血と違い、点滴にはある程度の技術を要します。そのため、この習得に苦しみ、悩んでしまう研修医の方をたくさん見てきました。

- 点滴にはいろいろなコツや技が存在しますが、多くの先生方はそれをきちんと教えてもらえる機会がなく、経験の中からそれらを学んでいるのが現状です。

- ここでは、少しでも、皆さんに点滴のコツや技を伝え、皆さんが悩むことなく、この手技を会得してもらえるように細かく記載しました。この情報が役に立ち、一日でも早く点滴に自信を持ってもらえたらと願います。

2 点滴の道具は？

(1) 点滴針
❏ 点滴を刺入するための点滴針には、翼状針と留置針があります。

ⓐ 翼状針
- 翼状針は読んで字のごとく針に翼のような形状のものが付いています。その針に点滴ラインがあらかじめ付いているものが主流です。それぞれ1パック詰めされています（**図1**）。
- 翼状針は、<u>手技が比較的簡単で、安価である</u>というメリットがありますが、硬い針を刺した状態で点滴を落としますので、動かすと漏れやすく、角度によって<u>落ちムラ</u>ができたりして、短時間の点滴の場合はいいですが、<u>長時間の持続点滴には向きません</u>。

ⓑ 留置針
- 留置針は、その製造会社の違いにより、インサイト、サーフロー、エラスターなどと呼ばれています（**表1、図2**）。

点滴ラインと一体化

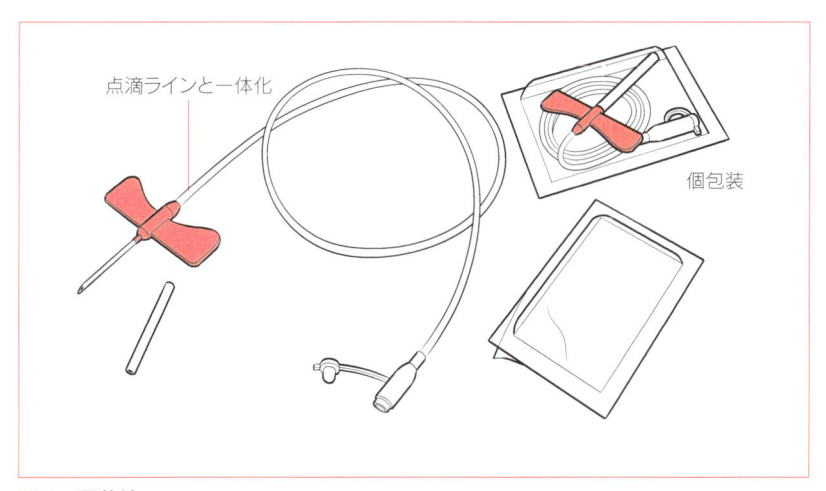

個包装

図1　翼状針

表1 留置針の名称と製造元

商品名	製造
インサイト	日本ベクトン・ディッキンソン株式会社
サーフロー	テルモ株式会社
エラスター	株式会社八光
ニプロセーフレットキャス	ニプロ株式会社
スーパーキャス	メディキット株式会社

〈サーフロー〉
筒状の容器に入っている。

〈インサイト〉
パック詰めされている。

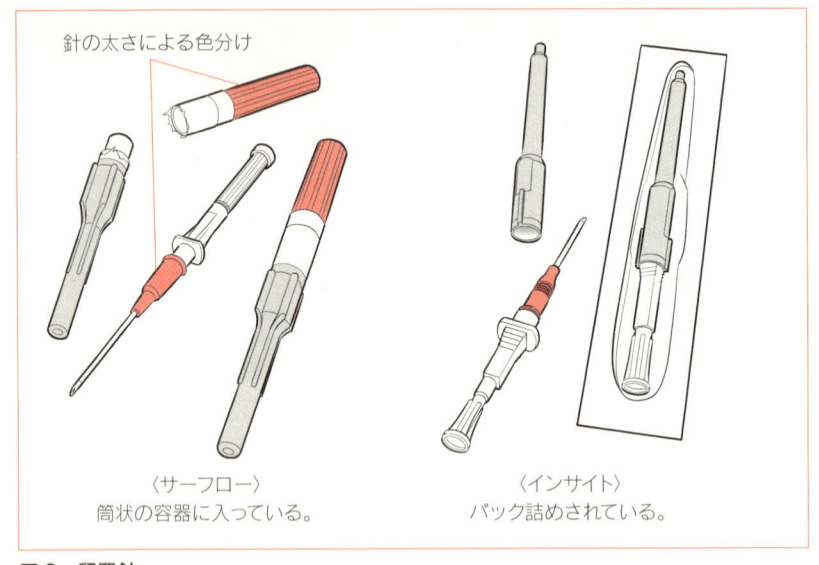

図2 留置針

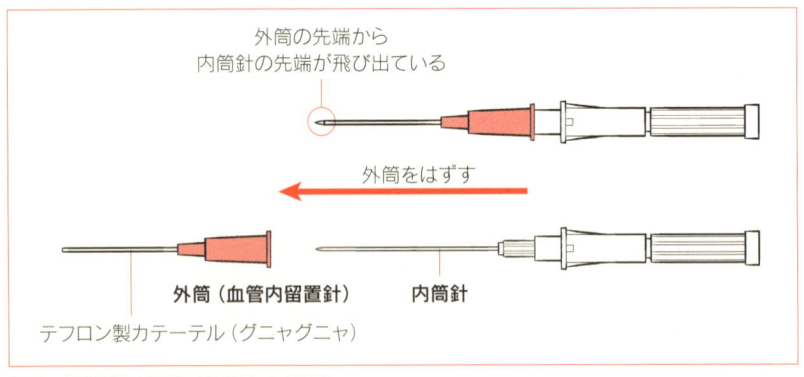

外筒の先端から内筒針の先端が飛び出ている

外筒をはずす

外筒（血管内留置針）
テフロン製カテーテル（グニャグニャ）

内筒針

図3 留置針の構造（外筒と内筒針）

- 留置針の構造は、**図3**のように内筒針と外筒に分かれており、外筒はテフロン製でグニャグニャ柔らかく、穿刺後、外筒のみが血管内に留置されます。
- 翼状針に比べ高価ですが、留置できるので**長時間の持続点滴**を行うことができます。

❏ 最近は翼状針も留置針も針刺し防止機能が付いているものが出回ってきています。カバーで防止するものや、針そのものが収納されるタイプがあります（**図4、5**）。防止機能が付いていないものより針の切れ味が悪いことがあるので注意が必要です。

❏ 針の太さは、いろいろな種類がありますが、皆さんが目にするのは16～24G針でしょう。それぞれ、太さによって包装が色分けされて区別しやすくなっています（**表2**）。

(2) 駆血帯

❏ 駆血帯とは、点滴や採血をするとき、血管を怒張させ、血管確保をしやすくするために腕を縛るものです。ただのゴム製のもの、固定具が付いたゴム製のもの、固定具が付いたバンド状のものなどいろいろなものがあります。それぞれ駆血の方法も図示しておきます（**図6**）。

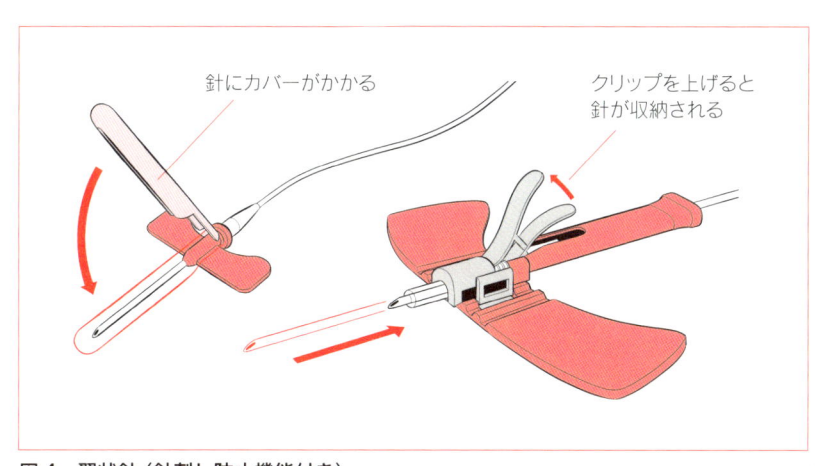

針にカバーがかかる　　クリップを上げると針が収納される

図4　翼状針（針刺し防止機能付き）

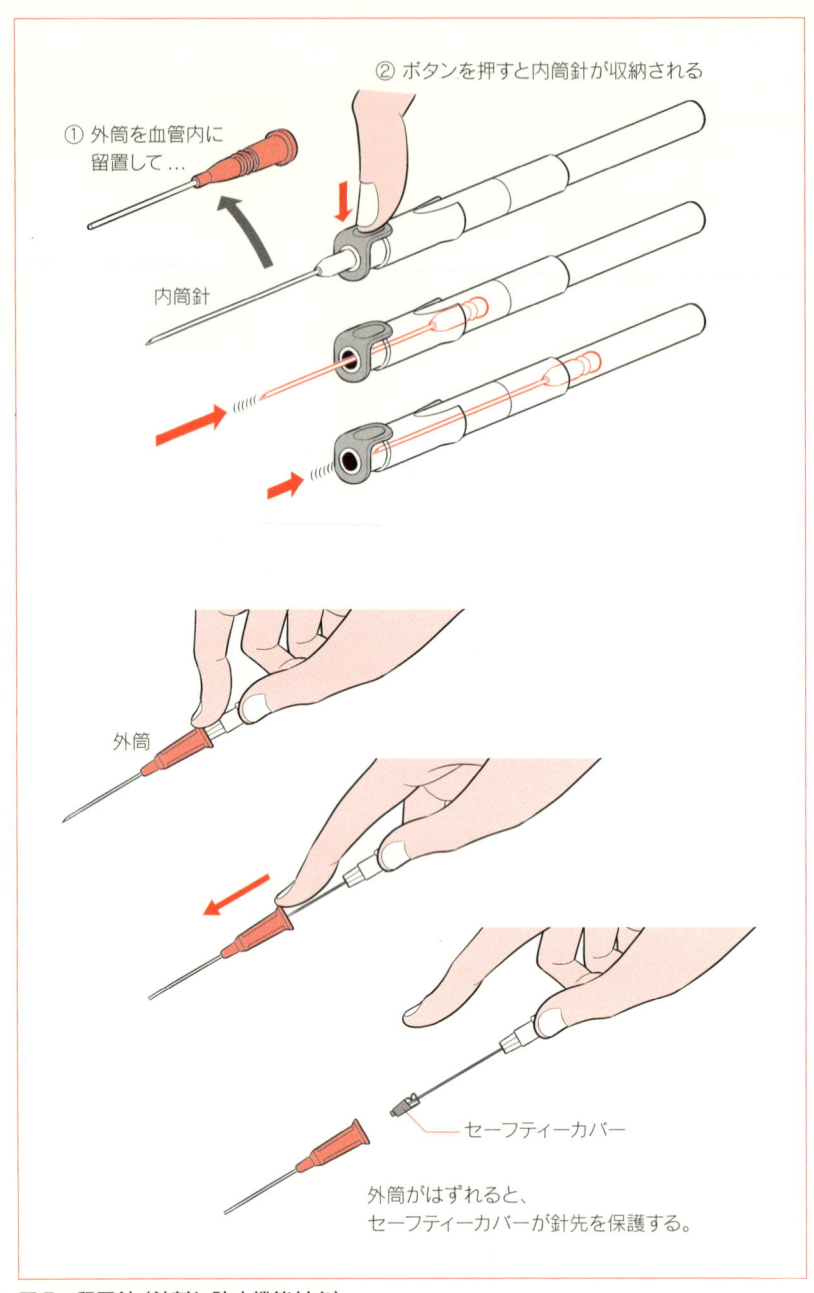

図5　留置針（針刺し防止機能付き）

表2 針の太さ（G；ゲージ）、色、適応

太さ	色	適応
16G	灰色	日常臨床ではあまり使わない。刺入時は局所麻酔を。
18G	深緑	輸血用。手術前（手術中用）。できるなら刺入時に局所麻酔を。
20G	ピンク	輸血用。手術前（手術中用）。通常の成人。
22G	濃紺	通常の成人。
24G	黄色	小児。血管確保の難しい成人。

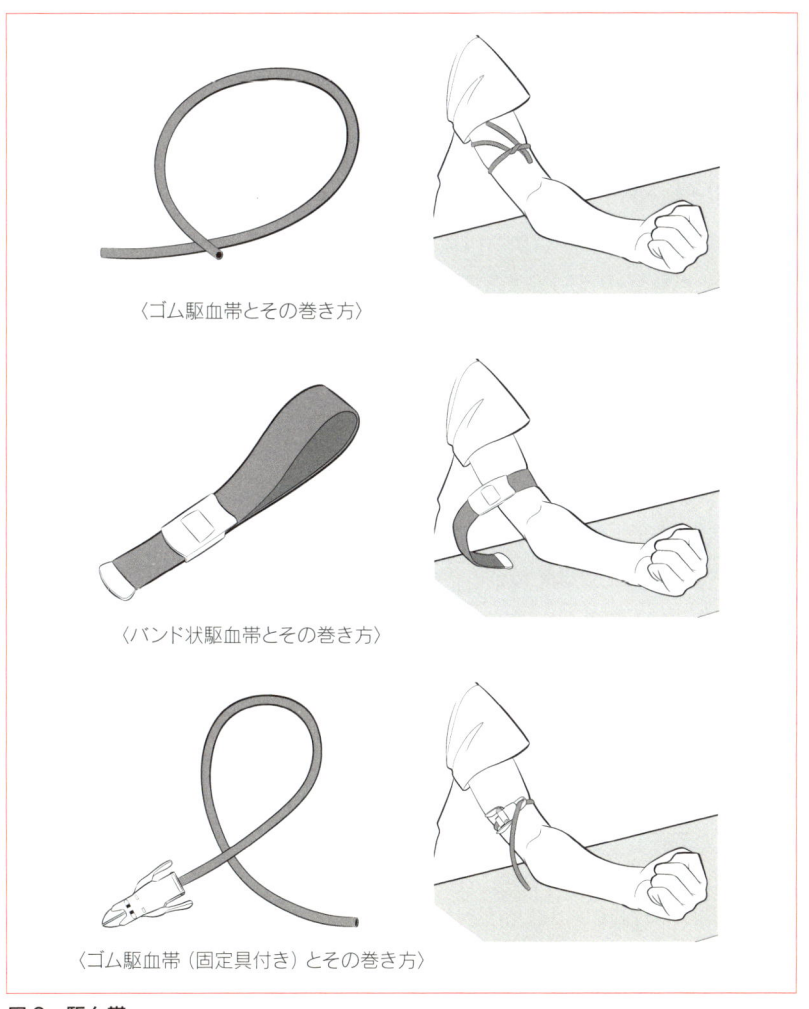

〈ゴム駆血帯とその巻き方〉

〈バンド状駆血帯とその巻き方〉

〈ゴム駆血帯（固定具付き）とその巻き方〉

図6 駆血帯

❏ 病院によって置いてあるものは決まっていることが多いですが、何種類か置いてあることもあります。そのときは、自分の好きなものを選びましょう。

(3) アルコール綿

❏ 刺入部の消毒のために使用します。個包装とパック詰めのものが主流で、病院独自にアルコール綿をつくり置きしているところは今は少ないのではないでしょうか（**図7**）。

❏ 大切なことは、アルコール綿を乾燥させないことです。アルコールが蒸発して濃度が低下し、消毒効果が落ちます。パック詰め製品の場合は、特に使用後密閉するようにしてください。

❏ 感染予防という観点からは個包装の方が優れているので、これからはすべて個包装になっていくかもしれませんね。

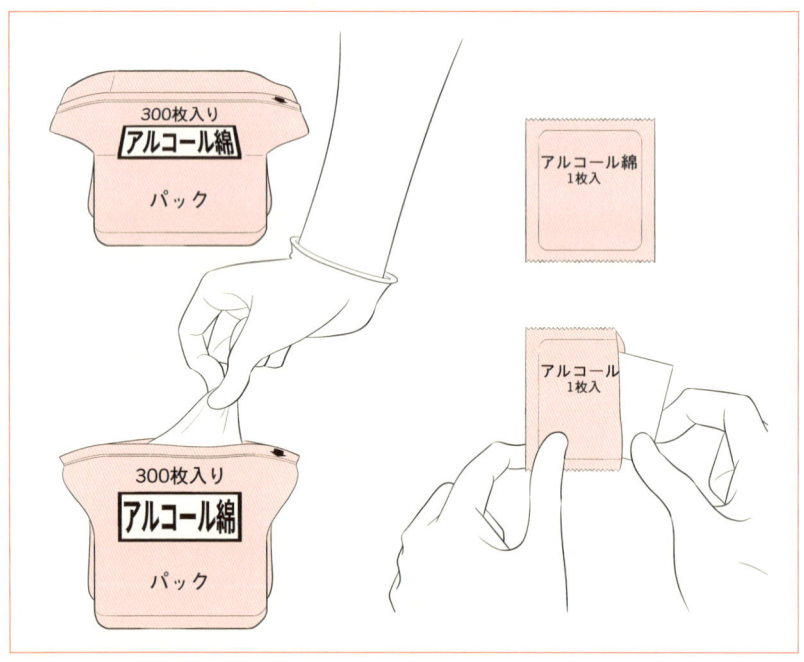

図7　アルコール綿（左：パック詰め、右：個包装）

3 実際の手順は？

1. 刺入前の準備をする

(1) 手洗いをする

- どんな手技でもそうですが、必ず手技を行う前後に手洗いを行いましょう。感染のリスクを少なくするためです。自分が手洗いを怠ったがために、患者さんに迷惑がかかることがあっては絶対にいけません。こまめな手洗いは医療従事者であれば当たり前に行わなければいけないことで、常識です（図8）。

- 『血管内カテーテル関連感染予防のためのCDCガイドライン2011』（以下、CDCガイドライン2011）でも、「通常の石鹸と流水またはアルコールベースの速乾性擦式手指消毒薬を使用して、手指衛生手順を遂行すること」と記されています。

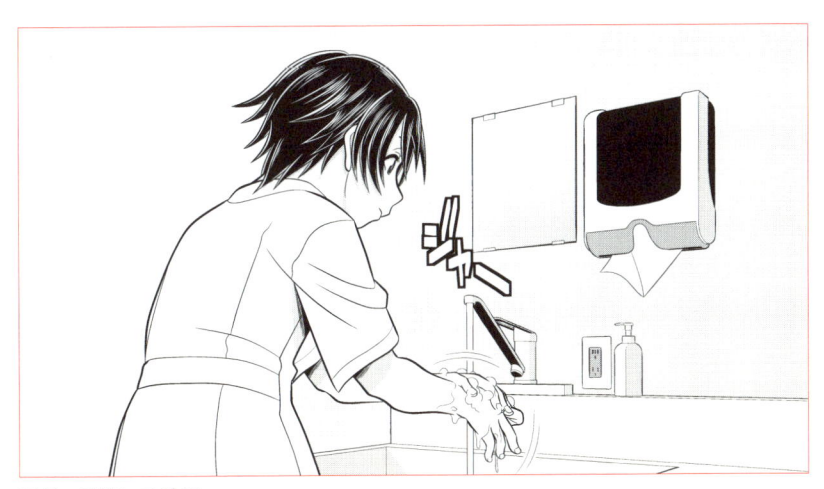

図8　手洗いの励行

(2) 手袋を着用する

- CDCガイドライン2011では、「末梢血管内カテーテルの挿入時には、皮膚消毒薬を使用した後に刺入部位に触れないならば、滅菌手袋でなく清潔な未滅菌手袋を使用してもよい」と記されており、刺入時の清潔手袋着用を推進しています。
- しかし、日本の医療現場の現状では残念ながら血管確保時の手袋装着率が低いことが数多く報告されています。
- 静脈カテーテル関連感染のリスクを低下させるには、**点滴挿入時における手袋の装着が強く勧められます**。手袋をしていると血管の硬さなどがよくわからないという現場の意見を聞くことがあります。確かに、手袋越しであると、正確に血管の位置や性状を確認できないことがあります。
 その場合は、装着する手袋は滅菌手袋でなく、清潔手袋でいいので、まず素手で血管を確認したのち、清潔手袋を装着して点滴を施行してください。
- 皮膚消毒薬を使用した後に刺入部位には触れないことにも注意してください。

(3) 物品を準備する

- 看護師さんが、駆血帯やアルコール綿、固定用テープ、留置針など一式をベッドサイドに準備しておいてくれることもありますが、自分で持って行く習慣をつけておきましょう。必ずしも準備しておいてくれる病院ばかりではありませんので。

  #### ⓐ 点滴のラインがあるか注意する

  - 血管確保に成功し、いざ点滴ラインをつなごうとしたときに、点滴のラインがないことにはじめて気づくことがよくあります。留置針やアルコール綿は意識して持って行くのですが、点滴ラインには気が回らないことが多いものです。
  - 血管確保に成功したとき、実は片手が使えない状況になっているの

で、その場合は、患者さんにナースコールを押してもらい看護師さんに点滴ラインを持ってきてもらうことになります（**図9**）。そのようなことがないように行う前に確認しましょう。

- 大抵は、看護師さんがベッドサイドに準備しておいてくれますが、準備したものがまだナースステーションにあったりすることもあり、確認が必要です。
- あることが確認できたら、必ずラインの先まで点滴液で満たされていることの確認も忘れずに行ってください（**図10**）。
- 確認せずにそのままつなぐと血管内に空気が入ってしまうので、注意が必要です（動脈の場合は少量でも空気の混入は許されませんが、静脈の場合は多少はなんとかなります。しかし、常に血管内への空気の混入を防ぐ意識を持っていることが重要です）。

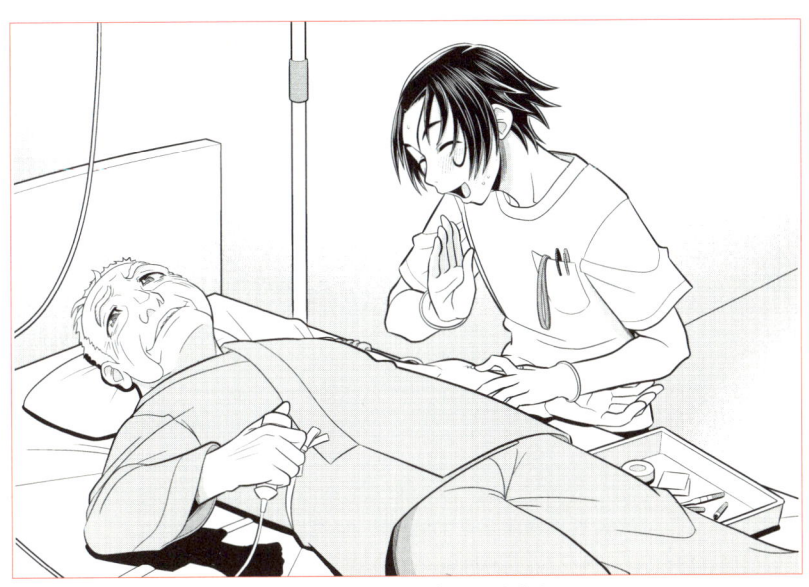

図9 片手が塞がり患者さんにナースコールを押してもらう

ⓑ 個包装のアルコール綿は多めに持って行く

- アルコール綿がパック詰めのときはパックごと持って行けば問題ないのですが、個包装の場合は少し多めに持って行くことをお勧めします。
- 点滴の刺入は、必ずしも一回で成功するとは限りません。また、血管を見つけるときも数か所見て回ることがほとんどです。
- 一人の患者さんの点滴刺入で個包装のアルコール綿は、最低３〜４個は持って行った方がいいと思います。

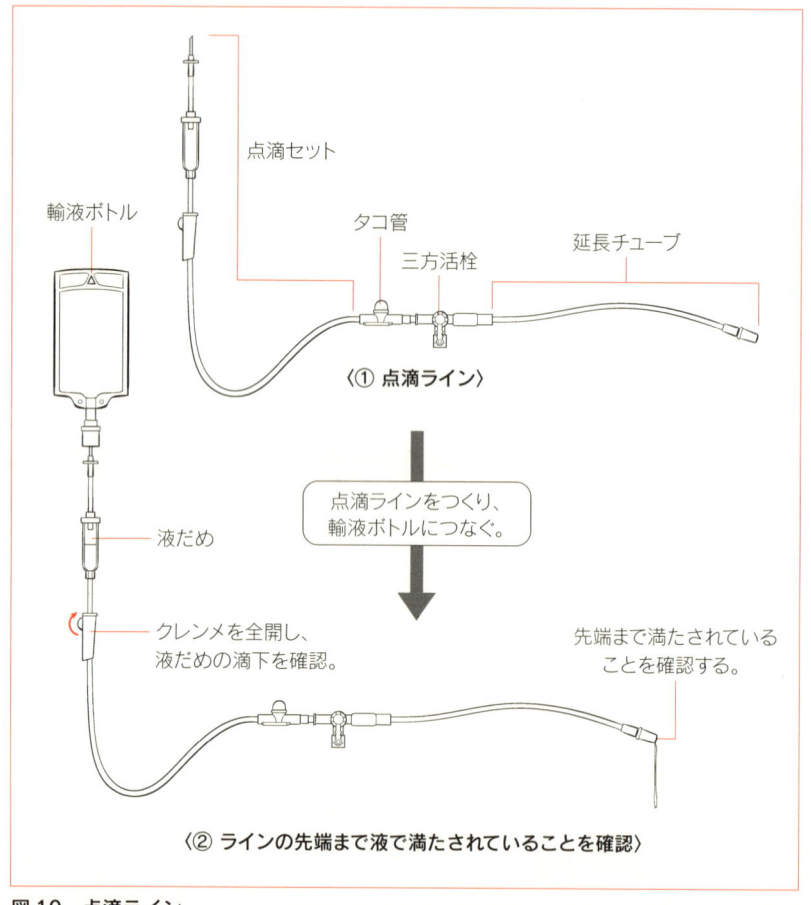

図10　点滴ライン

ⓒ 駆血帯は忘れがち

- 留置針やアルコール綿は持って行くのですが、駆血帯は忘れがちです。駆血帯は病棟の処置台にあることが多く、病棟によっては棚の中など目立たないところに置いてあることもあるので、近くの看護師さんに聞いてみましょう。

ⓓ 針は数本持って行く

- 留置針は、同じ太さのものを数本持つほかに、違う太さのものを数本持って行きましょう。失敗したときのためです。
- 「はじめから失敗する気満々じゃないか」と思ったあなた、確かにそうですね。でも、「転ばぬ先の杖」です。もちろん、あえて1本しか持って行かず、自分に失敗はできないと負荷をかけることも時には必要です。

(4) 確保できた後のイメージを作り準備する

- 看護師さんが介助に付いてくれているときは問題ないのですが、一人で行う場合、血管を確保できた後のことも考えておかなければなりません。
- 実は、刺入が成功したとき、血液が漏れてこないように、血管の中枢側を片方の指で常に圧迫しておかなければならないのです（**図11**）。

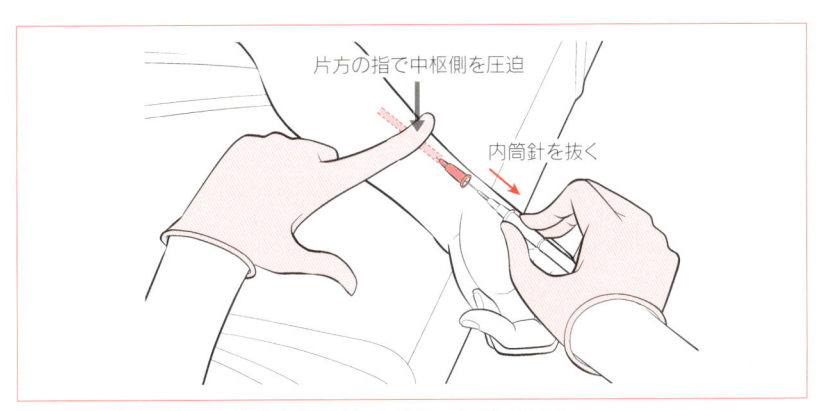

図11　血管を確保した後は片方の手しか使うことができない

すなわち、確保した後は、自分は片手のみしか使えなくなり、手の届く範囲しか物をつかむことができないのです。
- 血管確保前に、確保した後につなぐ点滴のラインを手の届くところに置いておくこと（逆の手に替えて、ベッドの反対側に行ったときなどは特に注意する）、留置針を固定する固定具（テープ類）を手元に置いておくことなどが必要になってきます（☞図34）。血管確保できた後のイメージを持っておくことが重要です。

2. 自己暗示をかける

- 点滴手技の上達への近道は、実は自分の心の中にあったりします。自分はできる、自分はうまいと自己暗示をかけることが一番重要なのかもしれません。
- 皆さんも知っているとおり、スポーツの試合などでは、どんなに技術を持っている人でも自分に自信がないと試合に勝つことはできません。それは、自分の実力が十分に発揮できないからです。

  逆に、自信を持って試合に臨むと、自分の実力以上の力を発揮でき、信じられない力を出せることがあります。
- 点滴の手技も同じです。勝てると思わなければ試合には勝てない。受かると思わなければ試験には受からない。点滴も入ると思わなければ入らない。まずは、自分はできるのだと自己暗示をかけることが一番重要なことなのです。

3. 焦らず血管を探す

- <u>良い血管を探すのが成功への近道</u>です。どんなに技術があっても血管が悪いと入れることはできません。
- 穿刺に用いられる主な末梢血管としては**図12**のようなものが挙げられます。
- ここでは、良い血管を見つける目を養いましょう。

(1) 患者さんの痛くない刺入点

- 患者さんが、<u>刺されて一番痛くないと感じる場所は前腕の外側</u>です。次に、前腕の内側、一番痛いと感じるのが手背です（**図13**）。
- できるなら患者さんの痛みが少ない前腕の外側に刺入してあげるのがベストです。
- しかし、一番患者さんの負担の少ない点滴とは、<u>刺入する回数を少なくする、すなわち一発で決めてあげる</u>ことです。

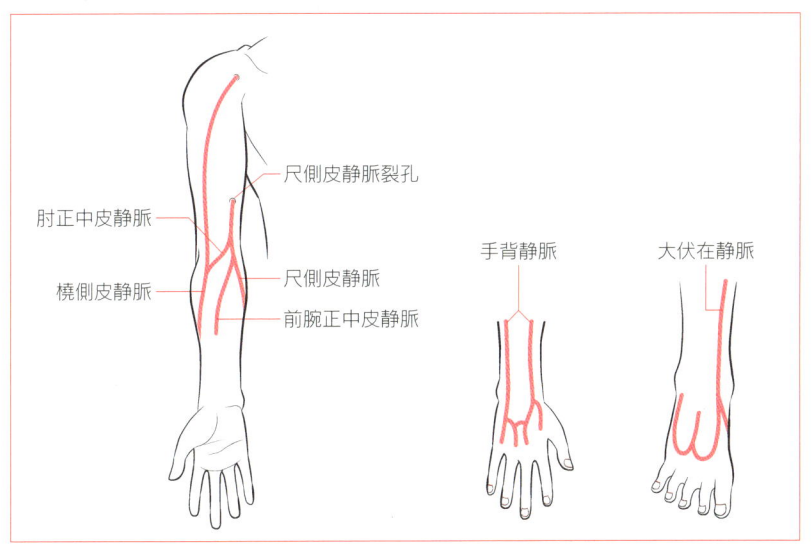

図12 穿刺に用いられる末梢血管

❑ 手技に余裕ができ、患者さんの痛みについても配慮できるようになれば、気を遣ってください。それまでは、とにかく自分で確保する自信のある血管を確実に早く見つけることです。

(2) 実際に探す順番

❑ 前述したように、手技に余裕ができてくれば、**患者さんの痛みの少ない場所から探し始めましょう**。しかし、手技に自信がまだ持てない場合は、前腕の外側より内側の方が良い血管がある可能性があり、体勢

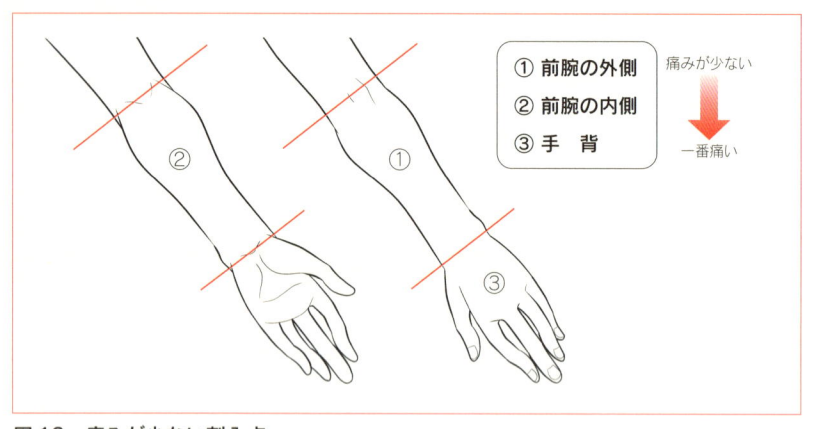

図13　痛みが少ない刺入点

① 前腕の外側
② 前腕の内側
③ 手　背

痛みが少ない
↓
一番痛い

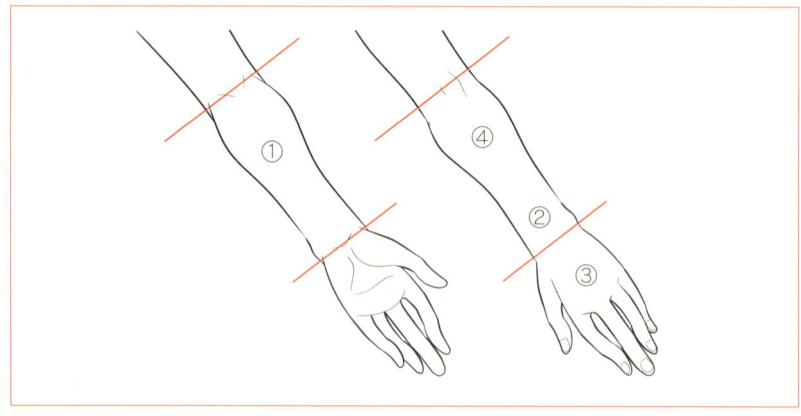

図14　実際に探す順番

も無理なく刺入できるので、実際には、前腕の内側から探し始めることが多いでしょう（図14）。

- まず、前腕の内側正面を観察し、左右に少し捻ってもらい観察します。
- 次に、手首を捻って（回内して）もらい、前腕の外側を観察します。
- その後、手背を見ます。手背は良い血管がある場合が多いですが、蛇行していることも多いので、留置針の外筒がすべてまっすぐ入ることができる場所を探すのがポイントです（図12参照）。
- また、手背は、患者さんが最も痛いと感じる場所であることと、日常生活を送る上で手洗い時に漏れてしまうことなど、かなり不便を感じる部位であることも忘れずに。手背は最終手段にとっておくのがいいかもしれません。
- 穴場としては、手首の上（橈骨茎状突起の手背側）と前腕外側の肘寄りの場所があります。それぞれまっすぐな良い血管があることがありますので、見落とさないようにしましょう（図15）。

前腕外側の肘寄りの場所に良い血管を見つけ、そこに刺入するときは、患者さんに背を向けて刺入しなくてはならないので、少しテク

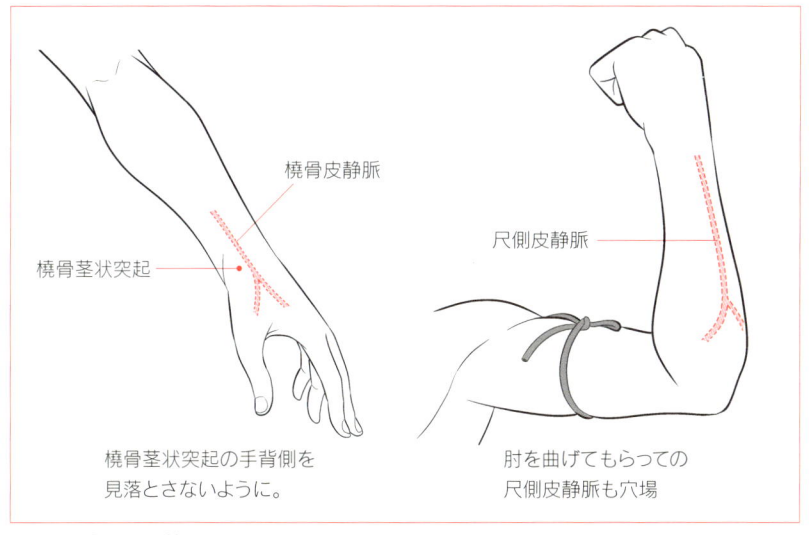

図15　穴場の血管

ニックを必要とします（☞ **図35**）。

❑ 上肢に確保できる血管がない場合、緊急避難的に下肢の静脈を穿刺する場合があります。しかし、下肢の血管に刺入した場合、挿入部位の静脈炎、感染の発生は上肢の血管を刺入した場合よりも有意に高いことが知られています。<u>全身状態が安定し上肢の血管を確保できるようになったならば速やかに上肢の血管に刺し直す</u>のがいいでしょう。

(3) 関節など動く場所はなるべく避ける

❑ 関節部など可動性があるところに挿入してしまうと、長時間点滴をしているうちに点滴の落ちが悪くなってしまったり、漏れてしまうことがあります。なるべく可動性のないところを狙い刺入しましょう。

❑ 肘には良い血管があり、採血に使われますが、留置する時間の長い点滴には向きません。手背も、邪魔になったりして患者さんには優しくないでしょう（**図16**）。

❑ そうは言っても、緊急時など、全く血管が見つからなかったときは、肘の内側正中（関節部）でも致し方ないと思います。

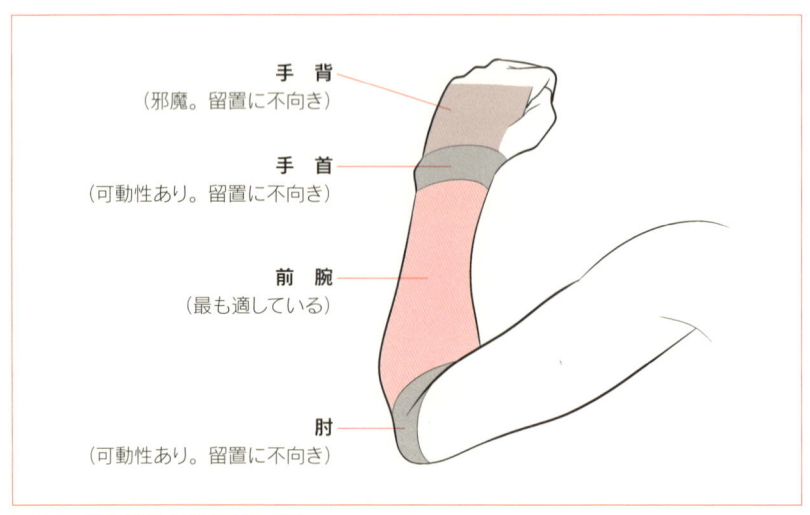

図16　刺入部位と留置の適不適

- 緊急時は脱水や全身状態の悪化（ショックなど）で末梢血管が収縮しており、全く良い血管が見つからないときがほとんどです。その場合は、まず、<u>とにかく確保できる血管を確保し、とりあえず輸液を行い</u>、脱水やショック状態の脱出を考えましょう。脱水が解消され、<u>ショック状態を乗り切れれば他の末梢血管が見えてくる</u>こともあります。臨機応変に考え、対応しましょう。

(4) 右手がなければ左手を

- 留置針はある程度の期間挿入しておくので、患者さんにとってはどうしてもその間は不自由になってしまいます。
- はじめに患者さんに利き腕を聞き、<u>利き腕でない方の腕から観察します</u>。利き腕が右手であった場合、対側の左腕をしばらく観察し、良い血管が見つからなかったら、右手に替え観察を行います。
- もし、左手に非常に良い血管が見つかったとしても、一度、駆血を止め、面倒でも右手を見てみることをお勧めします。右手にもっと良い血管が見つかることもありますし、<u>良い血管が何本かあるという心の余裕ができ、点滴が成功する確率が高くなります</u>。
- 駆血帯は何回しても患者さんは痛くはありません。駆血帯を一回はずすことをためらわず、左右ともくまなく観察してください。面倒だからよく観察しないなど、自分勝手な人は点滴だけでなく何の手技も上達はしません。

(5) まっすぐな血管を探す

- 留置針はある程度の長さがあるので、<u>なるべくまっすぐな血管を見つけて挿入する</u>必要があります。
- 蛇行が強い血管は、<u>皮膚を引っ張ることで、その蛇行が多少改善する</u>こともあります。お試しを（**図17**）。

(6) 血管に逃げられないように、血管の可動性のないところを探す

- 2つの血管が合流するところや、血管が分岐しているところは血管が左右に逃げにくいので狙い目です（図18）。

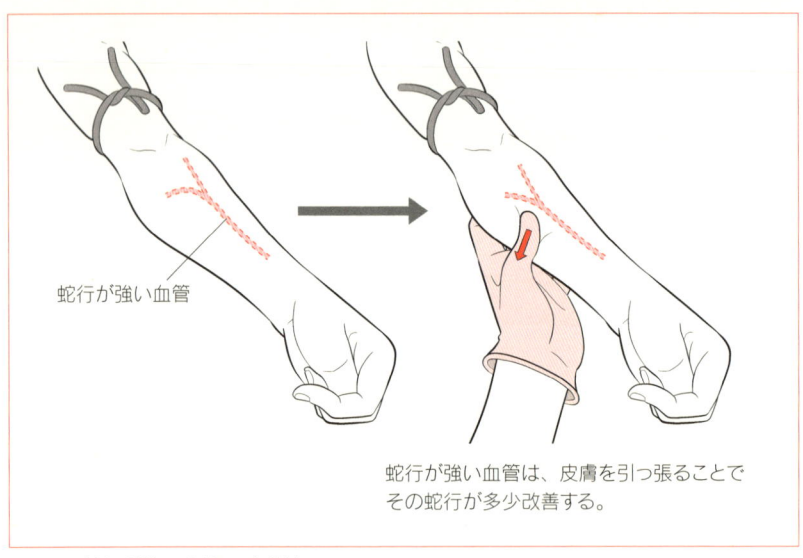

図17　蛇行が強い血管の改善法

蛇行が強い血管

蛇行が強い血管は、皮膚を引っ張ることでその蛇行が多少改善する。

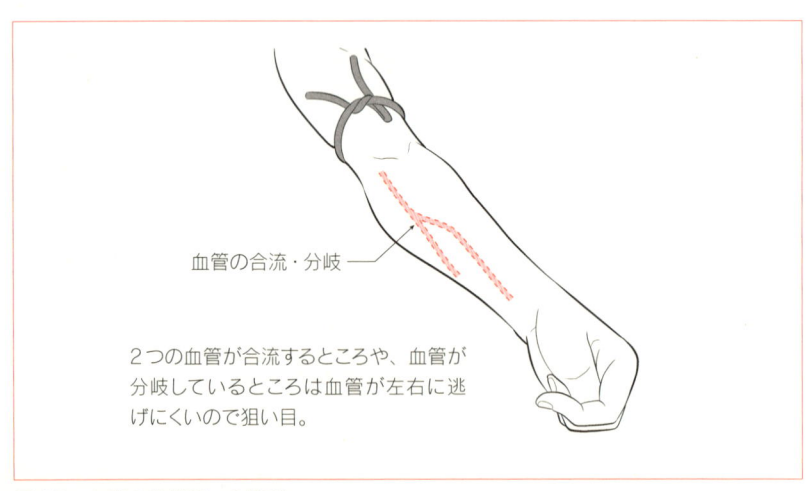

図18　血管の分岐部・合流部

血管の合流・分岐

2つの血管が合流するところや、血管が分岐しているところは血管が左右に逃げにくいので狙い目。

(7) 見えない血管でも太いものはある

❏ 患者さんに対峙し、パッと見て良さそうな血管がなく、駆血しても全く血管が見えないと絶望感に襲われることがあるかもしれません。しかし、そのときに、焦らず、ゆっくり観察すると、目にはよく見えないけれども丁度良い硬さの太い血管を見つけられることがあります。

❏ どんな状況でも落ち着いてくまなく丁寧に観察することが重要です。

(8) 血管の柔らかさを確認する

❏ 駆血した後、血管を指で押してみると、その血管の柔らかさがわかります（図19）。

❏ よく見える血管でも硬いこともあり、その場合、よく見えるにもかかわらず点滴穿刺の難易度は上がってしまいます。逆に、あまり見えない血管でも、触って適度な柔らかさである場合は成功率は上がります。必ず確認するようにしましょう。

❏ はじめのうちはよくわからないかもしれませんが、回数を重ねるとだんだんと微妙な血管の硬さの違いがわかるようになります。

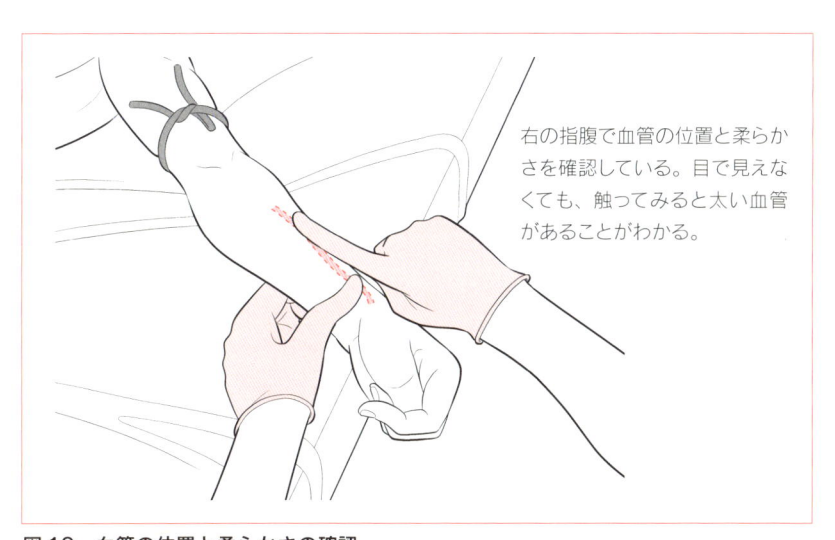

右の指腹で血管の位置と柔らかさを確認している。目で見えなくても、触ってみると太い血管があることがわかる。

図19　血管の位置と柔らかさの確認

4. 血管を出す努力をする

❏ ただ何も考えずに腕を駆血するだけでは、良い血管には巡り会えませんよ。隠れている良い血管に出てきてもらえるよう、惜しみない努力をした者だけが成功への扉を開くことができるのです。

(1) 心臓よりも低くする

❏ 腕の静脈血流をよりうっ滞させるために、<u>患者さんの腕を心臓より低い位置にしてみましょう</u>。具体的にはベッドに寝てもらい、腕をベッドの脇にダラ〜ンと垂らしてもらいます（**図20**）。患者さんも座っているよりは寝ている方が緊張しません。入院患者さんはすぐに横になれるのが利点です。

❏ 左右の腕にある静脈をくまなく探すためには、ベッドの反対側に行かないといけないという煩わしさはありますが、それを差し引いても、良い血管を見つけられるという利点の方が多いと思います。

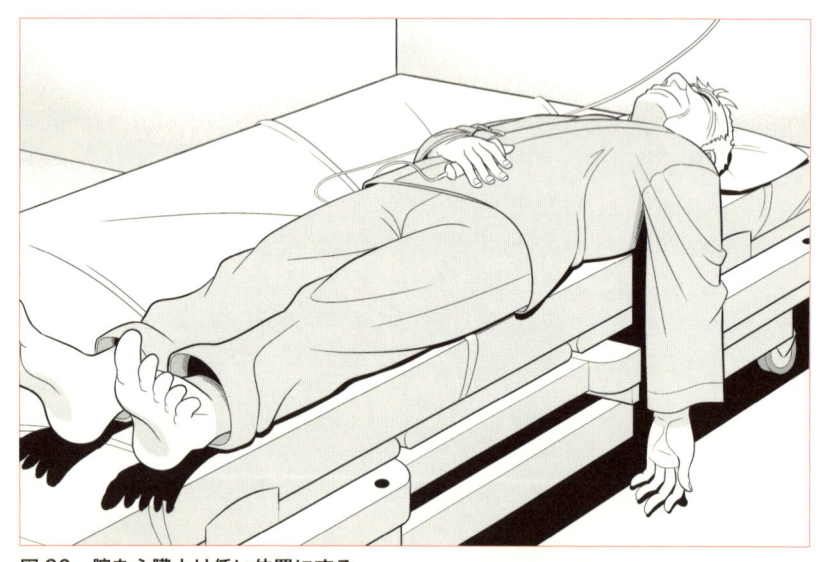

図20　腕を心臓より低い位置にする

❏ 座った状態で施行しているとベテランの患者さんも場合によっては、「先生、ここ、ここ！ここ良い血管あるよ！」などと言ってきて集中できない場合もありますからね。

(2) 筋肉のあるところを駆血する

❏ 筋肉のないところだと、動脈まで圧迫してしまい、静脈への循環がなくなり静脈が膨らまなくなってしまいます。筋肉のあるところを駆血しましょう。

❏ 肘関節の上下のどちらに駆血するかですが、前腕にある血管をターゲットにするときには、肘関節の上、手背など末梢の血管をターゲットにするときは肘関節より下に駆血するといいでしょう。いずれの場所も筋肉があるところを駆血することがポイントです（図21）。

(3) 強く駆血しすぎない

❏ 筋肉のあるところを駆血する理由と一緒ですが、駆血を強くしてしまうと、動脈まで圧迫してしまい、静脈が膨らまなくなってしまいます。なんとか血管を出そうと一所懸命になりすぎると、どうしても強

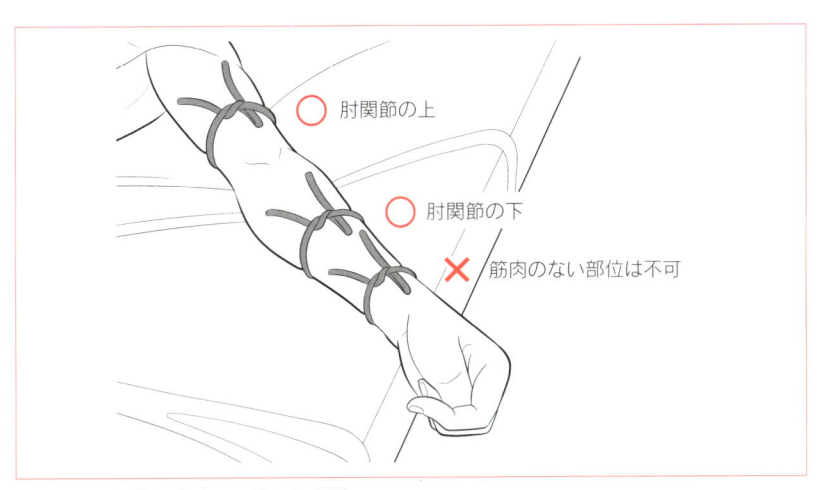

図21　駆血帯を巻くのに適した部位

くなって、動脈も駆血してしまうことがあります。
- はじめのうちは、腕を駆血した後、末梢の動脈の拍動をチェックしてみる習慣をつけてもいいかもしれません（図22）。

(4) 手を握ったり開いたり（クレンチング）してもらう

- 患者さんに、手を握ったり開いたり（クレンチング）してもらうことで静脈の怒張を促すことができます（図23）。積極的に行いましょう。
- 静脈の血流は、心臓からの拍動と共に筋肉ポンプの影響で心臓に戻りますから、クレンチングしてもらうことで、静脈血流がよりうっ滞するのです。
- この方法は、血管を怒張させるためにとても効果的な方法ですが、点滴の刺入と同時に採血を行うときは注意が必要です。クレンチングで筋肉や細胞内からカリウムが流出し、血清カリウム値が偽高値を示すことがあります。点滴と一緒に採血を行うことを考えている場合は行ってはいけませんので、注意してください。

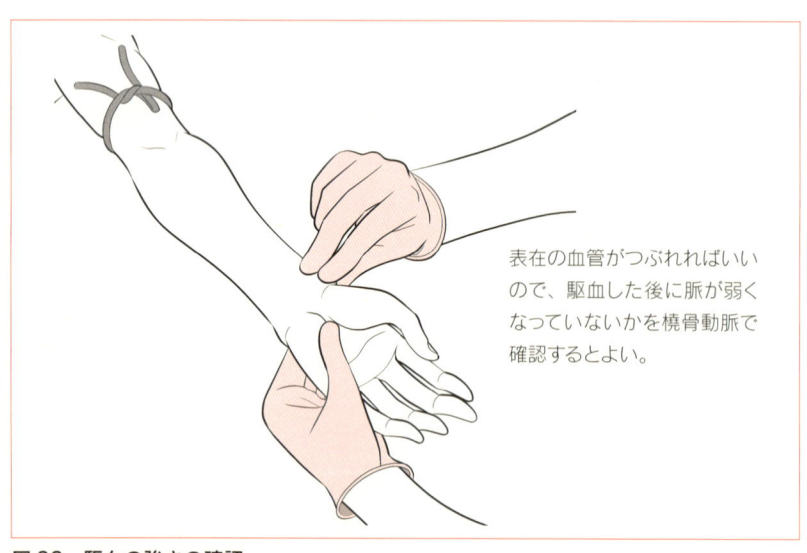

表在の血管がつぶれればいいので、駆血した後に脈が弱くなっていないかを橈骨動脈で確認するとよい。

図22　駆血の強さの確認

(5) 血管の中枢側から末梢側へ腕をこすってみる

❏ 静脈には一方向弁が付いているので、末梢から中枢へこすると、中枢側へ血液が逃げてしまいます。血管の中枢側から末梢側へ腕をゆっくり数回こすって静脈を浮き上がらせましょう（図24）。このとき、できれば、静脈弁の位置も確認しておいた方がいいでしょう。

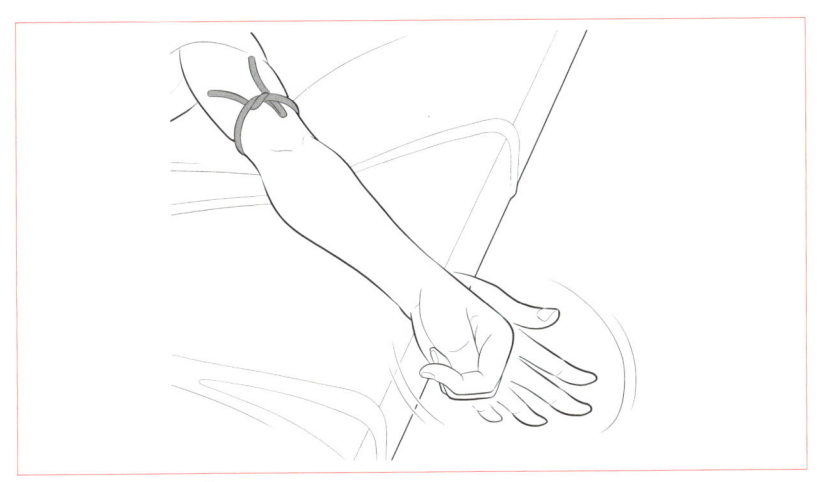

図23　クレンチング

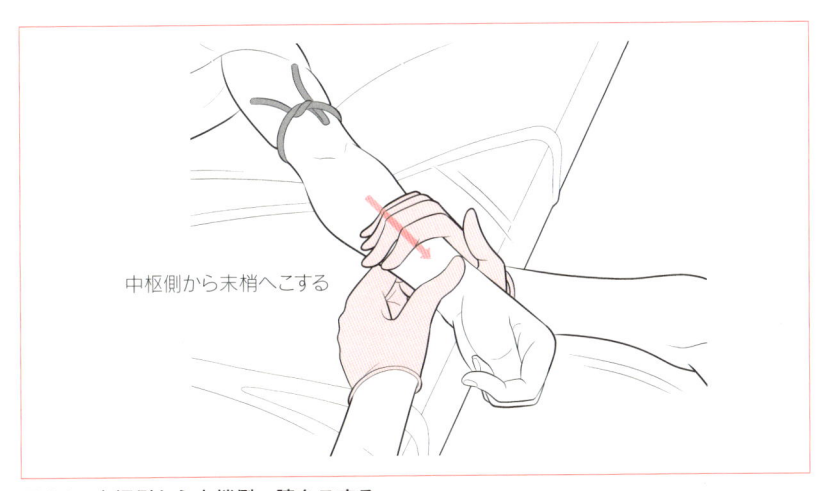

図24　中枢側から末梢側へ腕をこする

❏ 静脈にはある間隔で逆流を防止するような弁が付いています。細い血管の場合は問題にはなりませんが、太い血管の場合、刺入部にその弁があると外筒が入っていかず失敗するケースがあります。太い静脈であれば、中枢側から末梢側に向かって血管を押しつぶしながらなぞると弁のある場所がわかります（図25）。確認しておきましょう。

(6) 血管（腕）を指ではたいてみる

❏ 臨床現場では、血管を怒張させ、見えやすくすることを目的として、腕を2本の指で優しくパンパンはたいてみることがよく行われます（図26）。実際にそれを行うことで、血管が見えやすくなる経験も皆が持っています。

❏ しかし、この「腕を指ではたいてみる」行為については、明らかなエビデンス（根拠）がありません。叩くことによって、皮膚に刺激が加わり痛みを感じます。痛みが生じることで血管は収縮し局所的な血流障害が起こってしまいます。生理的機能からみると、血管の怒張を促す行為ではなく、血管を収縮させてしまう行為であると言えます。

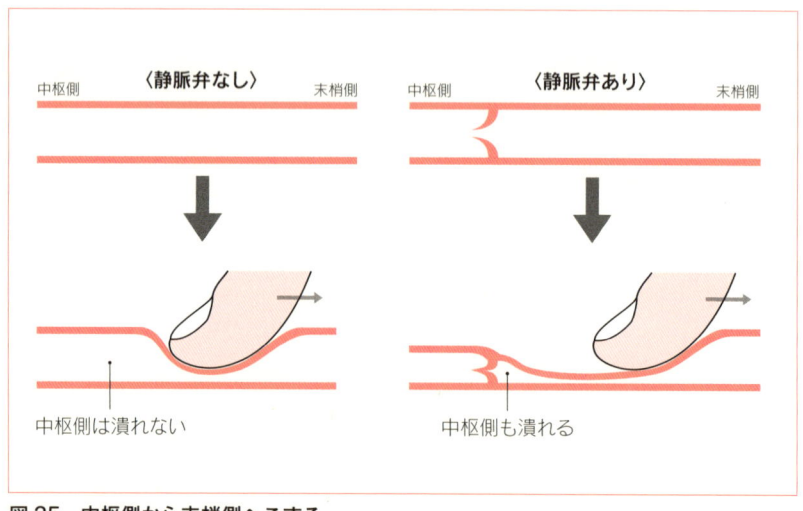

図25　中枢側から末梢側へこする

❏ 血管が浮かび上がってくる原因は、駆血時間が結果的に長くなるためだとも言われますが、実際にははっきりしません。患者さんに痛がられることがなければ、やってみる価値はありますが、明らかな根拠がないことはお忘れなく。

(7) 血管（腕）を温めてみる

❏ 病棟には、清拭用に温かいタオルが置いてあります。看護助手さんや看護師さんに置いてある場所を聞き、持ってきて、患者さんの腕を温めてみましょう。

❏ 温めることによって表在静脈に一時的に血流が増加するため、血管が浮き出てきます（図27）。

❏ 熱いタオルを患者さんに当てると、患者さんがびっくりしたり、やけどをしてしまうので、当てる前にタオルの温度を自分の皮膚に当て、必ず確認した後に行ってください。刺入前に患者さんをいたずらにびっくりさせたり警戒させてしまうのは、刺入の際に大きなハンデになってしまいます。

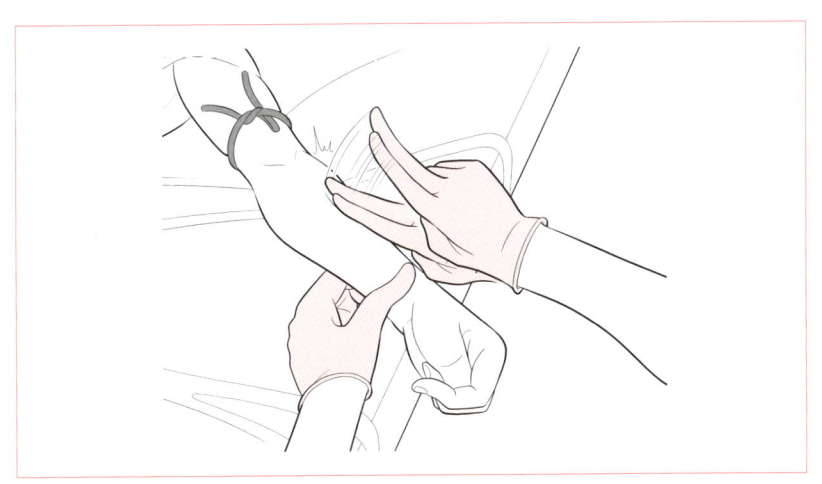

図26　指で軽くはたく（しかしエビデンスはない！）

(8) アルコール綿で何度もこする

- アルコール綿で消毒するときも、血管の中枢側から末梢側へ腕をこすりおろしましょう。逆にしてしまうと、血液が逃げてしまいます（図28）。
- アルコール綿は局所の消毒のために使いますが、アルコール綿で刺激

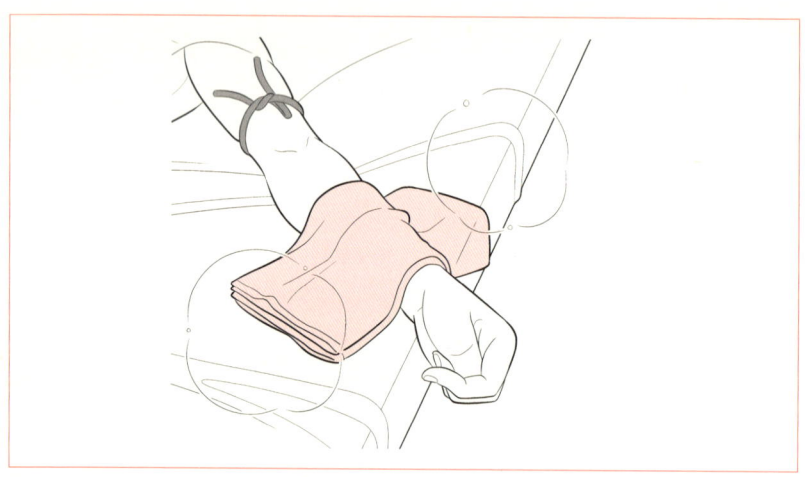

図27　温タオルで温める

中枢側から末梢側へこする

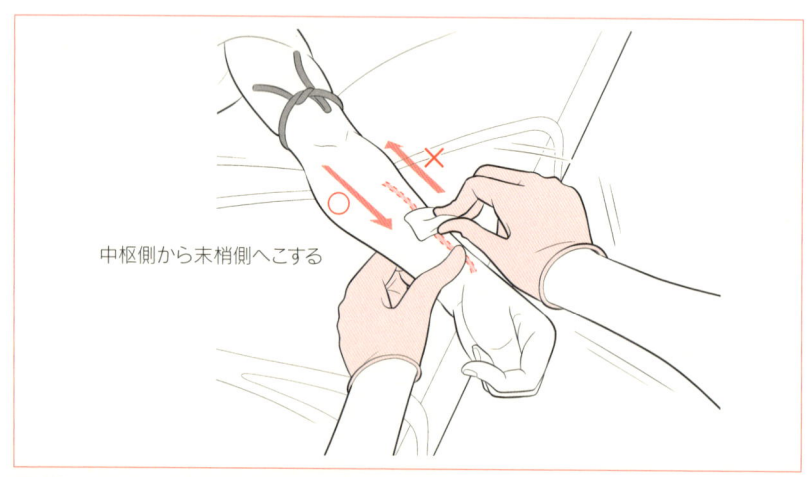

図28　アルコール綿による消毒（中枢から末梢へ）

することで血管が出てくるので、何回でも行ってみましょう。個包装アルコール綿1つで足りなければ、迷わずもう一つ開けて使いましょう。
- 部位を変えると、一回の穿刺で個包装のアルコール綿が3～4個必要になることも普通にあります。
- ちなみに、アルコールは揮発するときに一番消毒効果が高まるので、刺入するタイミングはアルコールが乾いてからがいいでしょう。
- アルコールにアレルギーがある人もいるので、必ず使用前に患者さん本人に確認してください。適宜、アルコールを含有していないクロルヘキシジングルコン酸塩などの消毒液を使用することになります。病棟にはアルコールアレルギーの人用の消毒液が必ず置いてあるので、聞いてみてください。

(9) 患者さんの言葉に動揺しない

- 「先生、大丈夫？」、「そこ刺すの？」などと言われて、ドキドキしてしまうことがあります。ひどいときは舌打ちされることもあります。決して動揺せず、いつものペースを守りましょう。動揺すれば刺入がより困難になるだけです。
- あまりに動揺したときは、一度その場を離れましょう。それくらい動揺していたら入らないものなのです。逆に、余裕があるならば患者さんに関係のない話などをして、患者さんの緊張を解いていあげてください。

5. いよいよ刺入。その前に……

❏ さあ、刺入です。おっとその前に、最後にもう一度確認しておきましょうね。

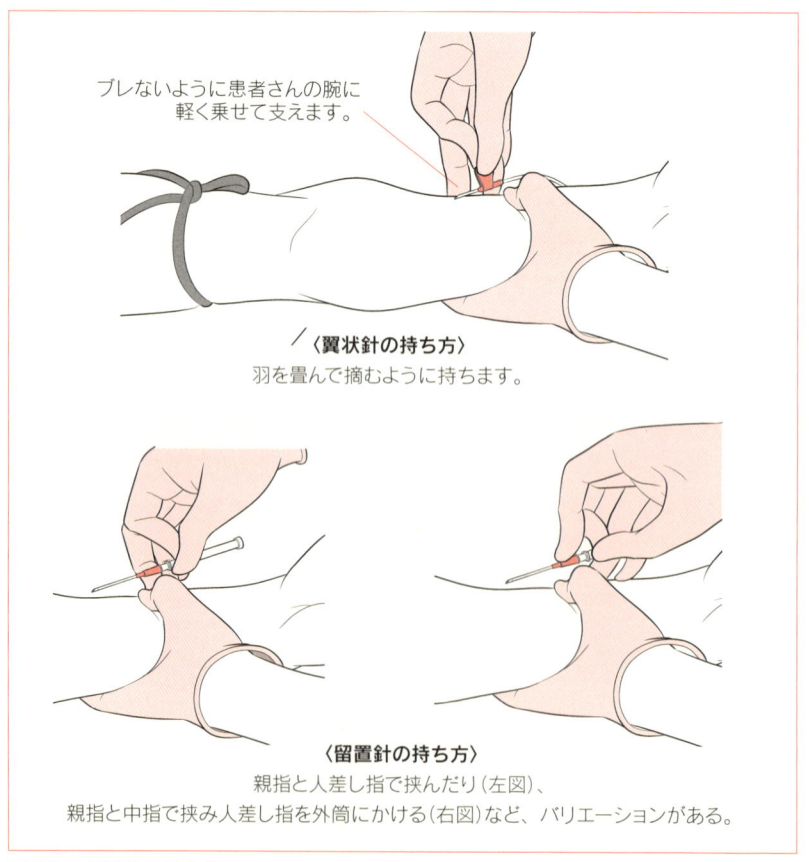

(1) 点滴針の持ち方

❏ 点滴針の持ち方ですが、翼状針の場合は羽を畳んで、摘むように持ちます。留置針の場合は上から親指と人差し指で挟み、摘むように持つことが多いです（図29）。

ブレないように患者さんの腕に軽く乗せて支えます。

〈翼状針の持ち方〉
羽を畳んで摘むように持ちます。

〈留置針の持ち方〉
親指と人差し指で挟んだり（左図）、
親指と中指で挟み人差し指を外筒にかける（右図）など、バリエーションがある。

図29　点滴針の持ち方

❏ この持ち方でなければいけないと決まっているわけではないので、自分の持ちやすい方法でやってみてもいいでしょう。

(2) 外筒を回転させる
❏ 密着によりカテーテルを血管内に送り込めない恐れがあるので、<u>刺入を行う前に外筒を360度回転する操作を行います</u>（**図30**）。
❏ 外筒を内筒針から完全に外してしまうと、針刺し防止機能付き（セーフティーカバーが出てくるタイプ）の場合、セーフティーカバーが出てきて、使えなくなってしまうことがあるので注意が必要です。

(3) もう一度、確保できた後をイメージする
❏ 刺入前の準備のところで書きましたが、刺入時は準備時とは反対側の位置に移動していることがあるので、もう一度物品の場所を確認しましょう。
❏ 確保した後につなぐ点滴のラインは手の届くところにありますか。留置針を固定する固定具（テープ類）は手元に置いてありますか。

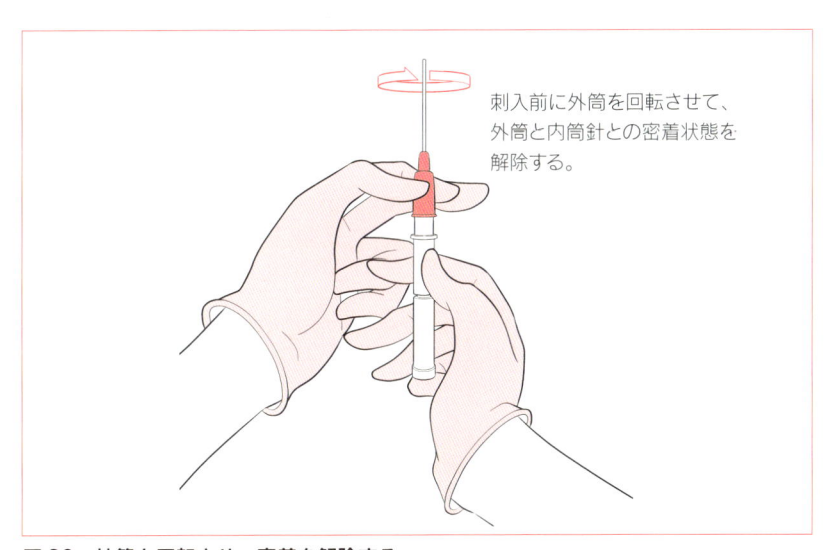

刺入前に外筒を回転させて、外筒と内筒針との密着状態を解除する。

図30　外筒を回転させ、密着を解除する

6. 血管を逃がさない

- 何も考えずに刺入してはいけません。確実に血管をとらえるために、今の自分にできる全開の努力を行いましょう。どんなときも、努力を惜しまず確実にし続けること。そうすることで、成功への道が見えてきます。

(1) 末梢から刺す

- もし、同じくらいの難度で、数か所刺入できそうな場所があるのであれば、末梢の部位から刺入を始めましょう。
- もし、中枢側で失敗すると、その血管の末梢はすべて使えなくなってしまいます。なるべく、はじめは血管の末梢側から刺入するようにしましょう（図31）。

(2) 血管にテンションをかける

- 左手親指で静脈を潰さないように、静脈延長軸上の脇の皮膚を末梢側

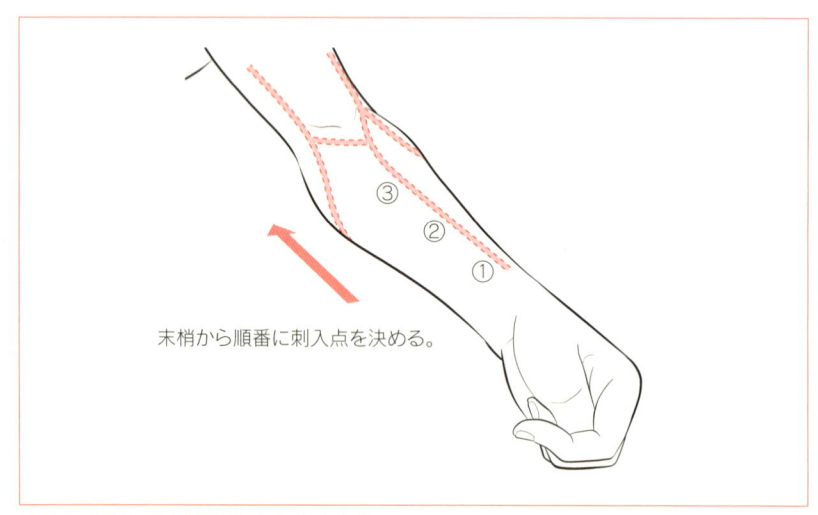

図31 末梢から順番に刺入点を決める

に軽く引っ張り、静脈を伸ばし、緊張を持たせます（**図32**）。そのようにすることで、血管をある程度固定でき、蛇行しているものも伸ばせるので、成功率がアップします。
- 皮膚を引っぱりすぎると血管が潰れてしまい漏れの原因になるので注意してください。軽く皮膚を伸ばして血管を固定するイメージです。

(3) 血管がまっすぐなところや、分岐しているところを狙う
- 静脈ができるだけまっすぐに走っている場所や、2つの静脈が合流するところを見つけましょう。
- 血管が分岐しているところは血管が左右に逃げにくいので狙い目です。具体的な場所は「3．焦らず血管を探す－(2) 実際に探す順番」（☞ p.316）を参照してください。

(4) 硬い、逃げられてしまう血管を刺入する方法
- 頻回に穿刺した静脈や、お年を召した方の静脈の場合、血管壁が非常に硬い場合があります（☞ p.352）。

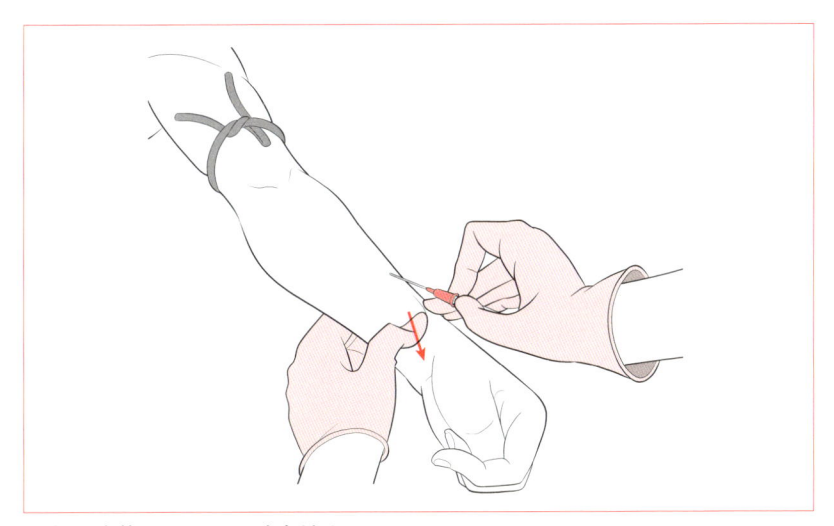

図32　血管にテンションをかける

❏ 血管の直上を刺入しても、壁が硬く厚いために血管に逃げられてしまうことがあります。この場合、**左手の親指で逃げる方向を押さえたり、左手第 1 指と第 2 指で血管をピンポイントに挟みこみ**血管に逃げられないようにして刺入する方法もあります（図 33）。

血管が逃げないように
左手の親指で押さえる。

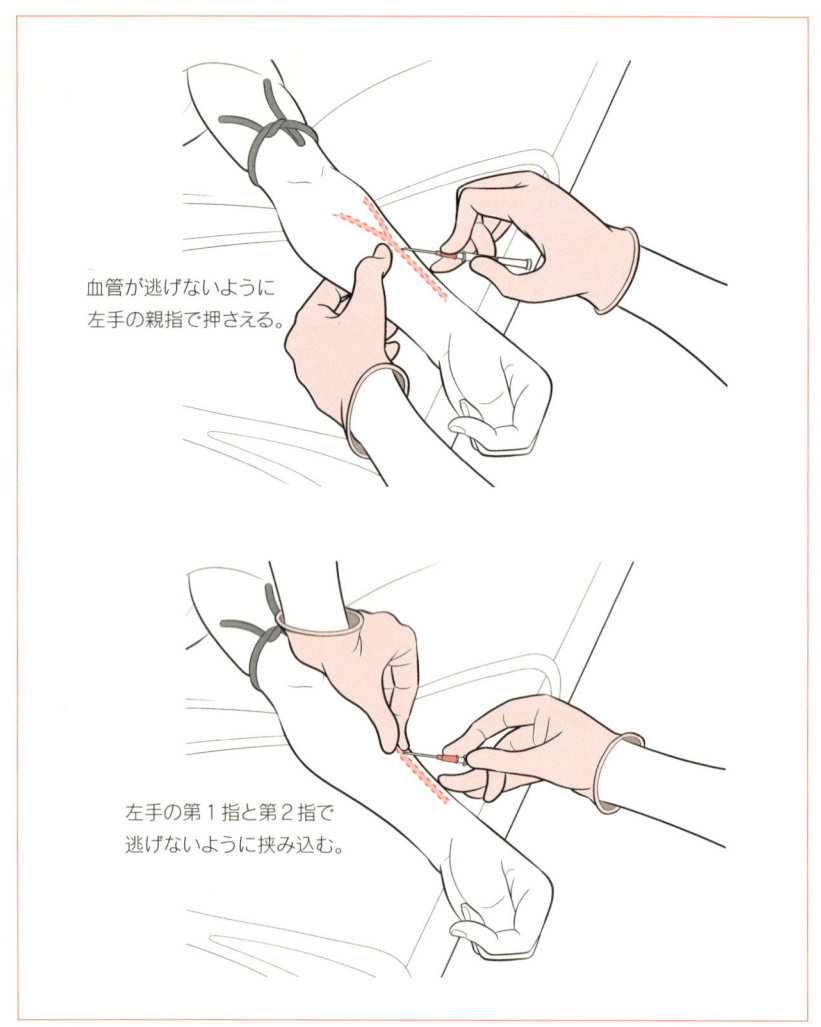

左手の第 1 指と第 2 指で
逃げないように挟み込む。

図 33　血管を逃がさないコツ

(5) 刺入時の体勢

- 刺入角度は20～40度くらいが良いようですが、実際には針の切れ味などで変わってきます。
- 留置針の切れ味は製造会社の製品によって違いますので、自分の病院で採用している留置針での自分の角度を早く見つけることが重要です。
- 体勢については決まりはありませんが、安定している体勢が良いでしょう。患者さんにベッドに寝てもらっている場合は、しゃがんで片膝をつく姿勢が一番安定します（**図34**）。
- 右手で刺入する場合、正面よりやや右側に患者さんの腕を置き点滴を行います。
- 変わった体勢としては、患者さんに肘を曲げてもらって腕の外側を刺入するときです。この場合は、患者さんに背を向け刺入することになります（**図35**）。

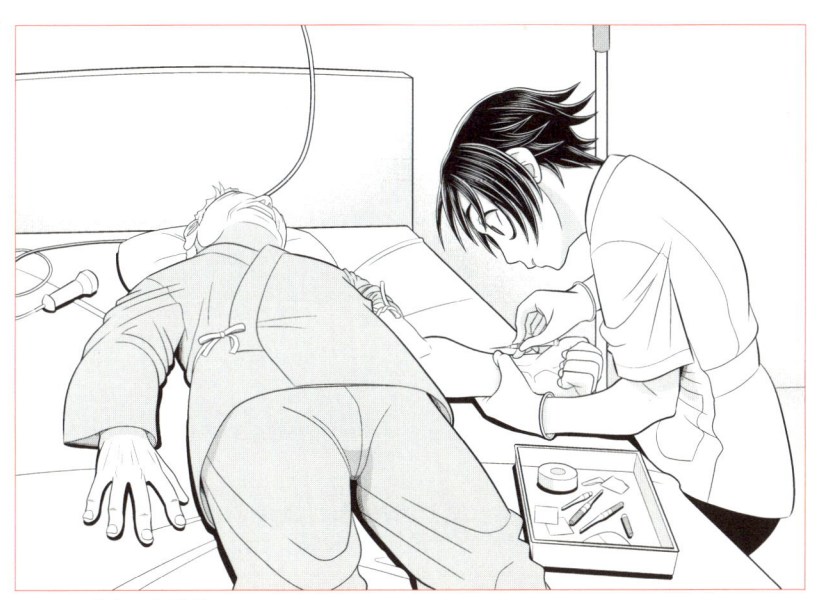

図34　安定した体勢

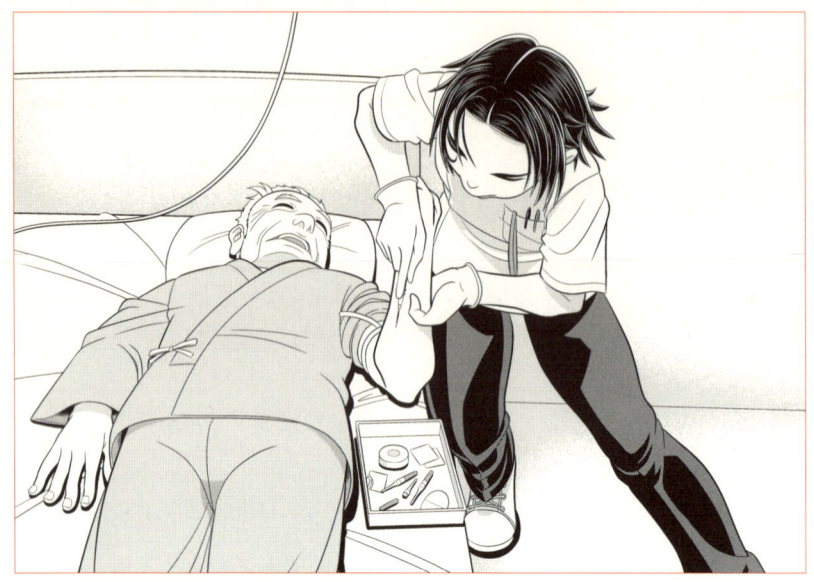

図35　腕の外側を狙った場合の体勢

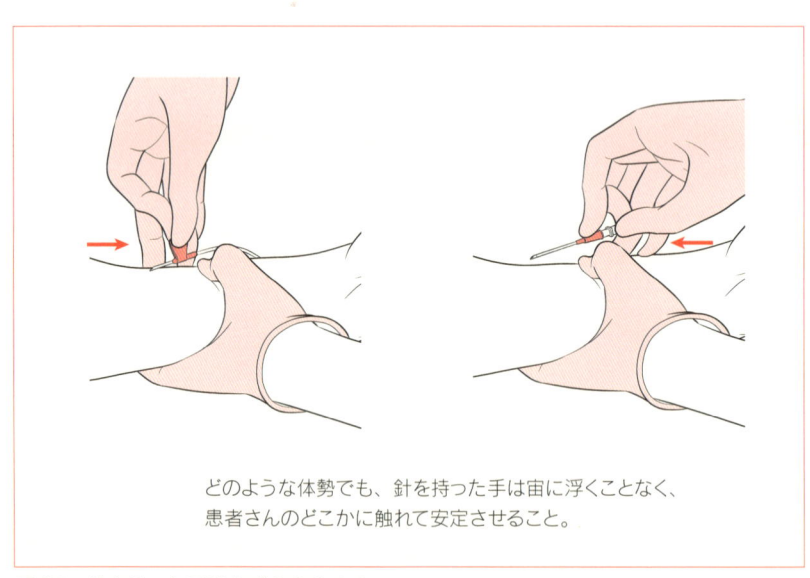

どのような体勢でも、針を持った手は宙に浮くことなく、
患者さんのどこかに触れて安定させること。

図36　針を持った手は必ず安定させる

- どのような姿勢のときでも重要なことは、針先、つまり刺入点を安定させることです。針先がぶれて安定していないと細かい動きを必要とするこの手技では、その時点で失敗と言っても過言ではありません。
- 必ず、針を持った手はそのまま宙に浮くことなく、どこかに触れて安定させておきましょう（図36）。

(6) 当たってもすぐに喜ばない。慌てない

- 刺入角度を20～40度くらいにして、刺入していきます（図37①）。
- 内筒針が血管に当たると、留置針の手前に血液が上がってきます（図37②）。これは、針の先端が血管内に入りかけているサインであって、まだ完全に入ったわけではありませんので注意が必要です。この段階で喜んでしまったり、慌ててしまいこれからの手順をおろそかにすると、せっかく針先は血管をとらえていたのに失敗してしまうことになります。
- 血液が上がってきたら、はじめに20～40度くらいで刺入していた針を、血管と平行に近づけて、針全体を上方へ軽く持ち上げる感じにします（図37③）。
- そして、わずかに全体を進め外筒までしっかり血管内に入った状態にします（図33④）。このとき、内筒針をわずかに抜いてみて外筒の中に逆流が見られたら外筒を進めます。これで刺入成功です（図37⑤⑥）。
- 内筒針をわずかに抜いても逆流が見られなかったら、内筒針を戻し、全体をもう少しだけ進めて同じことをしてみましょう。どこかで必ず外筒に逆流が見られるところがあるはずです。

    しかし、この作業を何回もやっていると外筒を破いてしまったり、対側の壁を貫いてしまうことが多く、意識して全体を進めることも重要です（図38）。

① 刺入角度は20〜40度が良い。

静脈 / 皮膚 / 20〜40度

② 内筒針と外筒の間にはまだ血液は入っていない。
内筒針に入った血液
外筒
内筒針
血液
〈刺入部拡大図〉

内筒針が血管に当たると留置針の手前に血液が上がってくる。

③ 針全体を軽く持ち上げる感じ

針を血管と平行にして、針全体を上方へ軽く持ち上げる感じにする。

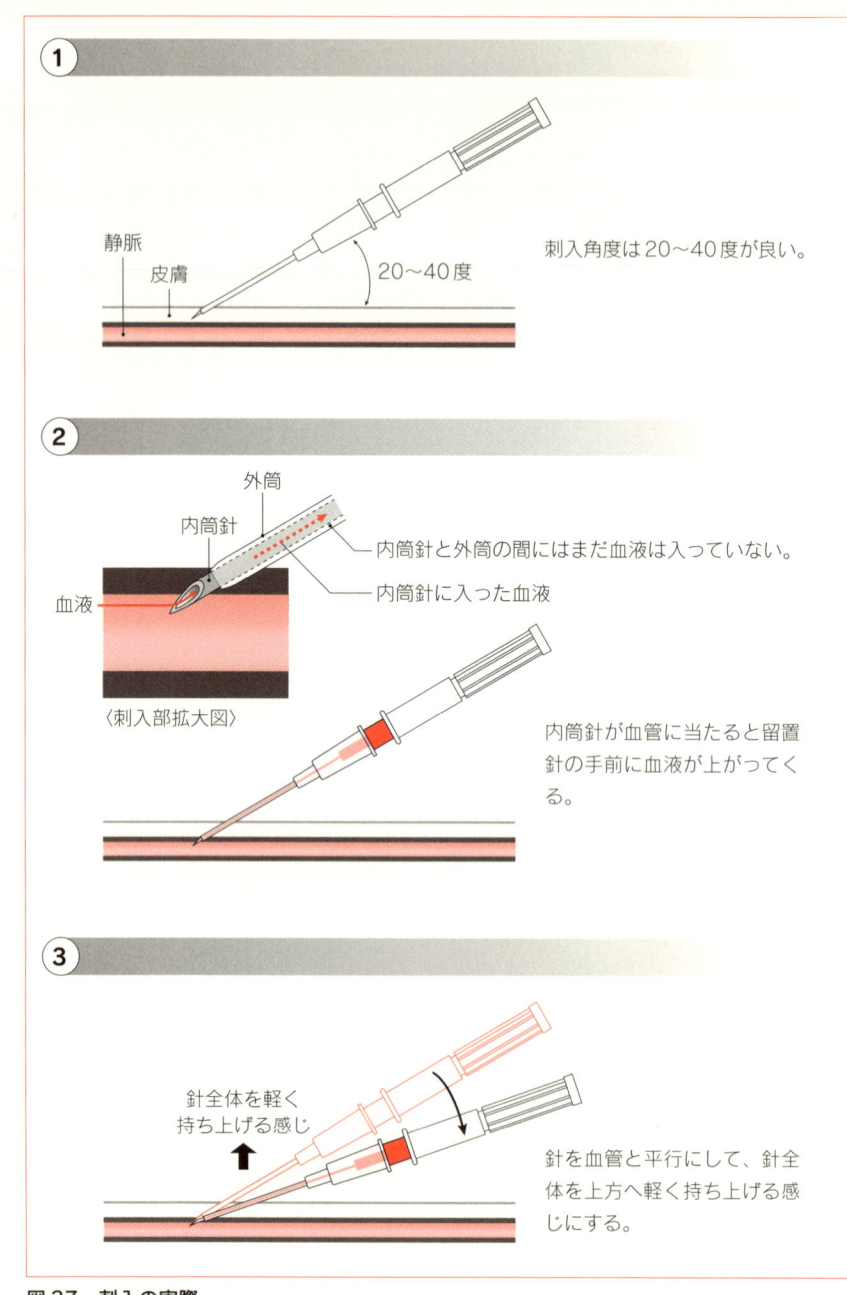

図37 刺入の実際

④

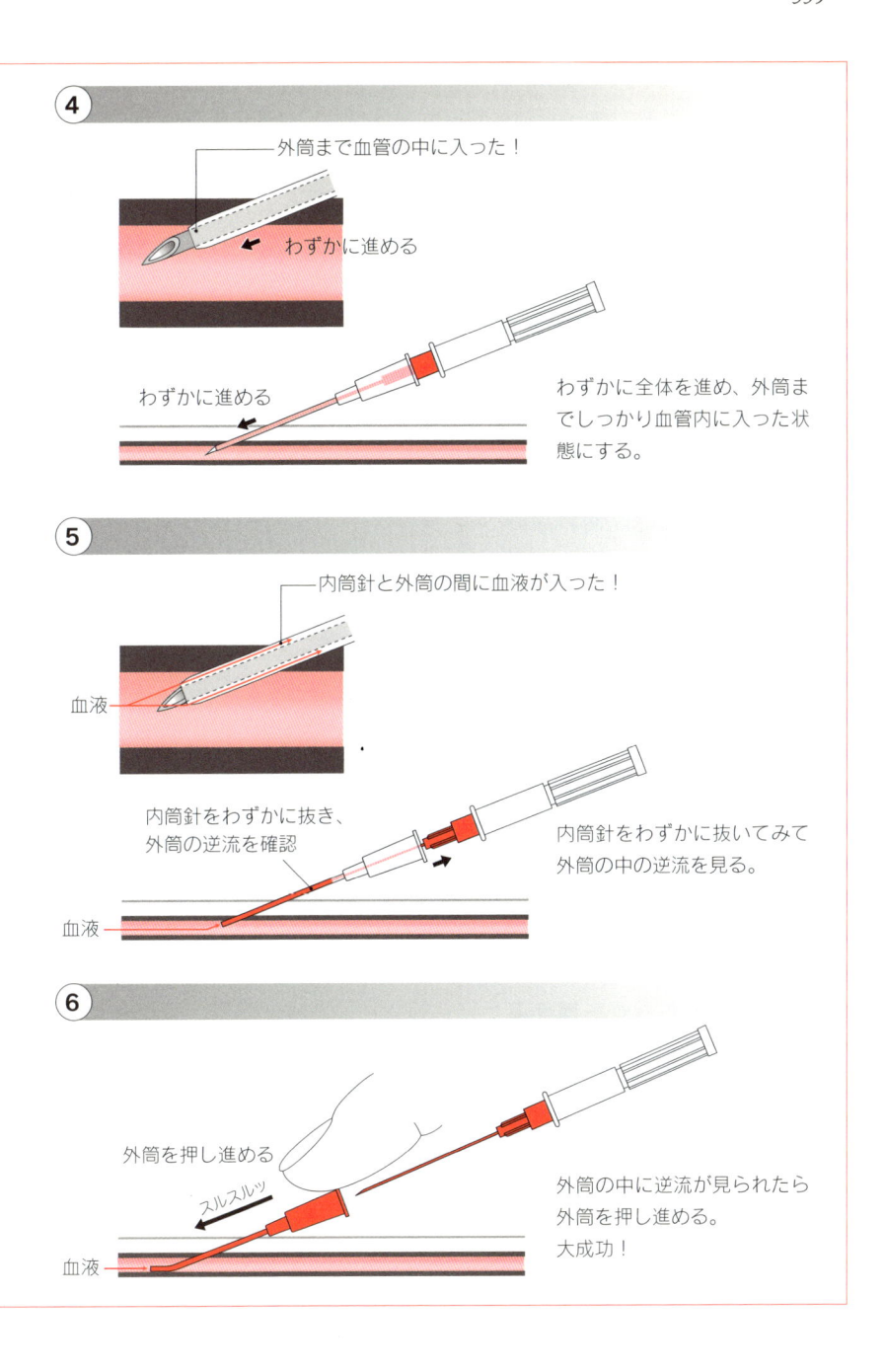

外筒まで血管の中に入った！

わずかに進める

わずかに進める

わずかに全体を進め、外筒までしっかり血管内に入った状態にする。

⑤

内筒針と外筒の間に血液が入った！

血液

内筒針をわずかに抜き、外筒の逆流を確認

血液

内筒針をわずかに抜いてみて外筒の中の逆流を見る。

⑥

外筒を押し進める

スルスルッ

血液

外筒の中に逆流が見られたら外筒を押し進める。大成功！

(7) 血管をすくい上げる。対側を貫かない注意を

- 血管に当たったのち、素早く血管と平行にして血管をすくい上げます（**図37③**）。これを行わなかったり、行うタイミングを誤ると、血管の対側を貫いてしまい失敗します。
- なかなか、この「血管をすくい上げる」感覚をつかむのがはじめは難しいかもしれません。たとえるならば「漫才師の突っ込みの手」です（**図39**）。決して真上ではなく、上前方へ手首を返すイメージですくい上げてください。そして、その突っ込み（血管のすくい上げ）には、ボケ（血管）をいたわる、優しい気持ちも必要です。

(8) 数回刺した針は使わない

- 失敗の中でも、内筒針の中に血液が上がってこない失敗の場合は、抜去した後にもう一度同じ針を使うこともあります。
- 基本的には、一回刺入したら交換した方がいいですが、現実には何回か使っています。しかし、何度も使うと目では確認することは難しいですが、**針先は刃こぼれを起こしていて、切れ味が悪くなります**。針の切れ味は、そのまま成功するかどうかにかかってきますので、何度も刺入したものは使用することは止めましょう。
- 刺入した後で、針の切れ味の悪さに気づくのが嫌なので、2回刺したものは使用するのを止めている人が多いようです。

(9) 一度決めたら腹を据える

- 穿刺部位を迷って決めた場合、穿刺し始めた後も、「やっぱり、あっちの方が良かったかな？」などと思っているとうまくはいきません。一度、男（女）が決めたならば、とことんその場所を信じて刺入しましょう。一度決めたら腹を据えてじっくり行う気持ちも大切です。

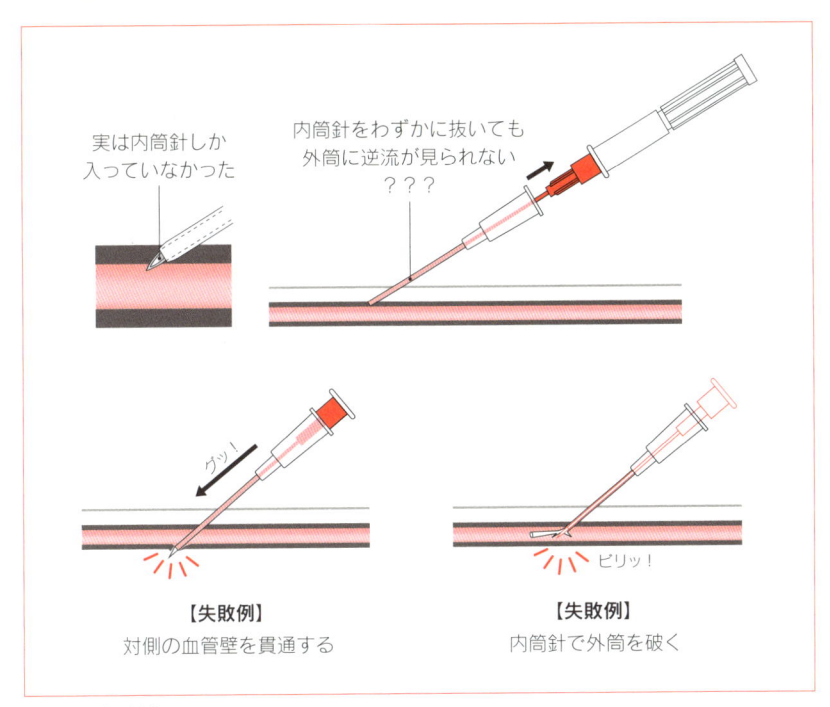

図 38　失敗例

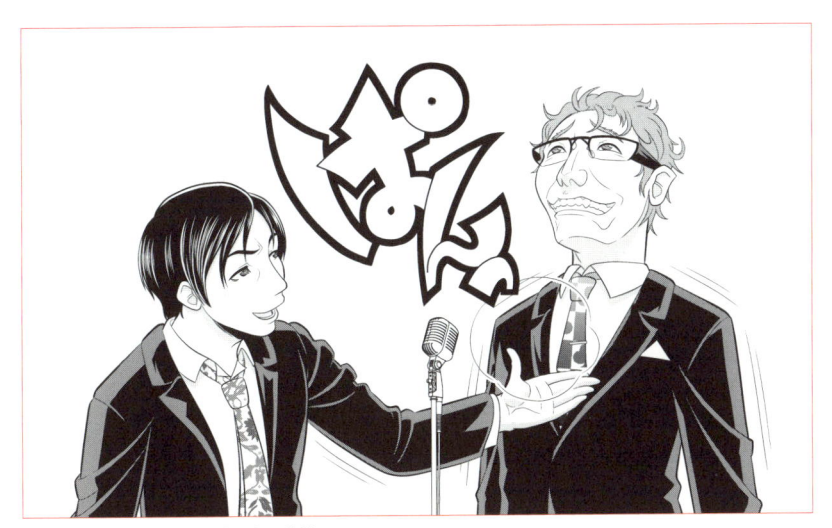

図 39　血管をすくい上げる感覚

⑽ 当たらなくても慌てない、探る

- 良い血管を見つけ、絶対に入るはずだと思って皮膚を刺しても、全く血液が上がってこない（血管に当たらない）ことがあります。絶対に入るはずだと思って行うので、そのときは多少動揺します。
- しかし、ここで動揺してはいけません。ここで諦めてもいけません。なぜ血管に当たらないかをその状態で瞬時に考えます。
- 血管に逃げられているのか。場所がわずかに違うのか。血管を貫いてしまったのか。はたまた、血管と思っていたけど違ったのか。その原因が、その状態でリカバーできることであれば、その状態で頑張ってみましょう。
- 血管を貫いてしまったり、血管ではなかった場合は無理なので深追いは止めましょう。
- 血管に逃げられていたり、場所がわずかに違っていた場合は、その刺入点のまま、針先をわずかに動かしたりして探ってみましょう。それでリカバーできることも多いです。
- **動かしたとき、患者さんが異常に痛がったときは、神経損傷の危険性も出てくるのですぐに抜去してください。**
- 採血、点滴、麻酔注射、穿刺などの行為により起こる神経損傷は、0.0001〜0.016％の報告もありますので、注意が必要です。

⑾ 入ったはずなのに、血液が上がってこなくなったら

- 刺入し、手ごたえとしては入っている自信があり、外筒もスムーズに入っていったのに血液が逆流してこないことがたまにあります。その場合は、**迷わずラインをつないで点滴を少量入れてみましょう。**
- 残念ながらほとんどの場合は皮下に液体が漏れて入っていないことが確認されます。しかし、まれに、皮下も腫れずに入っていくことがあります。この場合は、点滴ボトルを患者さんの心臓より下において逆血を確認してみましょう（**図40**）。逆血を確認でき、血管内に無事、挿入されていることがわかります。

おそらく、たまたま、先がどこかに当たっていたりして逆流してこなかったことなどが考えられます。入っている自信があるときは、行ってみてください。
❏ 明らかに入っていないだろうというときに行うと、皮下に液体を入れてしまい、合併症の元になるので絶対に止めてください。

⑿ 蛇行または分岐点で外筒が先当たりしてしまうときは
❏ このような場合は、内筒針を外筒の先から出ないような位置まで入れて、<u>外筒に「芯」を作ります</u>。その状態にして分岐点まで進み、分岐点では先端を進めたい方向へ向けて進めて行けば、まっすぐになるような力が働き、進んで行きます（**図41**）。
❏ 蛇行した場合にも使えるテクニックですが、蛇行している血管の場合は壁が弱いことが多いので、血管壁を傷つけないようにしなければなりません。

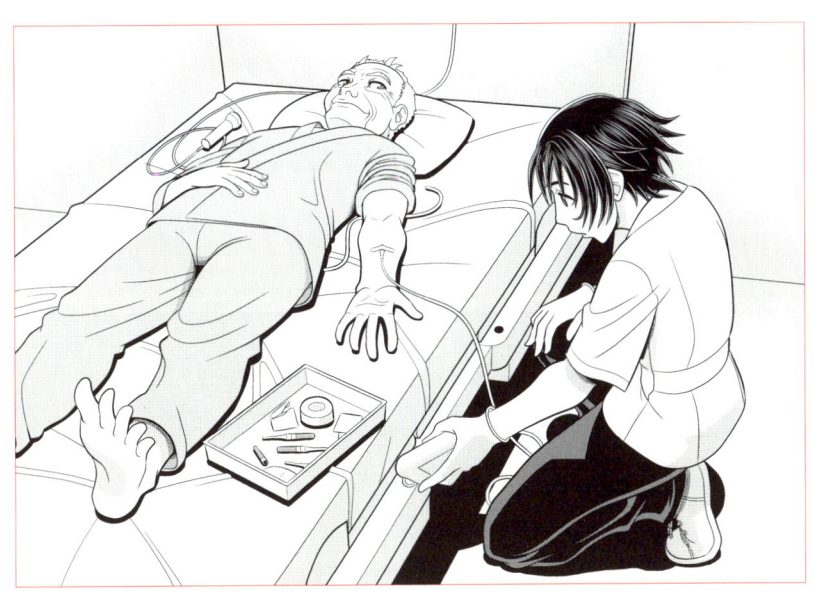

図40　点滴ボトルを患者さんの心臓より下げてみる

❏ そのほか、皮膚を引っ張ることで分岐点を伸ばすことができたり、蛇行した血管を伸ばしてまっすぐにすることもできるので試してみてください。

⒀ **血管の内腔が凹んでいることがあるので、点滴を少量入れて、押し込んでみる**

❏ 血管の蛇行がきつかったり、脱水で内腔が狭くなっているときに、確実に血管内に入っているのに外筒が進んで行かない場合があります。

❏ その場合は、外筒を入るところまで入れ、血液が漏れてこないように押さえて内筒針を完全に抜いてしまいましょう。そして、点滴ラインをつなぎ（**図42①**）、わずかにクレンメを開けて（**図42②**）、点滴を少量血管内に入れると同時に、外筒を押し込んでみてください（**図42③④**）。血管内に液体が少量入ることで、内腔が確保され、外筒が入りやすくなることがあります。

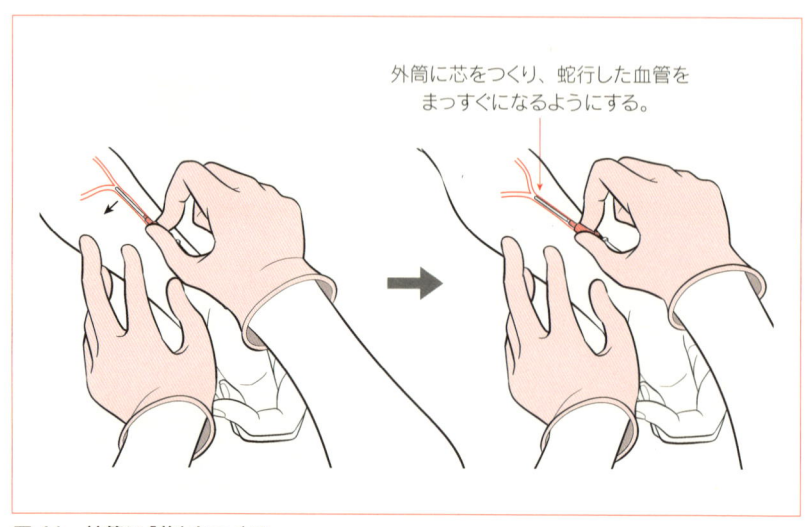

図41　外筒に「芯」をつくる

①　外筒を押さえ、点滴ラインをつなぐ

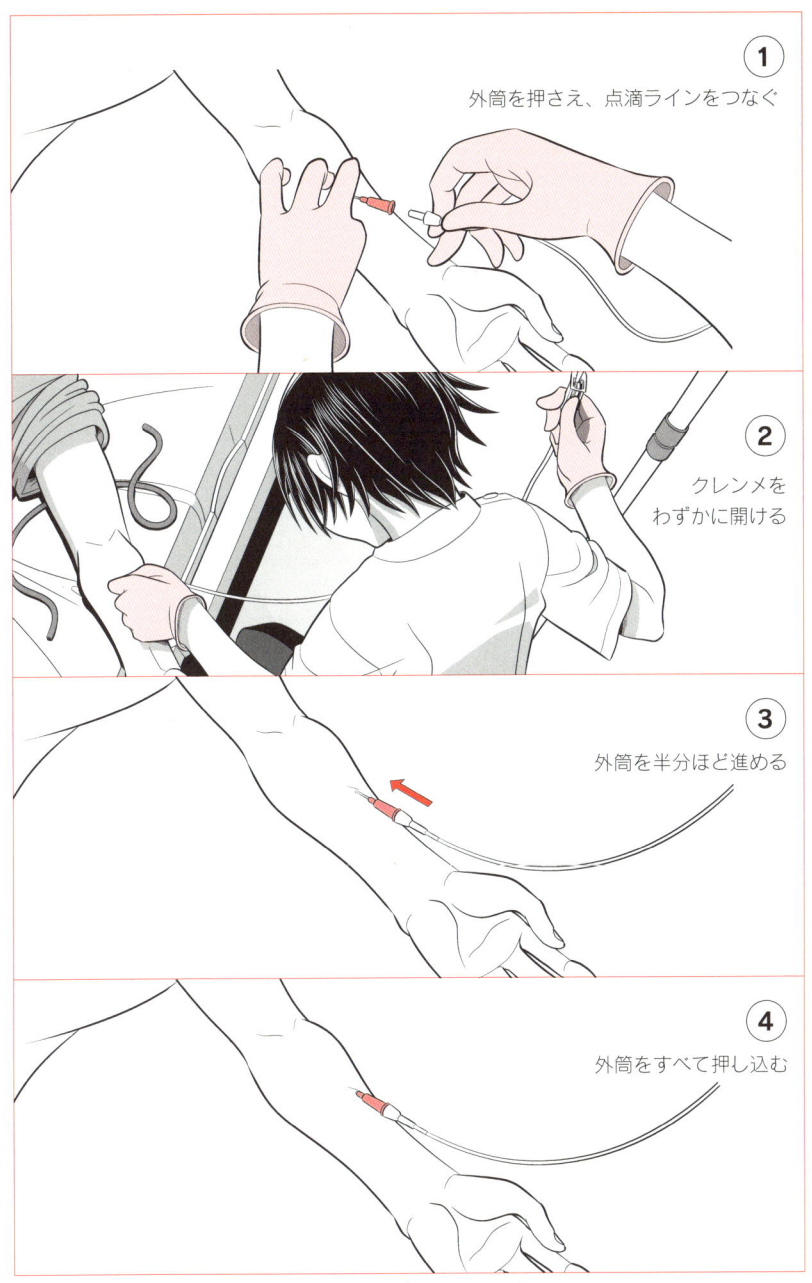

②　クレンメを
　　わずかに開ける

③　外筒を半分ほど進める

④　外筒をすべて押し込む

図42　血管に確実に入っているのに外筒が進まない場合

⒁ 患者さんに声かけを

- いよいよ刺入するときは「ちょっとチクッとしますよ」と必ず声をかけましょう。いきなりやると患者さんはビックリします。「やるなら、言ってください！」と怒られる場合もあります。患者さんとの信頼関係が重要ですので気をつけましょう。

⒂ 成功してラインにつなぐときの注意点

- 外筒がある程度入ったら、左手で駆血帯をはずし、内筒針を抜きます（図43）。
- 内筒針を抜くときに、血液が垂れないように、アルコール綿を下に置き予防しておきましょう（図44）。
- せっかく入っても、血液がシーツに垂れて汚してしまい、看護師さんに怒られてしまいますので。
- 固定は、翼状針、留置針とも刺入部が見えるように透明な素材のもので固定します（図45）。

外筒がある程度入ったら、左手で駆血帯をはずす

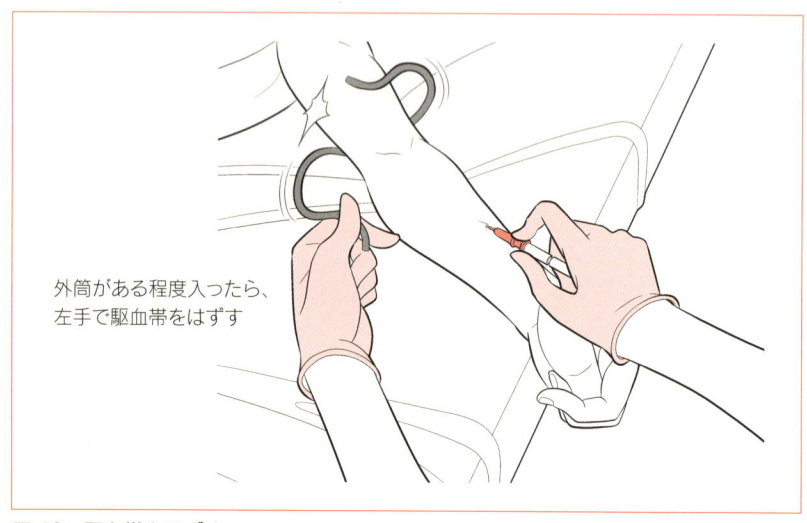

図43　駆血帯をはずす

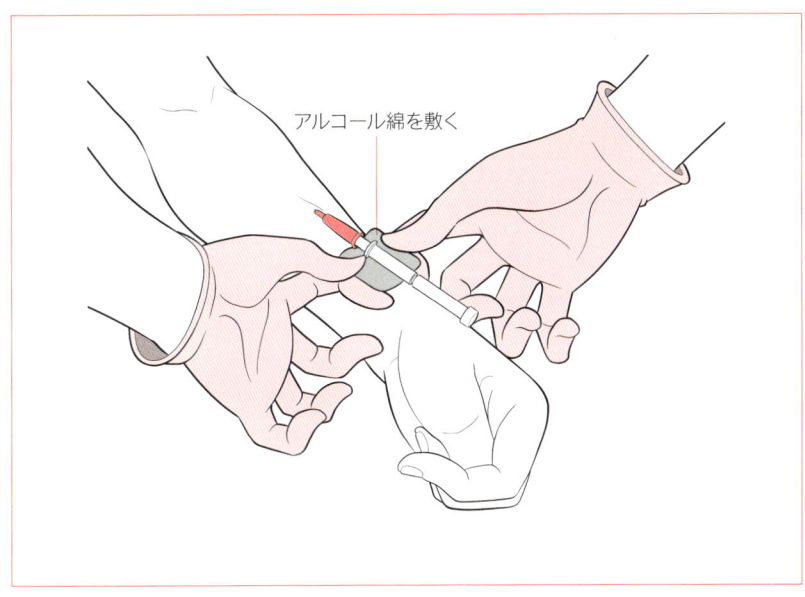

図44　内筒針を抜くときにアルコール綿を敷く

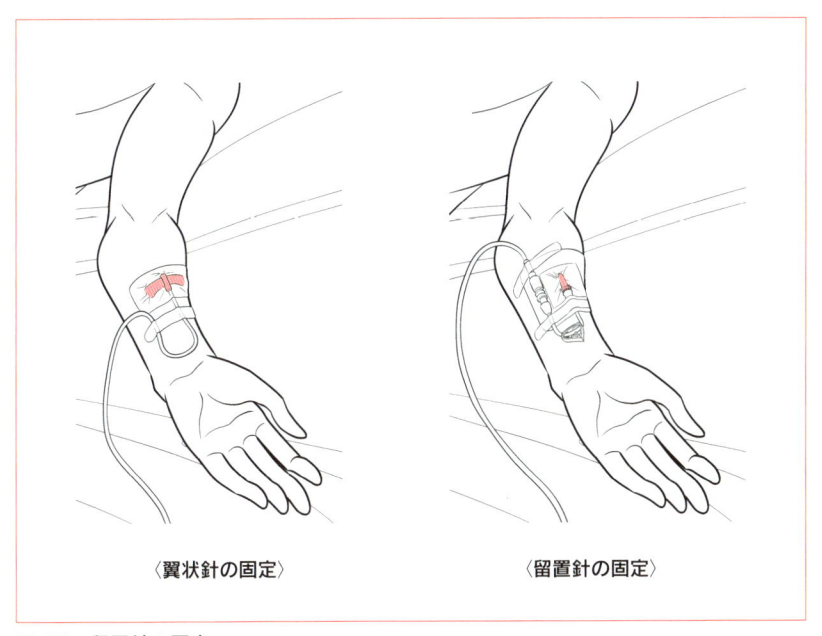

〈翼状針の固定〉　　　〈留置針の固定〉

図45　留置針の固定

⒃ 留置針の留置期間は3～4日間は大丈夫

- ❏ 「three day's fever」とも言われて留置後3日で細菌増殖が始まると言われています。
- ❏ CDCガイドライン2011では、「成人では、感染や静脈炎のリスクを低減するために72～96時間よりも頻回に末梢静脈カテーテルを交換する必要はない」と述べられています。
- ❏ ショートタイプの末梢静脈カテーテルの研究によると、カテーテルの留置時間が72時間を超えると血栓性静脈炎や菌の定着の発生が増加することが明らかになっています。しかし、末梢静脈カテーテルの留置時間が72時間の場合と、96時間の場合を比較しても、静脈炎の発生率に事実上の差は認められず、菌の定着が問題となったものは96時間を超えているケースでした。

  この結果から、感染リスクと静脈炎による患者の不快感を軽減するためにショートタイプの末梢静脈カテーテルを72～96時間（3～4日）よりも頻回に末梢静脈カテーテルを交換する必要はないと述べられています。

- ❏ 2002年版のCDCガイドラインでは「72～96時間ごとに末梢静脈カテーテルを交換すること」と記載されていたので、少しニュアンスは弱くなっています。明らかな感染徴候がなければ72時間以内に違う部位に再度刺入し直す必要はなく、96時間を超えたら差し替えを考えましょうということです。
- ❏ 看護師さんに「刺入後しばらく経ったので差し替えをお願いします」と言われた場合は、このことだと思い出してください。

7. 失敗したらひと呼吸おく

- 失敗すると人間誰しも少なからず動揺します。研修医の中でも、性格が良く、優しい人の方が失敗したときに自分を責めてしまい、より落ち込んだり、動揺してしまうようです。失敗してもあまり落ち込まず動揺しなければいいのですが、人間ですからそれは仕方のないことです。
- しかし、この動揺が厄介で、動揺した状態で次に行っても絶対に入りません。回数が増えると、ただでさえ刺入部位が限られてきて条件が悪くなる上に、精神的にも不安定な状態では入るはずがないのです。
- 失敗が続いて動揺してしまった場合は、思い切って、一度ナースステーションに帰って出直してくるくらいでちょうどいいと思います。「ちょっと呼ばれちゃったので、また後で来ます」と患者さんに伝え、ひと呼吸おきましょう。

8. 手を代える勇気を持つ

- どんなにうまい人がやっても、血管のない人の点滴確保は難しいものです。相性というものもあります。
- 何回か失敗してしまったら、上級医に頼みましょう。その患者さんだけではなく、今後もたくさん点滴をする機会はありますので。
- あまりに失敗しすぎて、患者さんとの関係が悪くなっては元も子もありません。手を代える（交代してもらう）勇気を持つことも非常に重要です。

4 こんなときどうするのか？

【Case 1】 血管に当たって内筒に血液も上がってきているのに、すぐ漏れてしまう

- 数をこなしていくと必ず出くわす状況です。確実に血管内に入ったはずなのに、いざ点滴ラインをつないで落とし始めると、皮下がブワーと膨らんできて漏れてしまう。高齢者の血管に多い現象です。血管壁が非常に柔らかく脆い場合に起こります。
- このような人の血管はよく見えて、刺入点を探すのは容易なことが多いものです。しかし、いざやってみると難しいというパターン。
- このようになってしまう原因は、知らぬ間に針で血管の対側を傷つけていたり、外筒を進めるときに血管壁を傷つけていることです（**図46②**）。
- この場合は、いつもの刺入角度より、より浅く血管と平行に近い角度で刺入してみてください。柔らかく脆い血管は壁が凹むので、針を寝かせて入れても先端が血管壁に引っ掛かります。こうすることで、対側の壁を傷つけてしまうことが防げます（**図46②左下**）。
- それでも、内腔の細い血管をターゲットにしているときや、内筒針に血液の逆流があった後に針を寝かせることが難しいときは、内筒針が血管内に入った後、180度反転してみてください。反転することにより、内筒針をさらに進める余裕ができ後壁を傷つけることなく刺入することができます（**図46②右下**）。
- また、刺入する針の太さを細いものに替えてみることも、刺入部の面積がより狭くなることから、刺入点からの漏れもなくなるのでいいでしょう。
- 外筒を進めるときは細心の注意を払い、点滴の液体をわずかに入れながら進めてみてもいいでしょう（**図42**）。

① 血管壁が通常の厚さの場合

【通常の厚さの場合】
- 通常の血管の厚さであれば、後壁を傷つけない。

② 血管壁が薄い場合

【失敗例】
- 血管壁が薄いので後壁をすぐに傷つけてしまう。

〈拡大図〉　浅い角度で刺入

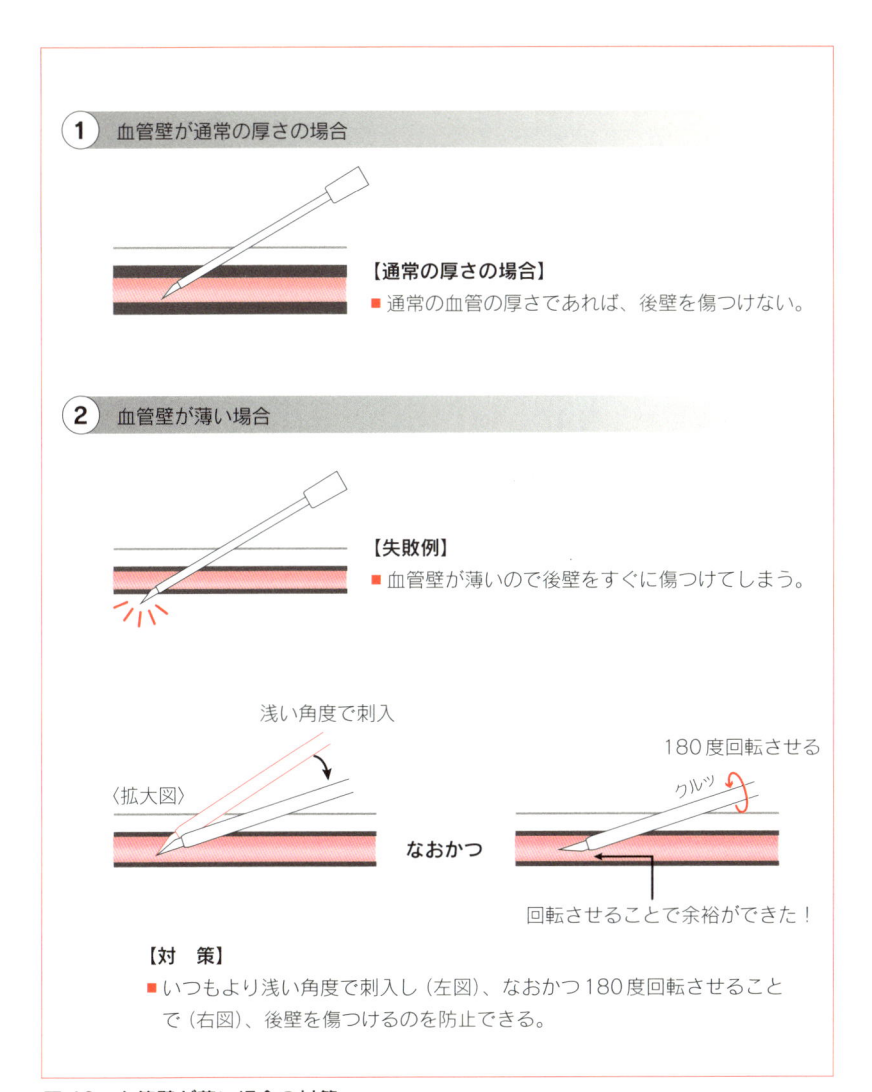

なおかつ

180度回転させる
クルッ
回転させることで余裕ができた！

【対　策】
- いつもより浅い角度で刺入し（左図）、なおかつ180度回転させることで（右図）、後壁を傷つけるのを防止できる。

図46　血管壁が薄い場合の対策

【Case 2】 血管がよく見えているのに、刺入しても血管に当たらない

- ❏ このようなケースも日常臨床でよく出くわします。血管は累々と見えているのに、刺入すると当たらない、逃げて行ってしまうパターンです。

- ❏ この場合の血管は、血管壁が非常に硬い場合です。壁が硬く、厚いために血管に逃げられてしまったり、刺せても内腔が狭いために、外筒が進んで行かないことが原因です。刺入角度をいつもより立て気味にしてみましょう（**図47**）。

- ❏ 壁が硬い場合は、ある程度の角度で血管に向かわないと針先を血管壁に噛ませることができず刺入できません。血管壁を貫通するときは、気持ち、いつもより強めに一気に行うことも必要です。

- ❏ どうしても血管に逃げられてしまう場合、前述したとおり、左手の親指で逃げる方向を押さえたり、左手第1指と第2指で血管をピンポイントに挟むことが有効です（**図33下**）。

【失敗例】
- 血管壁が硬く厚いので、針先を血管壁に噛ませることができず刺入できない。

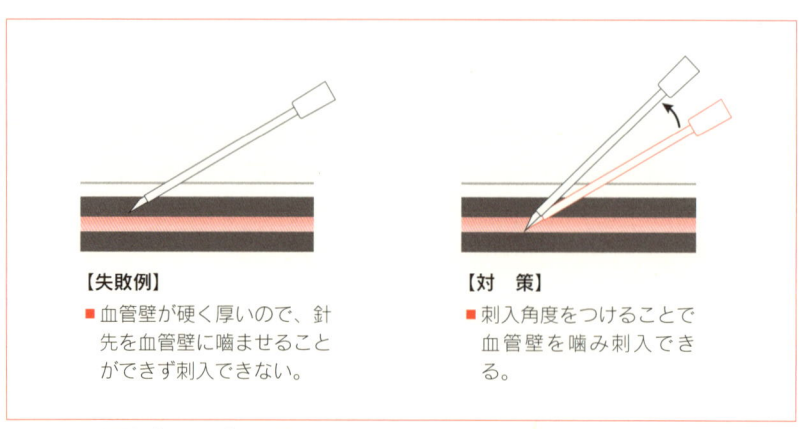

【対策】
- 刺入角度をつけることで血管壁を噛み刺入できる。

図47　血管壁が硬い場合の対策

【Case 3】 造影CTの点滴ルートはどこがいいのかわからない

- 研修医をしていると、造影CTを撮影するときに、点滴を取りに来てくださいと言われることが日常的にあります。
- 造影CT時に造影剤を入れるために使用するラインは、急速に造影剤を入れなければならないために、ある程度の太さのものを入れなければならず、研修医泣かせです。
- ドキドキしながら検査室に行って、患者さんの腕をくまなく探すことになります。そして、場所にこだわらず、なんとか太い針が刺入できるところを見つけて刺入します。
- では、撮影する画像から考えると一番良い刺入場所はどこなのでしょうか。どうやら<u>右腕内側の皮静脈が望ましい</u>ようです。
- 内側皮静脈は尺側皮静脈を通り、鎖骨下静脈に直接流入するので確実に造影されますが、尺側皮静脈に流入していない静脈を使用した場合、造影不良となることがあるからです。
- 左腕からの造影では、左腕頭静脈が頸部動脈に接しているため、頸部動脈へのアーチファクトが診断上問題となる場合もあるそうです。実際には、刺入できるところから行っていることが多く、刺入部位の違いによる造影不良やアーチファクトはあまり経験しません。
- 技師さんも点滴の太さについては要望してきますが、刺入場所についてはこだわっている人にはあまり出くわしたことはありませんので心配なく。

【Case 4】 輸血用のラインや手術中用のライン確保のためだが、18Gが入らない

- 輸血用や手術中に使用するラインには太い針を入れることを求められます。これも研修医泣かせのケースです。病院によっては18G針が入らないと入室できない暗黙の決まりのようなものがあり、刺入できないために入室時間が遅れてしまうという本末転倒な事態も起こっているようです。

- 輸血時は、「赤血球が壊れるため」と言われて、太いもので刺すように言われますが、実際には23Gあれば問題ないようで、血液内科の患者さんでは22G針で輸血を行うこともあります。しかし、特別なことがなければ、漏れや詰まりの問題があるので、20G以上の太さで確保するのがいいでしょう。

- 手術中用の点滴は、手術時は数種類の薬剤を送る可能性や、大量の輸液を必要とする可能性もあるので太い針で確保する必要があると思います。どうしても入らなかった場合や、細いものでしか確保できなかったら、麻酔科の先生に一報してみると、手術室であっさりと入れてくれたりしますので、電話してみてください。それで、入室が遅れて、いたずらに患者さんや患者さんの家族を不安にさせないよう気をつけましょう。

研修医はじめの一歩 −ドキドキの生たまご編−
【巻末特集】末梢点滴ライン確保の心得

2013年3月21日　第1版

編　　集	リブロ・サイエンス編集部
発 行 者	稲田　誠二
画（巻末特集）	滝浦　了
イラスト制作	株式会社シンフィールド maki（本編・画）
発 行 所	株式会社 リブロ・サイエンス 〒163-8510　東京都新宿区西新宿2-3-3 KDDIビル アネックス2階 電話（03）5326-9788
印　　刷	株式会社 ルナテック
表紙デザイン	伊藤　康広（松生庵文庫）

Ⓒ LibroScience, 2013
ISBN978-4-902496-44-4
Printed in Japan

落丁・乱丁は小社宛にお送り下さい。
送料小社負担にてお取り替えいたします。
定価はカバーに表示してあります。

Mac、Macintoshは、米国Apple Computer,Inc.の米国およびその他の国における登録商標または商標です。
Windowsは米国Microsoft Corporationの米国およびその他の国における登録商標です。
PowerPointは、米国Microsoft Corporationの米国およびその他の国における商標または登録商標です。
その他記載されている会社名、製品名は一般に各開発メーカーの商標または登録商標です。

研修医はじめの一歩
－ハラハラの半熟たまご編－

「ドキドキ編」よりさらに一歩踏み込んだ内容です。（収録内容の一部です）

- 他科にコンサルトした検査（血管造影、放射線治療など）は余裕があれば見に行く
- 薬の一般名と商品名の違いとその覚え方
- 点滴のメニューがわからない。速度がわからない。抗菌薬は何を選ぶの？
- 自分しかいないのに急変だ。どうする？　人を呼びます。コールブルー
- 退院時のガーゼ交換で感染徴候あったのに、退院なので帰してしまった
- 採血のスピッツは凝固のラインに注意。凝固の時間に注意
- IVHで気胸を作ってしまった。患者への説明とトロッカー挿入まで
- ドレーン抜去の方法。一発、段階的。ドレーンの固定。安全ピン
- 入院したらどのタイミングでアナムネをとるのか？
- DPC (Diagnosis Procedure Combination；診断群分類) って何？
- 患者さんの家族から、本人のいないところで病状を聞きたいと言われた
- 患者さんの家族に調子が悪いのでちょっと診察してくれと言われた
- 点滴のこと。点滴持続。ヘパロック？側管？フラッシュ？メイン？朝夕
- ICUでのレントゲンの撮り方。APとPAの違い
- 骨折疑いであるが、レントゲンを撮るオーダーがわからないとき
- 癌性腹水はあまり抜きたくない。またすぐたまる。抜くスピードは？
- 内科研修医が帰した人が、心筋梗塞で運ばれてきた！
- モンスター患者の対応の仕方
- 当直時に診断書を求められた。どうする？
- 芸能人の診察。「来週の公演には、絶対に間に合わせてください」とマネージャー
- 外科では糸結び、ナートを覚える。必ず当直で必要なときがきます
- 術中迅速診断の伝票の出し方
- 麻酔を覚ましているときに検体整理を！
- 抜管後、退出時までのドレーン出血量に注意
- ガーゼカウントがどうしても合わなかった場合
- 術前検査はどこまで必要か？　腰椎麻酔の人に肺の検査は？
- On callの日は遠くへ行ってはいけない
- 麻酔中に採血データが知りたいときはA-lineが入っていればそこから
- 麻酔の最高峰　心臓血管外科の麻酔。シリンジポンプのオンパレード
- 患者さんの左腕に乗る研修医がいないかチェック
- 退出時、出入り口で病棟へ申し送るまでが麻酔、等々合計150項目以上収録

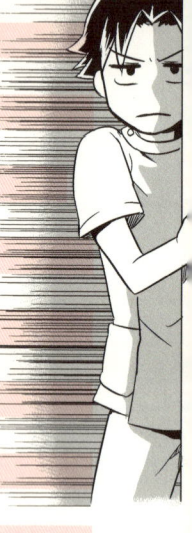